仲景活法

——汤方辨证及临床

（第三版）

畅达　李祥林　南晋生　编著

U0346090

全国百佳图书出版单位

中国中医药出版社

·北　京·

图书在版编目（CIP）数据

仲景活法：汤方辨证及临床/畅达，李祥林，南晋生
编著．—3版．—北京：中国中医药出版社，2021.9
ISBN 978-7-5132-6646-8

I.①仲… II.①畅… ②李… ③南 III.①《伤寒杂病论》-
汤剂-辨证论治 IV.①R222.26

中国版本图书馆CIP数据核字（2021）第006477号

中国中医药出版社出版

北京经济技术开发区科创十三街31号院二区8号楼
邮政编码 100176
传真 010-64405721
廊坊市晶艺印务有限公司印刷
各地新华书店经销

开本 880×1230 1/32 印张 10.5 字数 233千字
2021年9月第3版 2021年9月第1次印刷
书号 ISBN 978-7-5132-6646-8

定价 56.00元
网址 www.cptcm.com

服 务 热 线 010-64405720
购 书 热 线 010-89535836
维 权 打 假 010-64405753

微信服务号 zgzyycbs
微商城网址 https：//kdt.im/LIdUGr
官方微博 http：//e.weibo.com/cptcm
天猫旗舰店网址 https：//zgzyycbs.tmall.com

如有印装质量问题请与本社出版部联系（010-64405510）

内容提要

　　本书对《伤寒论》创立的、临床常用但尚未被充分重视的"汤方辨证"这一重要辨证体系进行全面整理。总论部分对"汤方辨证"的内涵、历史沿革、临床思维形式及具体辨析方法等分别进行阐述，并讨论了汤方辨证与其他辨证方法及与"方症对应"的关系；各论部分举出著名汤证101例（其中经方41例，时方60例）进行辨析示范，按汤证的渊源、病机、汤证脉症、汤证诊断要点、禁忌、汤证辨疑、临床应用、汤方组成及病案分析等项分别论述，其重点在于汤证脉症、汤证辨疑及临床应用，以便于读者把握汤证的特点并应用于临床。

　　本书内容充实，既有较强的理论性，又有较高的临床实用价值，适宜于中医、中西医结合临床工作者及中医药院校师生阅读、参考。

再版说明

1997年，人事部、卫生部、国家中医药管理局举行全国第二批老中医药专家学术经验继承指导老师的跟师带教工作。我与师兄南晋生有幸参与，开始跟随全国名中医临床指导老师畅达临床学习。在三年的跟师学习过程中深感畅达老师的"汤方辨证"学术思想是一个中医临床医师必备的辨证思维方式。学习结束时，在畅达老师的带领下，我们编写了《汤方辨证及临床》一书，在中国中医药出版社出版发行。转眼时间就到了2011年，国家中医药管理局又批准设立"畅达名老中医传承工作室"，畅达老师在全国的学术继承人渐多，均感"汤方辨证"是学习《伤寒论》的重要方法之一。领会方证要领，指导临床思维，的确是一位学习中医的临床工作者由浅入深、由繁至简，抓住要领，提高临床疗效的重要思维培养过程。2012年，中国中医药出版社将《仲景活法——汤方辨证及临床》一书作为该社畅销书再版发行。国医大师王琦教授在该书的序文中指出：汤方辨证的提出"无疑有助于揭示仲景学术的真谛，有助于丰富中医的辨证论治体系"。汤方辨证是"真正临床实用看病的方法"。经方大家黄煌教授指出"汤方辨证为《伤寒论》研究打开了一扇窗，让经方的思路可以更加畅达"。近年来，畅达老师受聘于南京中医药大学国际经方学院和海南省中医院，其学术思想在国内外得到传承发扬，不断有学者四处求购《仲景活法——汤方辨证及临床》一书，我向畅达老师征求意见，并提出在上一版基础上增加方证临床验案，以帮助学习者更好地将"汤方辨证"理论与实践相结合，畅达老师不顾年事已高，再次执笔，写出了增编范例。工作室的同志参与了病案的收集整理。现在，本书就要向社会出版发行了，编者在这里对长期关注"汤方辨证"这一中医临床思维方法的各位专家学者表示诚挚的谢意，希望这本书的再版能帮助更多的中医临床人才学习掌握汤方辨证学术思想，为中医工作者提高临床工作能力做出自己的努力。

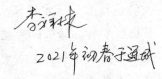

李彦杰
2021年初春于温成

·序·

　　《伤寒论》的辨证思维丰富多采，其重要特色之一是创立了"汤证一体"的辨证体系。汤证之间相互对应，后人因之称为某某汤证，如桂枝汤证、麻黄汤证、青龙汤证等，这样便建立了"证因方名""方因证立"的内在联系，从而成为仲景辨证论治的一个显著特点。柯韵伯谓"仲景之方，因证而设……见此证便用此方，是仲景活法"（《伤寒来苏集》）。为了使仲景方更切合临床实用，柯氏在所著《伤寒论附翼》中，亦从辨证论治角度采用了证以方名、方随证附、以方类证的编写方法，使方证紧密相依。

　　后世医家对于汤证亦十分重视，清·罗美《古今名医方论》明确指出"夫不知证，便不知方矣"。如逍遥散、二陈汤、理中汤、阳和汤、生化汤均各有其特定证候与病机，方若游离了证，则无的放矢；证若游离了方，便治无所依。由此可见，"汤证"是中医辨证论治的要素之一，其方法亦为医家习用。但较长时间以来，人们论及中医辨证论治的内容，多为八纲辨证、脏腑辨证、三焦辨证、卫气营血辨证等，而鲜有论及汤方辨证者，使"仲景活法"竟少问津，隐而不明。畅达主任医师业医四十春秋，于中医理论造诣颇深，尤精于伤寒学的研究，在长期的临床实践中深感汤方辨证客观、具体，指归明了，具有执简驭繁的作用。为广泽医林，他率弟子李祥林、南晋生两位医师经艰辛努力，著成《仲景活法——汤方辨证及临床》一书，明确提出了"汤方辨证"概念，使之进入了理论性研究层次。我以为，该书付梓无疑有助于揭示仲景学术的真谛，有助于丰富中医的辨证论治体系，亦必有助于辨证思路的拓宽与中医临床医学的发展，故为序。

王　琦

1998 年 8 月 23 日

自 序

　　一部《伤寒论》虽以创立六经辨证而被推戴为中医辨证论治的奠基之作，但贯穿该书始终的，除去六经病证的框架外，汤证的辨析才是其基本内容。因此，不能不注意汤方辨证在这一经典之作中的价值。

　　各种辨证方法虽各有其不同的框架和程式，但最终用于临床，却必须在方和证之间进行再一次的辨析。

　　一名有经验的临床医生，以层析法为基本思辨方式的各种辨证方法，已不再是其基本的临床思维方法，直捷便当的专病专方、专证专方、方证辨析的直觉思维才是其最常用的思维模式，这也是其学术理论和临床经验成熟的具体表现。

　　但是这一年代久远、一直为临床所应用的汤方辨证方法却没有被提高到理论层面上进行深入的研究。因此可以认为，它是一种在临床广泛应用，而在理论上却被忽视的辨证方法。

　　笔者经多年潜心研究，对汤方辨证在理论上和临床中重要价值的认识渐趋深入，并日益认识到有必要对其进行全面整理，一则有利于对证的本质深入研究，二则有助于提高中医药院校毕业生临床能力。

由于笔者才疏学浅，恐难全面正确阐发汤方辨证之本义，不足之处尚祈同道斧正。

　　本书在编写过程中，运城地区中医院李全恩院长予以全力支持，国家有突出贡献专家、博士研究生导师、国家著名中医王琦教授在百忙中为本书作序，在此一并致以衷心感谢。

畅　达

1999 年 2 月

目 录

目

录

辨证论治是中医基本特色之一，新中国成立以来中医学术界对此研究着力颇多，将千余年来前人对疾病辨识的经验依照辨识框架的不同，总结归纳为八纲辨证、六经辨证、卫气营血辨证、脏腑辨证、气血津液辨证、三焦辨证等，对散见于前人著述中的病证辨识方法进行了全面的整理与升华，不仅使之更加条理，内容更趋明晰，有利于讲授与学习，而且对有关辨证的理论亦作了更加深入的研究，使之更加完善与深化。但遗憾的是在这一整理工作中却忽略了临床中一个最常用的辨证方法——汤方辨证。

一、　汤方辨证的内涵

中医的辨证是临床辨识疾病的一个思维过程，是将四诊所收集的症状、体征和其他相关资料，通过分析、综合，辨清疾病的病因、病性、病位及邪正之间的关系，概括、判断为某种证，并进而以之指导确立疾病的治疗原则和治疗方法，是决定治疗的前提和依据。各种疾病由于在病因、发病及发展变化诸方面有着不同的规律，因而很难以一种辨证方法统辨所有的疾病，并准确地指导治疗用药，从而在辨证论治的发展过程中逐渐形成了多种辨证的方法。

各种不同的辨证方法是从不同的角度，以不同的框架来辨识疾病，其各自不同的名称亦即反映了各自框架的基本结构。如卫气营血辨证和三焦辨证，就是以卫气营血和三焦相关脏腑生理失常所反映的临床证候为根据，来辨识温病发病过程中的各个不同阶段及各个不同的临床症候群。卫气营血辨证反映了温热病发病由浅入深的四个层次，三焦辨证则反映了湿温病邪为病由上而下的三个不同阶段。其他诸如八纲辨证、脏腑辨证、气血津液辨证、六经辨证等，都从某个方面反映了某一类疾病的病机变化特点。

汤方辨证是以方剂的适应病证范围、病机、治法、禁忌证等相关内容为框架，对疾病的临床表现、体征及其他相关资料进行辨析的辨证方法。辨证的结果不但包含了患者病证与方证在症状、舌脉上的统一，而且还包含着病证的病因、病位和病机等方面的内容。

汤方辨证内涵的界定，至少下述三种临床思辨方法应当属于汤方辨证的范畴。①专病专方：即针对某一种疾病拟定专方，只要诊断为某病，直须径投某方便可。这在古代医籍记载中有之，在每一个医生一生经验中亦有之。如《金匮要略》中治疟、治痢、治黄、治虫之诸方剂，历经千载，反复验证，其疗效确切，属成熟之治疗经验。正如赵锡武氏所云，"治病所用方剂，有已成熟者，有尚未成熟者。成熟者专病专方，未成熟者一病多方"（《赵锡武医疗经验》）。②专证专方：此即上述汤方辨证内涵所确定者。有该方证的病因、病机、症状、体征，则可选用该方治疗。如只要证属少阳枢机不利，胆火上炎，而症见口苦、咽干、目眩、寒热往来、胸胁苦满、神情默默、不欲饮食、脉弦等病机、脉症者，则可选用小柴胡汤类方剂治疗。③经过一般辨证程序，病证、治法确立之后，在同类方剂中寻求方证对应的思辨过程，亦属汤方辨证的内容。如经过辨证确定为脾虚证，治应健脾益气，但在确定当用四君子汤、六君子汤、香砂六君子汤抑或健脾丸时，仍需将患者的脉症与汤证进行再一次的辨析。这是方证与病证再一次统一的思辨过程。

笔者之所以将汤证辨识这一临床思辨过程特别提出作为一种辨证方法论述，是基于下述四点基本看法：①从历史的角度看，汤方辨证是历代医家早已提出，沿袭使用，且见诸于典籍名作之中的辨证方法。②从临床现实看，汤方辨证思维是普遍应用的一种思辨方法，上至专家教授，下及临床一般医生，概莫能外。由此可以认为，汤方辨证是一种在理论上被忽视，而实际上又广泛使用的辨证方法。③汤方辨证的临床思辨过程符合一般辨证方法的基本特点。即以中医基本理论为指导，以一定的学术思想为基础，以一定的思辨框架对疾病的临床症征进行辨识。④汤证的概念包含着病因、病理、生理、药理等多学科的内容，加强对汤证的研究，有利于以多学科协同研究的方法对中医"证"的含义进行更深入的研究，有利于加快中医现代化的进程。

二、 汤方辨证的沿革

汤方辨证之名虽是近年来才被提出，而事实上它却早为历代医家所应用，且是古人主要辨证方法之一。

追溯其源流，远在《五十二病方》与《黄帝内经》的秦汉时期，人们已开始使用复方治病，所载方剂不但各有其不同

总
论

适应范围，且根据不同症情进行药物增减，亦即以病证为根据组合汤方，并灵活地调整汤方内的药物以适应病情的不断变化，这实际上即是方证对应的思辨方法，其中已泛寓汤方辨证的萌芽。《五十二病方·疽病》题下有一条："治白蔹、黄芪、芍药、桂、姜、椒、茱萸，凡七物。骨疽倍白蔹，肉疽［倍］黄芪，肾疽倍芍药，其余各一，并以三指大撮一人杯酒中，日五六饮之。"本条方中含七味药，并指明不同的疽病如何调整各药比例，此中已含有早期辨证施治的观念。又如《素问·病能论》篇中所载以生铁落饮治狂一节："帝曰：有病怒狂者，此病安生？岐伯曰：生于阳也。帝曰：阳何以使人狂？岐伯曰：阳气者，因暴折而难决，故善怒也，病名曰阳厥……帝曰：治之奈何？岐伯曰……使之服以生铁落为饮，夫生铁落者，下气疾也。"不难看出，文中已较完整地记述了相关的病名、病因病机、病症表现、治法、方名、药物组成及药物功用等方面内容，已包含了汤方辨证的基本内容。

汉·张仲景在《伤寒论》中首次提出"汤证"的概念，并使汤方辨证初臻形成，始开汤方辨证之先河。《伤寒论》正是由于在六经分病的基础上列述了若干个方证，为辨证论治奠定了基础，才使其至今光彩夺目，盛传不衰。《伤寒论》如果撇开具体的方证辨识，则不会具备现今的学术价值。

《伤寒论》是汉以前医疗经验总结的代表作，它在《素问·热论》六经分证的理论指导下，在汤方辨证基础上提出了六经辨证的方法。《伤寒论》不但不可能脱离汤方辨证的内容，事实上是发展完善了汤方辨证。在《伤寒论》397 条原文中，有 261 条属于汤方辨证的内容，且多处出现"桂枝证"、"柴胡汤证"之类的文字。如原文 154 条（二版教材，下同）

"伤寒五六日，呕而发热者，柴胡汤证具，而以他药下之，柴胡证仍在者，复与柴胡汤"，即是典型的汤方辨证条文。《伤寒论》中对某一汤证的内容常在多条原文中进行阐述，以使《伤寒论》中的汤方辨证具有更准确的针对性和更多的灵活多变性。如果说张仲景的《伤寒杂病论》"确立了辨证论治的理论体系，为临床医学的发展奠定了基础"，那么具体则应体现在汤方辨证的发展和完善上。

晋唐以降，方书渐兴，由仲景《伤寒杂病论》所奠定的辨证论治体系不断得到完善和发展，各种辨证方法亦逐渐应运而生。然而不论是方书大师之著，如《千金要方》《外台秘要》等，还是铃医小家之述，如《串雅》《万病回春》等，均无不包含着汤方辨证的思维方法。最能证明这一点的是，这些著作中均有专病（证）专方或专方专病（证）的记述。晋唐时期的《肘后备急方》《千金要方》《外台秘要》，以至宋代的《圣济总录》《太平圣惠方》等方书中，关于病证的辨治基本上是先述方名，而后列述所治病证，最后列述方药组成及煎服方法，这显然也是一种以汤方及其适应范围来辨识所见病证的思维方法。方书的这种体例，一直延续至明清之后，反映了临床医家辨证思维方法的一个方面。

在日本，汉医家始终重视方证，按照汤证相符或方证合一的"证"而论治，认为对什么样的证，便应用什么样的方剂，药物群应与症候群相对应，这一方法在日本应用得最为普遍。不过，日本的汉医家只重视汤方与相应症状、体征的相对应，很少注意方证的病机与病证病机的相对应。因此还不能将其与我们所讲的汤方辨证相提并论。

汤方辨证的近代研究始自20世纪80年代早期。沈自尹先生于 1981 年在《上海中医药杂志》提出"方剂辨证"的概念，之后高钦颖氏亦有相同的论述。笔者于 1987 年在《山东中医学院学报》发表"从方法论角度看汤方辨证"一文，从汤方辨证的沿革、汤方辨证与其他辨证方法的关系、汤方辨证的思维形式等方面进行论述。之后，又发表了"试谈《伤寒论》中的汤方辨证""试谈汤方辨证的临床思维"等文，较完整地论述了笔者对"汤方辨证"的早期看法。

长期以来，对于汤方辨证的研究没有引起我国学者足够的重视，虽亦有相关著述见载于报刊，但尚未被放到一定的位置进行探讨和深入研究。

三、 汤方辨证的临床思维

汤方辨证有别于其他辨证方法，除其特殊的辨证框架外，其临床思维方法亦独具特色，不仅和其他辨证方法一样具有层次分析的思维形式，还具有直觉思维和专病（证）专方（药）等特殊的临床思维方法，这也正是汤方辨证的研究价值所在。

（一）直觉思维

直觉思维是汤方辨证于临床的一种常见的思维形式，也是其在临床思辨方法中的深化和再升华。

直觉思维作为一种认识事物的特殊思维形式，具有爆发性和突破性的特点。这种"直觉"的产生，人们常称为"灵感"。因为直觉思维可在短时间内，甚至瞬间即获得与平时储存的信息聚为一个整体的认识，从而在整体上而不是在细节上把握事物，是经过浓缩了的综合判断，所以不需要严格的逻辑证明，就能豁然洞察问题的实质。它属于人们认识上的一种飞跃。

汤方辨证于临床往往会表现为一时的"顿悟"，如当经过对病情的了解后，立即会联想到属于某方证而直接选用其方，或以其方加减使用。在这种情况下，医者并没有进行严格的逻辑证明，或进行分层次的解析，去辨其属寒、属热、属虚、属实，以及脏腑定位等，而是凭直觉认定其属何汤证。如看到干呕、吐涎沫、巅顶痛的患者，会立刻联想到吴茱萸汤；遇到大热、大渴、大汗、脉洪大的患者，会立即采用白虎汤，而毋须分层次地辨析其病因、病机、病位等。因为汤证本身已包含这些含义在内，当汤证明确后，这些问题也就不辨自明了。正由于此，汤方辨证在临床具有简便迅速的特点，尤宜于急重症患者。

汤方辨证的这种思维形式于临床，并不是心血来潮无根据地胡猜乱想，而是需要以千百次的实践经验为基础，以广博的知识为前提，以丰富的临床经验为条件。所以只有经过长期艰苦学习、思考和反复实践的医生，才可能迸发出直觉思维的火花，才能够进行直觉的汤方辨证，而一般初涉医门的年轻大夫要做到这一点是有一定困难的。

汤方辨证的"顿悟"形式是有经验医生在临床上常用的辨治方法之一，不过这只限于临床常见的普通病证。对于一个复杂疾病的诊治，则不能只限于此，而是要经过反复周密的思考。临床实践中不可能也不应该企图始终选用一种辨证思维方法，而应是各种辨证思维形式相互渗透、相互转化，而且在渗透和转化之中迸发出汤方辨证直觉思维的火花。

（二）专病（证）专方（药）

专病（证）专方（药）是汤方辨证思维的又一种形式。

随着人们对疾病认识的深化和治疗经验的成熟，对病证的治疗逐渐由一病多方向专病（证）专方（药）发展。这在古代医籍中有之，在每一个医生一生的治疗经验中亦有之。如《金匮要略》中治疟、治痢、治黄、治虫的诸方剂，历经千载，反复验证，其效不减。正如张笑平氏所云，"专病（证）专方（药）乃是辨证论治深入发展的一种结果，是更加成熟的一种标志"。

专病（证）专方（药），既有固定的方药，又有相应固定的证候，而每一个证候又都揭示了相应的病因、病位、病性和病机，所以临床就可以用这些方证去辨识病证。从这个意义来讲，专病（证）专方（药）亦属汤方辨证的范畴，与直觉思维形式一样，都属于各种辨证方法的再升华，属辨证论治诸法中较高级的思维形式。

专方专药虽系对专病、专证而施，但如能考虑病人整体情况，因人、因时、因地制宜，加减化裁，两相结合，一定会疗效好而副作用小，是一种较为理想的临床思维方法。

（三）方剂和病证对应

汤方辨证于临床，除"顿悟"和"专病（证）专方（药）"的特殊形式外，其一般的形式是将病情在同类汤证中寻求对应。

这种辨证方法和其他辨证方法一样，是一种分层次、逐步深入的辨析方法。临床上的思维程序是首先将所见病证在某一类方证中找出对应，然后在同类汤方中进行辨析，找出恰当的对应，并根据病情进行化裁调整，以使之成为最佳对应状态。如对一个以水肿为主症的病人辨证，首先是将辨识的范围限定在具有利水作用的诸方证中，然后在这些方证中进行辨析，以选择最恰当的方剂，求取最好的临床效果。

这种形式不仅是一些临床医生所习用的思辨方法，而且是继承中医的一种较为直接的形式。传统的师徒相承学习方法，学生在熟悉药性、汤头、脉诀及三字经之类启蒙读物之后，尽管对中医的基础理论还很茫然，但在老师的指导下，往往会具有一定的临床能力。从培养具有实际临床工作能力医生的角度来讲，汤方辨证无疑是直接、简便的传授方式之一。

汤方辨证的层次分析思维方式，还见于一般辨证施治方法的论治过程，亦即汤方选用辨识过程。用各种辨证框架对病证进行初步处理后，在辨证结果指导下进行方证的辨析，不过这时所进行的是第二次辨析——寻求方剂和病证对应的辨析。

汤方辨证于临床具有多种思维形式，不论医林泰斗，抑或初涉医门，都有着独特的汤方辨证的形式。经验丰富者所选用的往往是"直觉"或"专病（证）专方（药）"，属于辨证思维的高级形式；而初涉医门者，则选用属于一般形式的思辨方法。各种思辨方法在应用过程中相互渗透，相互转化，以求辨证结果的准确无误。

四、 汤方辨证与其他辨证方法的关系

辨证施治的形成和发展历经数千年，在这漫长的过程中，形成了多种形式的辨证方法，这些辨证方法在应用过程中，长期并存，互相补充，互相渗透和转化，使辨证论治日臻成熟，并不断发展和深化。

从辨证方法的源流来看，各种辨证方法系由汤方辨证归纳总结而来，是人们对疾病思辨过程的发展。如《伤寒杂病论》

总

论

中六经辨证和脏腑辨证的内容，都是对汤方辨证方法的归纳和深化。然而各种辨证方法尽管辨证框架各不相同，但都不能摆脱汤方辨证的内容，汤方辨证贯穿于一切辨证方法之中。

辨证论治一般理解为相互关联的两部分，然细究之，实系同一过程的两个层次。就医疗的最终目的来讲，辨证是手段，施治才是真正的目的。辨证是对病证的病因、病位、病性、病机的分析和归纳，而论治则是辨识方药集合与症状集合相应关系的又一次思辨过程，仍是通过对症状的分析辨识以明确究属哪一汤方的适用范围，以探讨证与方药的统一，从而因证施治。因此可以认为论治实际上亦是辨证过程的继续，是对病情辨识的深入。从汤证相合的意义来讲，论治过程即属汤方辨证的一种形式。

辨证的目的是为了寻求相应的有效的治疗方法，即寻找有效的汤方。从这个意义上来讲，现今所用的各种辨证方法中都包含着汤方辨证。如六经辨证只辨出病症属何病还不能说是辨证的结束，只有辨出其属于某一具体方证后，才能说明其病因病机，也才对临床有真正的指导意义。如果《伤寒论》只列述六经病证的分辨，而没有113个方证，那么就不会具有现今的临床指导价值和学术价值，也就不会成为辨证论治的奠基之作。其他如八纲、脏腑、卫气营血、三焦等辨证方法，莫不如此。证的辨出只是辨证施治的第一层次，只有在此基础上再根据病情进行选方、拟方等一系列思辨活动，选择恰当的方药以后，整个辨证才算完成。由此可以得出这样的结论：汤方辨证是融合于各种辨证方法之中的一种思辨过程，汤方辨证贯穿于各种辨证方法之中。

当然，在各种辨证方法的论治过程中，不是以汤证直接地去辨析病证，而是用各种辨证框架对病证进行辨识之后再进行第二次辨析，是在辨证结果指导下进行的方证辨析。不过这时可以用汤证辨析，也可以在辨证立法指导下，自己组方遣药，具有一定的灵活性。

以上所述是汤方辨证与其他辨证方法关系的一个方面。另一方面，汤方辨证不但是独立存在的一种辨证方法，而且是各种辨证方法的发展和深化。如前所述，汤方辨证实际运用中是汤证和病证的对应，是汤、证之间的辨识，在一定条件下可以不经其他辨证的层次分析，径直辨识患者病证属何方证。从这种意义上讲，汤方辨证是辨证与施治的统一。

汤方辨证在使用过程中的"直觉""顿悟"和"专病（证）专方（药）"形式，是人们治疗疾病经验成熟的标志，也是人们在疾病辨识中认识过程的一种飞跃。因此，汤方辨证属于各种辨证方法的再升华，属辨证论治诸法中较高级的思维形式。对此，前节已详细述及，不再赘述。

从前述可以看出：汤方辨证既是可以独立运用于临床的一种辨证方法，又是融合于各种辨证方法中的一种思辨过程。从后一种意义讲，汤方辨证与一般辨证方法的关系是：一般的证对机体反应状态的较细微差别无法表示，故用方证作为一种补充。在临床治疗上应两类辨证方法结合使用。否则，单用前者，则用药如程式，不利于发掘"对病真方"；单用后者，在方证不完全相符时则无方可用。

五、《伤寒杂病论》中的汤方辨证

被誉为"方书之祖"的《伤寒杂病论》在汤方辨证的形成过程中起着承前启后的作用，可认为是汤方辨证的奠基之

总

论

作，研究其有关汤方辨证的内容，无疑对汤方辨证的研究有着重要价值。

（一）《伤寒杂病论》汤证渊源

《伤寒杂病论》是汉以前医疗经验的总结，是在汉以前医书基础上写成的。

《伤寒杂病论》与 1973 年我国出土的长沙"马王堆汉墓帛书"（以下简称"帛书"）有不少相似、相同的内容。据考证，马王堆汉墓墓主下葬于公元前 186 年，距《伤寒杂病论》成书约 390 年。因此，张仲景在《伤寒杂病论》的写作时参阅"帛书"等类典籍内容是不足为怪的。引人注目的是《伤寒杂病论》中许多内容与"帛书"相近似。如"帛书"《五十二病方》中对痉病的治疗记载有 8 处 20 余行，治法以汗法为主，如热熨发汗、内服发汗、药浴、外敷、祝由等；《伤寒杂病论》中亦有痉病证治 10 余条，其治疗亦用汗法，如葛根汤、瓜蒌桂枝汤等。又如《伤寒杂病论》中的风引汤类似《五十二病方》的第一个方子。其他如冬葵子治小便不利，乌头止痛，烧裈散治疗瘥后劳复、阴阳易等，亦都近似帛书内容。因此说明张仲景沿用了帛书的方药经验，《伤寒杂病论》与帛书有一定亲缘关系。

《汉书》记载公元前 206 年至公元 23 年的史实，早于《伤寒杂病论》的成书，可以认为张仲景著《伤寒杂病论》不可能不参阅《汉书》中所载的"医经七家""经方十一家"等有关医书。"经方十一家"中有《汤液经法》三十二卷。晋·皇甫谧在《针灸甲乙经》序中说："仲景论广伊尹汤液为数十卷，用之多验。"马继兴等专家考证出版的《敦煌古医籍考释》一书中《辅行诀脏腑用药法要》记有："汉晋以远，诸名医辈，张机、卫汜、华元化、吴普、皇甫玄晏……皆当代名贤，咸师式《汤液经法》……"由此可见仲景在著《伤寒杂病论》时肯定选录了《汤液经法》的内容。《汤液经法》中有二旦、六神、大小等汤，《辅行诀脏腑用药法要》记述了这些汤方的药物组成及适应症状，而这些内容在《伤寒杂病论》中都有相应的记述。如小阳旦汤证即桂枝汤证，大阳旦汤证即黄芪建中汤加人参汤证，小阴旦汤证即黄芩汤加生姜汤证，大阴旦汤证即小柴胡汤加芍药汤证等。从汤方角度看，可以认为《汤液经法》是仲景《伤寒杂病论》之原始蓝本。

另外，从药学角度分析，《伤寒论》所用 90 余种药中，有 70 余种药物均为《神农本草经》所载。正如高学敏教授所认为的，不论从临床用药、配伍法度，还是从药物制剂上看，《神农本草经》对《伤寒杂病论》都有巨大影响。

综上所述可以认为："博采众方"的张仲景不仅在汤方临床应用上总结了汉以前的经验，而且在汤方理论上亦出自有本，源远流长。

(二)《伤寒杂病论》中的汤证表述

在《伤寒论》397 条原文中，有 261 条属于汤方辨证内容，虽然在文字表现形式上各不相同，然而却都包含方证和汤方两部分内容，基本上是先叙述症状，然后提出治法和方药。如 161 条："伤寒发汗，若吐，若下，解后，心下痞硬，噫气不除者，旋覆代赭汤主之。"这种典型的方证对应的条文，在《伤寒杂病论》中比比皆是，既是《伤寒杂病论》文法上的主要表现形式，也是《伤寒杂病论》中辨证内容的主体。

总
论

《伤寒杂病论》中汤方辨证的内容，形式多样而详尽，大体归纳有以下几种：①先叙述症状，再提出治法方药。这种典型的方证对应形式几占条文半数以上。②先指出汤证机理，再简要描述症状，最后指出治法方药。如《伤寒论》41条："伤寒，心下有水气，咳而微喘，发热不渴。服汤已，渴者，此寒去欲解也，小青龙汤主之。"③既指出汤方适应证，复指出禁忌证，且指出误治之变证。如《伤寒论》38条："太阳中风，脉浮紧，发热，恶寒，身疼痛，不汗出而烦躁者，大青龙汤主之。若脉微弱，汗出恶风者，不可服之，服之则厥逆，筋惕肉瞤，此为逆也。"④以叙述汤方误治的变证为主，并指出误治的原因和救治方法。如《伤寒论》17条："若酒客病，不可与桂枝汤，得之则呕，以酒客不喜甘故也。"《伤寒论》88条："汗家，重发汗，必恍惚心乱，小便已阴疼，与禹余粮丸。"

《伤寒杂病论》中方证内容表述形式的多样和完整，说明了《伤寒杂病论》中汤方辨证方法已趋于成熟，不但在汤方的适应证、禁忌证、误用变证和救治措施的描述上大大超过前人，而且在《伤寒杂病论》中已不是简单的症状和方药的对应，而是要求病证和汤方适应范围在病机上的统一。这一重要发展，不但使汤方的适应范围不断得以开拓，而且使《内经》提出的异病同治的原则在方药具体应用上得以实施。如桂枝汤不只是太阳中风证的主方，凡具有营弱卫强、营卫不和病机的病证，如53条的"卫气不共荣气谐和""病常自汗出"证，54条的"病人脏无他病，时发热，自汗出而不愈"证，均可以桂枝汤施治。

《伤寒杂病论》中的汤方辨证具有更准确的针对性，条文中方药选择措辞严谨，根据病证与汤方的对应程度而分别选用

"某某汤主之""宜某某汤""可与某某汤"，汤方与病证丝丝入扣，不容含糊。但是《伤寒杂病论》中汤方的应用富有更多的灵活性，汤方药物因证而变，药量因证而变，药物炮制乃至汤方煎服，都随着病情的变化而变化，充分体现了辨证论治的精神。

（三）《伤寒论》中汤方辨证与六经辨证的关系

张仲景以在《伤寒论》中创立六经辨证，为中医学辨证论治的发展奠定基础而著称于世。然细究之，一部《伤寒论》如果只以六经分证，而没有113个方证，以及与之相关的260条原文，它是不会具有如此高的学术价值的。

辨证的目的在于探求疾病的本质所在，并藉以指导立法、处方、遣药而治疗疾病。为了辨析出疾病在个体中的特殊性，针对性地给以治疗，就不能对疾病只是轮廓地划分，而应探本求源地进行具体分析，辨识出疾病在个体上所表现出的差异。任何一种辨证方法，只有辨识出病证与方药的对应，才是辨证全过程的结束。

六经辨证是以太阳、阳明、少阳、太阴、少阴、厥阴为纲，将外感疾病的全过程划分为六类不同证型。六经病的辨出只是疾病阴阳属性的划定，属第一层次的辨析，至于疾病具体的变化，即致病因子作用于个体所导致的病理变化则远未阐明。仲景在《伤寒论》中正是以一个个汤证来充实六经辨证的内容，阐明六经辨证的具体应用的。六经病证的证候、分类、治法、调护、禁忌都是在汤证使用过程中得以体现的。试想外感疾病如果只辨明六经病之所属，而不去辨识症状集合与方药集合的相应关系，探求方药与病证的统一，是难以说明辨证论治全程的。

由上述可以看出，六经辨证是从阴阳胜复的高度来概括外感疾病的全程，汤方辨证则以方证对应的形式具体辨识疾病各个阶段的病理变化。如果说六经分证属抽象的概括，汤方辨证则属具体的辨识，以之来体现仲景"随证治之"的原则。《伤寒论》以六经为纲，纲举而目张，便于从总体上把握疾病，汤方辨证则条分缕析，从细微处辨识方证对应。事实上，六经辨证并不能脱离汤方辨证的内容而自成体系。《伤寒论》正是通过六经辨证与汤方辨证的有机结合，融理法方药于一体，从而奠定了中医辨证论治的基础。

（四）《伤寒杂病论》汤证辨识方法

《伤寒杂病论》中的汤方辨证不但内容丰富，而且辨识方法亦具特点，一直为后人所效法。

1. 抓主症辨病机

主症是汤证的外在主要表现，病机则为汤证的内在实质变化。《伤寒论》在汤证辨识时特别注意主症和病机的辨识，以主症和病机作为该汤方应用的根据。

《伤寒论》中汤证的主症，在条文中往往以"……者"的形式出现。如38条："太阳中风，脉浮紧，发热，恶寒，身疼痛，不汗出而烦躁者，大青龙汤主之。"以不汗出区别于桂枝汤证，又以烦躁区别于麻黄汤证，"不汗出而烦躁"则为本方证主症。又如13条："太阳病，头痛，发热，汗出，恶风，桂枝汤主之。"53条："病常自汗出者……宜桂枝汤。"95条："太阳病，发热，汗出者……宜桂枝汤。"可以看出仲景是以"汗出"为桂枝汤证主症以与麻黄汤证等作鉴别，并作为应用的指征。正如柯琴《伤寒来苏集》所云，"四症中头痛是太阳本症，头痛发热恶风与麻黄汤证同，本方重在汗出，汗不出者，便非桂枝证"。

在具体应用时，对于每一个汤证的主症并不要求"悉具"，而是"但见一证便是"，亦即只要说明具备某汤证病机的一个症状，便可使用该汤。对于小柴胡汤证的"七证"，101条指出："伤寒中风，有柴胡证，但见一证便是，不必悉具。"这一原则不仅适用于小柴胡汤，后人将之作为"辨证"的普通原则而广为使用。

每一个汤证有其特定的病机，汤证病机与病证病机的相符合，是汤方使用的重要指征之一。对此，《伤寒论》中亦有诸多条文论述，有直接以汤证病机进行辨析的，有以症状提示汤证病机的，还有汤症与汤证病机同时辨析的。尽管文字表现形式各异，但都体现了仲景重视汤证病机在病证辨识时的重要作用的思想。如53条"病常自汗出者，此为荣气和，荣气和者，外不谐，以卫气不共荣气谐和故尔……宜桂枝汤"，又如124条抵当汤证"……所以然者，以太阳随经，瘀热在里故也。抵当汤主之"。

《伤寒论》中条文亦有只言症状，却暗喻病机的。如原文71条的五苓散证和223条的猪苓汤证，条文所述病证均为发热，小便不利，消渴，但因病机不同，所以辨为不同汤证。

辨主症、辨病机是汤方辨证的主要着眼点。从主症入手、分析病机是仲景汤证辨析的关键所在。

2. 辨兼症识变化

疾病于临床除典型症状外，还常有一些非典型变化，而非典型变化常常是个体的疾病反应表现。《伤寒论》中的汤证是以兼症的形式来体现这方面内容的，即在典型汤证的基础上，分列若干兼症及相应的汤方，以此来辨别相似又不相同的汤证。如76条所列述的栀子豉汤证及与之相类的栀子甘草豉汤证、栀子生姜豉汤证即属于此。

《伤寒论》中一些系列方剂，如桂枝汤证系列、柴胡汤证系列、承气汤证系列，亦是在一主汤证基础上，列述若干相关汤证，由此来反映疾病不同阶段不同变化的不同治疗。抓住主汤证则可反映疾病中心病机所在，了解相关汤证则又及时明确疾病的发展变化，以便动态地分析病情，充分反映了仲景诊治疾病的辨证思想。

3. 辨误治识禁忌

仲景在《伤寒论》中以近三分之一的篇幅论述了与误治相关的内容，并以之提示各汤证的禁忌症，以儆效尤。

在有关误治变证的107条原文中，不但述及各种治法的误用禁例，而且具体到各汤证的使用禁忌。如16条"桂枝本为解肌，若其人脉浮紧，发热汗不出者，不可与之也。常须识此，勿令误也"，即是典型的汤方禁用条例。此外，83~89条的麻黄汤禁例，38、39条大青龙汤禁例，204~206条、189条、194条承气汤禁例等，亦属此类。

各汤方的禁用条例与汤方的适应证一样，是汤证之间辨识的要点，是汤方辨证重要组成部分之一。只有既掌握适应证，又明确禁忌证，才能很好地把握汤方辨证。

综本节所述，六经辨证是由汤证具体体现的。《伤寒论》的实质内容也是由一个个汤证及一条条与汤证相关的条文所阐发。因此，如果能从汤证的角度学习、研究《伤寒论》，就不难理解仲景原意。又由于《伤寒杂病论》是汤方辨证的奠基之作，所以欲全面整理汤方辨证，恢复汤方辨证在中医理论中的应有地位，并从汤证入手深入地研究"证"的实质，就不能不从仲师的《伤寒论》《金匮要略》入手，全面、深入地理解其中有关汤方辨证的总体精神和每个汤证的具体内容。

六、汤方辨证与方症对应

纵观古今中药临床应用，有以理法为根据的，有以临床经验为根据的。以理法为根据组方应用者为理法方药具备的成熟方剂，在临床多依辨证结果而使用；以经验为根据的方剂在临床则采取简单的方症对应的形式。另外，日本汉方医学所使用的"汉方"，虽多采用以严格理法为根据的"经方"，但在实际使用时却不依中医理法，不严肃辨证，而多采用简单的"方症对应"或汤方与"症候群"相对应的初级辨识方法。由于在汤方使用时采用的都是以方为主的辨识方法，所以往往把汤方辨证与后二者相等同，简单地理解为方药与症状的对应。

概念必须具有严格的内涵和外延。症与证在文字学上虽曾两者通用，但现在已经严格区分。"症"是指症状，是人体对致病因素的侵害所作出的主客观反应，其中包括了心理的异常和生理异常两种，即患者自身觉察到的各种异常感觉和医生四诊所获得的各种外部表现。"证"则是机体在疾病发展过程中某一阶段的病理概括，包括了这个阶段疾病的病因、病机、病位及邪正盛衰的状况，反映出这一阶段疾病的本质。证比症状能更全面、更深刻、更正确地揭示疾病的本质。

方症对应是方药与症状的对应，是一些不具有相应理法的方症对应经验，尽管也会有较好的临床疗效，但属于一种对症施药的初级思维过程。诸如方书记载或民间流传的大量经验方即如此。这些经验方在古往今来医籍记载的方剂中占有一定的比例，亦是前人与疾病斗争的经验，但由于尚未上升到理法的高度去总结，去再认识，所以不能把它在临床上的应用称作汤方辨证。

汤方辨证从表面看来亦只是追求方和症的对应，而不去深究疾病的本质，属于对症施药的初级思维过程。其实汤方辨证是汤证与病证的对应，而不是与症状的对应。亦就是说，汤证是属"证"的范畴，而不属"症状"的范畴。汤方辨证本身既包含着病因、病性概念的辨识，也包含着病位、病机的鉴别。这是因为一个方证集合并不是简单的症状堆积，一个汤方也不是同效药物的相加，而是有其相应复杂关系的有机集合。汤证本身即是一个多方位因素的综合，如浮肿、小便不利、心悸头眩、手足清冷、脉沉微、舌胖嫩、苔白滑的真武汤证，本身就说明了其病位在脾肾，病性属虚寒，病机为阳虚水泛。所以简单地把汤方辨证看作是对症施方、以方套证是不合适的。

日本汉方医学是中华医学东渡，与日本当地医疗经验相结合的产物，因此，它既有中医学的基本素质，又有汉方医学自身的学术特征。当代的中医学和汉方医学虽然都根源于古代的中医学，但是二者是在两个不同国度里发展演变而来的，因而它们之间存在着明显的差异。

就汤方的应用而言，虽然汉方医学多运用古人成方，但在用药理念上则几乎完全脱离了中医的基本理论。

汉方医学习用古方，其中张仲景的"经方"占了一半以上。当代汉方名医藤平健先生曾指出，"经方"乃医疗经验的结晶和组方的典范，不可擅自改动。成肇智、李咸荣曾对汉方医学界影响较大的《汉方诊疗医典》《临床应用汉方处方解说》等四部书作过统计，书中收载方剂约 150 个，其中张仲景的经方占 51.8%，中医后世时方占 37.4%，日本后世方占 11.3%。在中医后世时方中，宋代的《太平惠民和剂局方》和明代龚廷贤的《万病回春》的方子就占 51.9%。

汉方医学采用"方证对应"的形式作为诊疗的核心。不过其所谓的"证"与中医学的"证"内涵完全不同。汉方医学"方证对应"的"证"可以认为是汤方适应症状的组合——一组症候群，完全不包含传统中医病因、病机、病位、病性等内容在其中。其适应范围，除部分经过加工的"经典症状"外，多参以西医病名。虽也有"处方解说"的说理部分，但多用西医术语表达。例如细野史郎氏表述葛根汤的"应用目标"主要为"后头部、项、肩、背的强硬"，"副鼻窦炎，脑炎，高血压，醉酒，皮肤疾患及肩凝症"。不能说其所列方证中没有必然存在的病机，但汉方医学只重视汤方应用的经验，而忽视从理论上对汤证使用的内在规律进行阐发，以至于现今汉方医学的方证已不存在理法方药的统一。

由上述可以看出，汉方医学的方证对应与汤方辨证形似而质不同，不能相提并论。

当然，我们也应看到另一面，汉方医学方证应用的客观化、标准化程度较高，药物剂型的现代化亦为我们所不及。这又都是现代中医学与日本汉方医学的差距所在。

七、 汤方辨证研究的前景及意义

"汤方辨证"既有其悠久的历史，也是今人习常应用的临床思辨的形式。"应当重视中医'方证学'的研究"，叶橘泉教授多年前已有此呼吁，其他学者亦曾有类似倡导，只是迄今尚未引起足够重视，放到一定位置进行研究。

中医学现代化的研究正从各个方面展开，有从方药作用机理入手，有从脏腑生理病理着眼，更有的着力于诊断治疗指标的客观化。然而多数学者都把突破中医的主攻方向置于"证"的本质的研究上。

"证"的本质，即每个证的发病机理目前尚属"黑箱"，要揭开这个黑箱之谜，虽然方法众多，然而"药物反证"仍不失为一种值得注意的有价值的研究手段。"证"的属性多数是通过对药物作用的反馈而体现出来的。如能被温热药物取效的病证，则属寒证；反之，若能被寒凉药物取效的病证则属热证。实践证明，方剂对人体疾病具有一定的针对性和选择性。某些方剂对某些病理状态具有很高的疗效，但对正常人体或动物却无作用。如利尿汤方五苓散对健康人、正常大鼠或家兔均无利尿作用，但对水液代谢障碍者，则可以利尿，并促进其局限性水肿的吸收。伊藤嘉纪还证明五苓散的主要作用是提高渗透压的调节点。这样，如能用目前已属于"白箱"的汤方作用来反证某些相应的汤证，则这些汤证的实质是不难搞清的。事物的共性存在于个性之中，如能将一个个汤证的机理阐明，那么"证"的机理亦必昭然若揭。

方剂是由多种药物组成的，所以方剂作用的研究必然比单味中药的研究更为复杂。如果能宏观地观察方剂与"证"相对应的效果，通过分析汤证病理和由方剂所改善的过程来推测方剂的药理作用，则可以更好地理解方剂的作用机理。有地滋氏经过对小柴胡汤证胸胁苦满的病理生理机制的研究发现，胸胁苦满患者的局部组织液中会出现脂肪酸、类固醇及胶原纤维增加，因此认为本证是由于患者局部组织出现结缔组织炎而引起，经投柴胡剂后，结缔组织炎便消失。这个研究结果可证明小柴胡汤的部分药理作用。

从上述可以看出，对汤方辨证的研究，既是阐明"证"的机理的有价值的手段，也是研究方药作用机理的良好途径。

藏象是内在脏腑的生理活动及病理变化反映于人体外部的征象，藏象概念的实质是人体生理病理现象的综合。人们对外界事物的认识总是从个别的、特殊的开始，然后逐步扩大到一般事物。如果我们能将一个个病理反映症候群——汤证的病理生理基础弄明白，那么藏象学说的实质也就会不辨自明。譬如若能将五苓散、真武汤、苓桂术甘汤等治水方剂的汤证机理探明，那么肾主水的含义，以及与人体水液代谢相关脏腑的实质也就会逐渐被揭示出来。这说明研究汤方辨证对藏象学说的研究，乃至整个中医基本理论的研究无疑是具有一定积极意义的。

另外，近年来各地都逐渐把名老中医治疗疾病的经验编为程序储进电脑，以减少疾病诊治过程中的人为差异性，并使老中医的经验为更多的患者服务，这也是中医现代化研究的一个方面。被编入电脑程序的信息，基本上是一个个汤证和与之相应的方药。任何一种辨证方法，只有将其内容分解成若干个汤证及其加减方证，才有可能编成程序储入电脑，否则要实现中医诊治电脑化是不可能的。为了加快这方面工作的进展，就需要加强汤证范围及其变化规律的研究，并努力探索汤证诊断指标和汤方疗效指标的客观化，这也是汤方辨证研究的一个重要方面。

中医的"证"包含着综合的内容，包括若干脏器的病理变化，跨越几个方面的病理生理环节，有多方面的物质基础。

总论

汤方辨证是各种辨证方法的共同点和基础，因此加强汤证的研究，正符合目前趋于综合研究的客观要求。如果对于汤证能采用多学科协同研究，并与现代前沿科学相结合，不但会拓展汤方辨证的临床实用领域，还一定会解决很多目前医学所不了解或不清楚的规律，揭示中医学内在的奥秘，进而促进中医事业的发展。

八、 汤证辨析方法

（一） 抓主症

病证有其主症，汤证之中亦有主症，从主症入手，寻求病证与汤证的对应，是汤方辨证的基本方法。

主症在病证中是指疾病的主要脉症，是疾病之基本病理变化的外在表现；主症在汤证中则是指汤方适应证中具有代表性的、可提示方证病机的症状。汤证的主症可以是一个症状，也可以由若干症状组成，但都是具有特异性的症状，是这一汤证区别于另一汤证的主要临床指征。如"往来寒热，胸胁苦满，默默不欲饮食，心烦喜呕，口苦，咽干，目眩"的小柴胡汤证，即"柴胡七症"；"头痛，发热，身疼，腰痛，骨节疼痛，恶风，无汗而喘"的麻黄汤证，即"麻黄八症"；"脉沉而紧，心下痛，按之石硬"的大陷胸汤证，即"结胸三症"等。这些都是前人在长期的医疗实践中总结出来的反映汤证基本病理变化的脉症，掌握了这些脉症就可以辨清病证并实施针对性的治疗。

在汤证"辨主症"的辨识过程中，一要熟练掌握足够的汤证，二要删繁就简，抓准病证主症。

汤方辨证是以汤方适应证为框架来辨识汤证的，所以熟记各个汤证的主症是运用汤方辨证的基础，是基本功。如果医生的记忆中没有储存足够的汤证，那么临床就无法对病证进行辨识，进行汤证辨识则将是一句空话。因此，作为临床医生应该多读书，多记书，重点汤证要烂熟于心。只有尽可能多地、尽可能熟练地记忆汤证，临床中才会运用自如。

临床中患者症状有多有寡，病情有简有繁，在汤证辨析时一定要准确地抓住患者的主要脉症，以之与汤证相对应。这就要求围绕患者主诉，通过四诊有目的地、有选择地收集有辨证意义的临床资料，并且随时与记忆中的汤证进行对照比较和分析检验，以判断二者是否吻合。在诊察与分析综合的过程中，要充分考虑各种病证的可能性，而不可拘泥刻板。

（二）"不必悉具"

"但见一证便是，不必悉具"是仲景在《伤寒论》中为我们指出的具有普遍意义的辨证原则，适用于任何一种辨证方法，汤方辨证自然也是如此。

汤证内容在方书中所载是典型的、完备的，而在临床中，虽然典型汤证也时有所见，但不典型的、变化了的却随处即是，多数情况下都不像书本上记述得那样完备。这就要求医者要能够以少知多，以点见面，能依据少数可以与汤证病机相对应的脉症即可作出判断，并予以准确的治疗。如果要求汤证的症状全部出现，全部对应，必然会在临床辨证中寸步难行，无异于作茧自缚。

当然，所谓"但见一证便是，不必悉具"，绝对不是指仅限于一个症、一个脉，也不是指随意一个脉、一个症，如若那

总论

样必然会漫无章法，无法言及疗效，也就失去了辨证之本义。所谓的"脉""症"必须能反映与汤证相应的病机，只有这样才能体现辨证的基本精神。

（三）识病机

凡能进行汤方辨证的方剂，不仅应具有特异的脉症，而且具有其特定的病机。汤证的病机不仅反映了该方剂组方的理法所在，也反映了汤证发生发展的机理所在。汤证的病机正是一汤证有别于另一汤证的实质所在，如桂枝汤证的风寒外袭、营卫不和，小柴胡汤证的少阳枢机不利、胆火上炎等。因此，在汤证辨析时不仅要注意脉症的区别，更应注意汤证病机的识别。汤方辨证之所以不同于方症对应也正在于此。

对于汤证病机的识别，不仅可于脉症相疑时抓住机要，鉴别疑似的汤证，更主要的在于可以根据汤证病机扩大汤方的使用范围。如桂枝汤方本为太阳中风证而设，若根据太阳中风脉症，则仅可用于发热、恶风寒、汗出、头痛、脉浮缓，但根据桂枝汤证的病机——风寒外袭、营卫不和，则桂枝汤可将其适用范围推而广之于多种疾病，如风寒痹痛、中风偏瘫、妊娠恶阻、荨麻疹、湿疹、多形性红斑、冻疮、过敏性鼻炎、腰背肌扭伤、阑尾炎等，只要具有营卫不和的病机均可稍作加减灵活运用。

（四）辨次要症及兼症

汤方适应证除其主要脉症表现外，一般还有其次要症及兼见症状。在汤证辨析时不仅要在主症方面寻求对应，而且要注意次要症及兼症的辨析。

分析次要症及兼症与分析主症是相互联系、同时进行、不可截然分开的。抓住了主症也就明确了次要症和兼症，反之辨清了次要症和兼症也就显现了主症。临床中往往会出现主症相同而病情疑似的情况，此时则须借助分析次要症及兼症来完成汤证的辨析。如同为颠顶痛，既可见于肝经水寒上逆的吴茱萸汤证，也可见于肝经风阳上扰的龙胆泻肝汤证或镇肝熄风汤证。二者在头痛本症的表现上是应有区别的，但若头痛本身特异性表现不突出时，则应从相兼脉症分析，进行鉴别。吴茱萸汤证应见干呕、吐清冷涎沫、下利清冷等阴寒之象；而龙胆泻肝汤证或镇肝熄风汤证则可见目赤、耳鸣、口干苦、便秘溺赤等阳热之象。由此可见，在一定情况下，次要症和兼症的分析，与主症的辨析在汤方辨证时具有同等重要的意义。

·各 论·

　　历代医籍所载方剂数以万计，除部分简单方症对应者外，临床常用的具备理法内容的汤证亦逾数百。所以汤方辨证之范围，不可不谓之广袤。然而若能把握汤证辨析之大要，又能熟谙和掌握其中著名的和常用的汤证，便可运用于临床而游刃有余。所谓"知其要者，一言而终，不知其要者，流散无穷"。为了使读者更完整地理解笔者对汤方辨证的基本认识和主要观点，今试举著名汤证 100 例辨析于后（含经方 41 则，时方 59 则），逐一列述汤证渊源、病机、汤证脉症、汤证诊断要点、禁忌、汤证辨疑、临床应用及汤方组成，以便于读者临床实用。

　　汤证中的脉症，是汤方辨证框架的主要组成部分，是汤方辨证的主要依据。每一个汤证的脉症中大都包括主要脉症、次要脉症及兼见症状，即一般所称的主症、兼症，这一点在其他辨证方法的脉症中亦均无二致。近年来，在辨证论治研究不断深化的进程中，一些学者主张辨证应标准化、量化，以克服辨证论治模糊性强、疗效重复性差的缺憾，这不能不认为是辨证论治研究理念科学化、现代化的一种进展。

　　鉴于上述，笔者为了能使汤方辨证在临床中便于操作、趋于规范，参考国家中医药管理局颁行的《中医病证诊断疗效标准》，程绍恩、聂洪生教授编著的《中医证候诊断治疗学》，及许济群、王绵之教授主编的《方剂学》等，在各汤证的"汤证脉症"一项中，拟定各自的主症、兼症，并列汤证诊断要点一项，以求辨证指征明了。

不过，由于辨证的标准化、量化的研究尚属初始阶段，尚无统一规范，譬如脉症的主症、兼症划分，各家见仁见智，就不完全一致，还需继续完善。笔者拟定各汤证的主症、兼症及诊断要点，错讹在所难免，尚期指正。

桂枝汤证

【**渊源**】《伤寒论》。

【**病机**】风寒袭表，营卫不和。

【**汤证脉症**】

主症：发热，恶风寒，自汗出；或经常汗出而无其他明显脏腑病症。

兼症：鼻塞，喷嚏，干呕，头项强痛。

舌脉：舌苔薄白，脉浮缓。

【**汤证辨证要点**】

1. 必须具备两组主症之一者。

2. 具备兼症加典型舌脉。

3. 具备起病较急，发病前有感受风寒病史。属主症第二组时例外。

【**禁忌**】

1. 外感风寒表实无汗者禁用。

各

论

2. 表热内郁，不汗出而烦躁者忌用。

3. 温病初起，发热重恶寒轻，或不恶寒，有汗而口渴，舌红苔黄，脉浮数者忌用。

4. 阳热素盛，或阴虚阳亢而口舌干燥、咽喉肿痛者忌用。

5. 酒后面赤，湿热内盛者忌用。

6. 一切血证忌用。

【汤证辨疑】

1. 麻黄汤证：见于《伤寒论》。本汤证与桂枝汤证同为外感风寒表证，二者皆有脉浮、头项强痛、恶寒等表现。但前者外感风寒，以寒为主，卫阳被遏，营阴郁滞，症见恶寒，无汗，脉浮紧；后者则外感风寒，以风为主，卫强营弱，营卫不和，症见恶风，有汗，脉浮缓。前者头身疼痛较著，后者则相对较缓。笔者认为，二者临床识别关键在于有汗或无汗，麻黄汤证发热，皮肤干热灼手；桂枝汤证发热则皮肤潮润。至于感受风、寒多寡，恶风抑或恶寒等，理论上虽易区分，但临床实际辨识时则非易事。

2. 桂枝加附子汤证：见于《伤寒论》。本方证与桂枝汤证均见汗出、恶风。但前者为太阳中风兼阳虚漏汗证，是由表证过汗所致，以汗出不止、恶风为主，兼有小便难、四肢微急、难以屈伸等气阴两伤表现；后者则未经误治，兼有发热恶寒、头项强痛、鼻鸣干呕等表证症状。

3. 银翘散证：见于《温病条辨》。本方证与桂枝汤证同为外感表证，均可见发热、恶风寒、头痛、汗出、脉浮等。但前者为外感温热邪气，发热重，微恶风寒，可见口渴、咽痛、舌红、苔薄白或薄黄、脉浮数等；后者则为外感风寒邪气，无口渴、咽痛、舌红、脉数等表现。

4. 九味羌活汤证：见于《此事难知》。本方证亦为风寒袭表证，可见发热、恶寒、头痛等症。与桂枝汤证不同的是，本方证兼感湿邪，又有化热之象，以肢体酸楚疼痛、无汗、口苦、微渴为辨证要点。

5. 玉屏风散证：见于《世医得效方》。本方以表虚自汗及虚人易感风邪，症见自汗、恶风、面色㿠白、舌淡、脉缓弱等为应用指征。桂枝汤证因汗出、脉浮缓，今人多称为太阳中风表虚证，以与麻黄汤证相鉴别。但因同称"表虚证"，又易与玉屏风散证相混淆。桂枝汤证实际是风寒束表，营卫不和，以发热、恶风寒、头身疼痛、脉浮为应用指征，显然与玉屏风散证不同。

6. 白虎加人参汤证：见于《伤寒论》。本方证与桂枝汤证均有身热、汗出、恶寒等表现。但前者是邪已入里化热，胃热津伤，可见口大渴、脉洪大等；后者则病全在表，而无里热见症。

【临床应用】

1. 感冒或流感见前述脉症者皆可加减应用本方。但若见咽喉红肿，口渴，舌红者，慎勿使用。

2. 本方虽仲景为太阳中风表虚证而设，但今人亦多运用于内伤杂病，如表虚自汗，妊娠恶阻，麻疹，湿疹，荨麻疹，皮肤瘙痒症，风湿痹痛，及肌肤麻痹等，但总以"营卫不和"为基本病机。若治过敏性鼻炎，可以本方加苍耳子、辛夷、细辛、白芷等；若治风寒痹痛，则宜重用桂枝，加威灵仙、片姜黄、细辛等；治手足麻木不仁，或如虫行，或胀或痛者，可重加黄芪、酸枣仁、白术、鸡血藤、威灵仙等。

3. 还有报告以本方治疗小儿尿频、产后拘挛、嗜睡症、窦性心动过缓、神经性头痛、支气管哮喘、黄汗症等。

4. 本汤证衍变汤证较多，如桂枝汤证兼喘，可在原方中加厚朴、杏仁，名桂枝加厚朴杏子汤证；太阳表证误下后脉促胸满者名桂枝去芍药汤证，更兼恶寒（畏寒）者再加附子，名桂枝去芍药加附子汤证。此外，桂枝加附子汤证、桂枝加桂汤证、桂枝加芍药汤证、桂枝加大黄汤证、桂枝加葛根汤证、小建中汤证等，病情虽有变异，但基本病机总与营卫不和有关。

5. 桂枝汤证的现代病理机制：现代病理生理学认为，外感热性病，由于内源性或外源性致热原作用于丘脑前部，体温调节中枢的调定点略高于正常水平，当高到一定程度就出现排汗，此时，体表血管处于舒张状态，病人表现以汗出、恶风为主；病原体的毒素作用于皮层知觉中枢和刺激血管神经感受器，可出现头痛，如伴有头项肌肉紧张度增强，则可出现头项强痛；上呼吸道炎症，鼻黏膜水肿，鼻道受阻，则出现鼻鸣；浮脉是桡动脉扩张出现的扩张波。

【汤方组成】桂枝三两（去皮），芍药三两，炙甘草二两，生姜三两（切），大枣十二枚（擘）。

上五味水煎，分三次服，服后喝热稀粥以助药力，并温覆令遍身微似汗出，不可令大汗出。若服一次后，汗出病愈则停用，若不出汗，再如前法服用。

【病案】王某，女，29岁。2020年4月13日初诊，患者发热、汗出、畏寒、恶风4天。患者3个月前生产后自觉身体虚弱，常自汗出，近日稍有不慎，感受风寒，自觉畏寒、发热，即便是独处屋内窗门紧闭，添衣加温，仍觉恶风明显，测体温37.8℃，舌淡，苔薄白，脉浮缓。病机：营卫不和。辨证：桂枝证。治法：调和营卫。处方：桂枝 15g，白芍 15g，生姜 10g，大枣 10g，甘草 10g，路路通 10g，防风 4g，炒白术 10g。每日 1 剂，水煎服，服药后啜热稀粥 300mL。3 剂后，汗止、热退、恶寒消失。

按语： 桂枝汤证源于《伤寒论》。病由风寒袭表、营卫不和所致，以发热、恶风寒、自汗出，或经常汗出而无其他脏腑病证为主症。新产妇耗伤阴血，营分不足在先，卫气不固，营阴外泄，偶感风寒，营卫不和，发热、恶风、汗出，脉浮缓，是方证要点。桂枝汤乃群方之冠，既能外调营卫，又能内和气血。本例病人新产不久，按北方人坐月子习惯，穿戴总比常人偏厚，这些不良习惯，反使汗孔易开，营阴外泄。加之病在初春，乍暖还寒，反倒易感风邪，奠定了卫气不固、营阴外泄的基础，虽为产后，"有故无殒，亦无殒也"，故投桂枝汤加路路通，中病而不影响哺乳。

麻黄汤证

【**渊源**】《伤寒论》。

【**病机**】风寒束表，营阴郁滞。

【**汤证脉症**】

主症：发热恶寒，头痛身痛，无汗而喘。

兼症：呃逆，头项强痛。

舌脉：舌淡红，苔薄白，脉浮紧。

【**汤证辨证要点**】

1. 必须具备主症。

2. 具备兼症加典型舌脉。

3. 具备起病较急，发病前有感受风寒病史。

【禁忌】

1. 外感风寒，表虚汗出脉缓者忌用。

2. 外感温热邪气，发热重恶寒轻或不恶寒，口渴，汗出，舌红苔黄，脉浮数者忌用。

3. 素体气血不足、阴阳两虚的"疮家""淋家""衄家""汗家""亡血家"，以及"尺中迟""身重心悸"者忌用。

【汤证辨疑】

1. 本汤证首当与桂枝汤证相鉴别，辨析要点见桂枝汤证条下。

2. 银翘散证：见于《温病条辨》。本汤证与麻黄汤证同为外感表证而见发热、恶风寒、头痛、身痛、脉浮等表现。但前者为外感风温邪气，发热重，微恶风寒，可见口渴，咽痛，舌红，苔薄黄，脉浮数；后者则为外感风寒邪气，无口渴、咽痛、舌红等表现，脉见浮紧。

3. 九味羌活汤证：本汤证见于《此事难知》，亦为风寒袭表证，可见发热、恶寒、头痛等症。与麻黄汤证不同之处在于，本方证兼感湿邪，又有化热之象，故兼口苦、微渴、肢体酸楚等症。

4. 葛根汤证：见于《伤寒论》。本方证与麻黄汤证同为风寒表实证，均有发热恶寒、脉浮紧等表现。但前者还表现为项背强痛，后者则为头项强痛，显然葛根汤证较麻黄汤证在经输不利的表现上范围大，程度重。

5. 大青龙汤证：见于《伤寒论》。本方证与麻黄汤证均可见发热恶寒、无汗、身疼痛、脉浮紧等表现。但前者不但有表寒的症状，而且还有口渴、烦躁、小便黄等里热见症；麻黄汤证则只有外寒，而无里热。

6. 小青龙汤证：见于《伤寒论》。本方证虽亦见发热、恶寒、脉浮紧等表寒表现，但同时兼见口渴、干呕、下利、小便不利、咳喘等水饮内停症状，此为麻黄汤证所不应见者；麻黄汤证虽亦可见咳喘，但咳声重浊，痰白而少。

7. 附子汤证：见于《伤寒论》。本汤证与麻黄汤证均可见身疼痛、骨节痛、背恶寒等症状。但前者为少阴阳虚寒湿，无发热，手足寒凉，脉沉；后者则为外寒袭表，必发热，无汗，脉浮紧。二者一表一里，一虚一实，形症相似，实质则自别天渊。

【临床应用】

1. 本方证可见于流行性感冒、急慢性支气管炎、支气管哮喘等呼吸系统疾患，但总以发热恶寒、无汗而咳喘、身疼痛、脉浮紧为应用指征。若咳喘明显，痰多稀白者，可加紫苏子、橘红等；若兼见口干心烦而证属寒热夹杂者，可酌加黄芩、石膏以外散风寒，内清里热。

2. 有资料报道以本方合四物汤化裁治疗银屑病者，亦有用治肾炎水肿而属阳水者，并不仅限于肺系疾患。

3. 《伤寒论》及后世注家均明示本方发汗力强，只可暂用，不宜久服，一服汗出，则不应再服。笔者认为服本方发汗与否，汗出多少，一和患者体质有关，二与麻桂用量多少有关，再者还与服药后温覆与否有关。能否再服关键在于有无相关脉症。

【汤方组成】麻黄三两（去节），桂枝二两（去皮），甘草一两（炙），杏仁七十个（去皮尖）。

水煎，分三次服，服药后温覆取微汗。其他注意事项如桂枝汤法。

【病案】赵某，男，30 岁，2017 年 3 月就诊。患者高热畏寒 2 天，患者为一基建工地职工，早春在外施工，不慎感寒，发热 39.2℃，畏寒，肢体颤抖，无汗出，自服抗生素，热势未退，求诊。因不愿静脉输液，要求中医治疗，患者体格壮盛，肌肉坚实，舌淡红苔薄白，脉浮紧有力，证属麻黄汤证，治宜辛温解表、发汗退热。方用：麻黄 10g，杏仁 10g，桂枝 10g，甘草 10g，葛根 15g，羌活 6g。3 剂，水煎服，第 1 日连服 2 剂，第 2 剂服用一半后汗出热退，后啜热稀粥而痊愈。

按语：患者素体强壮，肌肉坚实，偶因不慎感受风寒，风寒束表，卫阳被郁，寒邪与卫气相搏壮热无汗，当今因为生活工作环境的变化，运用麻黄汤的机率降低，然此患者素体正气充沛，又感寒邪，发热恶寒并重、无汗、脉浮紧等符合方证要点，一日二剂，汗出热退而愈。

麻黄附子细辛汤证

【渊源】《伤寒论》。

【病机】阳气内虚，寒邪外束。

【汤证脉症】

主症：发热恶寒，恶寒重发热轻，无汗，四肢不温，神疲嗜卧。

兼症：头痛，身痛，语声低微，面色晦滞。

舌脉：舌质淡，苔薄白，脉沉无力。

【汤证辨证要点】

1. 必须具备主症和典型脉象。

2. 兼症及舌象可资参考。

3. 阳虚体质、久病失养、年高体弱等病史对诊断有重要参考价值。

【禁忌】

1. 本方证虽系少阴阳虚兼太阳外感，但阳虚程度不重，若少阴阳气衰微，已见下利清谷、脉微欲绝、手足冷过肘膝者，则不当用。

2. 本方辛温，若见阴津亏虚脉症，或兼温热邪气时，则不宜用。

【汤证辨疑】

1. 再造散证：见于《伤寒六书》。再造散证与麻黄附子细辛汤证较相近似，均为阳气虚弱兼见外感，以恶寒重、发热轻、头痛身痛、无汗肢凉、神疲嗜卧为主症。但再造散证以气虚为主，四肢不温不显著，可见脉沉无力，亦可见脉浮无力，倦怠乏力、语音低微较明显；麻黄附子细辛汤证则以阳虚肢冷、脉沉无力等寒象与之相别。

2. 通脉四逆汤证：见于《伤寒论》。本方证与通脉四逆汤证，均可见阴盛格阳的四肢厥逆、下利清谷、汗出、身反不恶寒、身热、面赤、咽痛、舌苔白滑、脉微欲绝等表现，在身热、肢厥等表现上与麻附细辛汤证有相似之处。但麻附细辛汤证发热为全身发热，且与恶寒并见，并以发热轻恶寒重为特点；通脉四逆汤证的阴盛格阳，则发热限于体表或面部，身反不恶寒。此外，脉微欲绝、手冷过肘、足冷过膝、下利清谷等阳气虚衰见症，亦是麻附细辛汤证所不当见的。

3. 败毒散证：见于《小儿药证直诀》。本方证在有的方书中被列为气虚外感的代表方证，似与麻附细辛汤证相近，实则

各
论

二方证相去甚远。败毒散证见憎寒壮热，头项强痛，肢体酸痛，无汗，鼻塞声重，咳嗽有痰，为感冒风寒湿邪所致，虽有外感之症，却无阳虚表现，故二方证迥然有异。至于败毒散中人参一味，是谓"逆流挽舟"之法，以资鼓邪从汗而解，与麻附细辛汤方意亦不同。

4. 麻黄附子甘草汤证：见于《伤寒论》。本方证属麻黄附子细辛汤变通方证。二方证表现大抵相同，惟麻黄附子甘草汤证里寒较轻，症轻势缓。

【临床应用】

1. 本方应用于临床，既要根据脉症，又不能囿于脉症，只要有阳气内虚、寒邪外束之病机，均可酌情选用。《医贯》云："有头痛连脑者，此系少阴伤寒，宜本方，不可不知。"《证治准绳》论本方，"治肾虚发咳，咳者腰背相引而痛，甚则咳涎；又治寒邪犯脑齿，致齿脑痛，宜急用之，缓则不救"。笔者临床以本方治风寒齿痛，不红不肿，遇冷更甚，入夜痛剧者。若风冷头痛，本方重加川芎，用之亦效。

2. 三叉神经痛若表现为遇冷加重，夜间痛发，且灼痛感不明显者，笔者尝以本方加蜈蚣、全蝎等，用之多效。

3. 本方证原用于伤寒少阴病始得，少阴病提纲为"脉微细，但欲寐"，笔者曾以本方加菖蒲、郁金治愈心肾阳虚之嗜睡症。

4. 年老体弱之人外感风寒后并无明显发热、头身疼痛等症，仅感困倦乏力，嗜睡，投以本方多奇效。

5. 资料报道有以本方为主治疗克山病，病理性窦房结综合征，肾炎，肾绞痛，周围性面神经麻痹等。

6. 本方证为太少两感证。两感之脉非独沉脉，亦可有紧脉，尚可见弦脉、弦紧脉等。

【汤方组成】麻黄二两（去节），细辛二两，附子一枚（炮，去皮，破八片）。

水煎，分三次温服。

【病案】李某，女，32岁。2020年9月7日初诊，患者近10天来喷嚏、流涕鼻塞。有时清水样鼻涕不能自止，有时又鼻流黏稠，鼻通气不畅，肩背处微微恶风，汗出，每年秋季容易发病，四肢不温，舌淡瘦小，苔薄白，脉浮细弱。诊断：鼻鼽。病机：阳气内虚，寒邪外束。辨证：麻黄附子细辛汤证。治法：温肾散寒，祛风通窍。处方：麻黄8g，附子6g，细辛6g，桂枝10g，白芍10g，苍耳子10g，辛夷10g，白芷10g，薄荷10g，乌梅10g，五味子6g。每日1剂，水煎服，分早晚服，并嘱患者汤药刚煎好时，用热气熏蒸鼻，持续5~10分钟。3剂后，清水样鼻涕、汗出、恶风消失，再服两周，呼吸通畅，去麻黄、附子、细辛，以玉屏风散合苍耳子散巩固善后。

按语：麻黄附子细辛汤证源于《伤寒论》。病由阳气内虚，寒邪束表所致，以发热恶寒，恶寒重发热轻，无汗，四肢不温、神疲嗜卧为主症。麻黄附子细辛汤是治疗太少两感的方证，也有学者认为麻黄附子细辛汤证就是少阴表证，其恶寒重，发热轻，脉弱，为方证要点。麻黄附子细辛汤一般无汗出，该例患者虽有汗出，但少阴表虚证全，我们将麻黄附子细辛汤证与桂枝汤、苍耳子散加减同用，取得良好的疗效，后期以桂枝汤、玉屏风散、苍耳子散顾护卫气，以求远期疗效。这个案例看似简单，但从汤方辨证的临床思维上看，我们既要把握抓主症、识病机的原则，还要学会辨兼症、识变化的合病并病思维。

各论

葛根汤证

【渊源】《伤寒论》。

【病机】寒邪外束，经输不利；或外邪不解，内迫大肠。

【汤证脉症】

主症：恶寒发热，无汗身痛，项背强几几；或恶寒发热，无汗，大便稀薄，一日数次。

兼症：腰痛，骨节疼痛，喘等。

舌脉：舌苔薄白，脉浮紧，或浮。

【汤证辨证要点】

1. 必须具备主症二组中之一。

2. 具备兼症及典型舌脉。

3. 具备外感风寒病史。

【禁忌】

1. 外感风寒表虚有汗者禁用。

2. 温病初起而见发热重、恶寒轻、口渴、脉浮数、舌边尖红者忌用。

【汤证辨疑】

1. 麻黄汤证：见于《伤寒论》。本方证与葛根汤证均可见项背拘强不适，鉴别详见麻黄汤证。

2. 桂枝加葛根汤证：见于《伤寒论》。本方证与葛根汤证均为太阳表证兼经输不利，均有头痛、项强、恶风寒、脉浮及项背强几几等脉症。其区别在于葛根汤证是表实兼经输不利，恶寒，无汗，脉浮紧，发热而皮肤燥热；桂枝加葛根汤证则恶风，有汗，脉浮缓，发热而皮肤湿润。

3. 葛根芩连汤证：见于《伤寒论》。本方证与葛根汤证均有发热、下利，均为表里同病，皆属邪迫大肠所致。但葛根芩连汤证邪重在里，以热利为主，症见下利，肛门有灼热感，口渴、小便黄，发热而汗出，舌苔黄腻，脉滑数；葛根汤证则邪重在表，以风寒利为主，症见恶寒发热、头项强痛、无汗、大便溏薄或泻下稀水、苔薄白、脉浮等。

4. 葛根加半夏汤证：见于《伤寒论》。本证即在葛根汤证的基础上兼见呕吐。

5. 桂枝人参汤证：见于《伤寒论》。本证与葛根汤证均为外有发热恶寒、头身疼痛之表证表现，内有下利的里证表现。但本证是太阴兼太阳证，故以中阳不足、脾失健运、寒湿下趋大肠的大便溏薄不实为主症，而发热恶寒、头身疼痛为兼症；葛根汤证则以表证表现为主，下利等里证表现为副，显然不同。

6. 半夏泻心汤证和黄芩汤证：见于《伤寒论》。二者均有下利症状，但均无表证；葛根汤证则以表证为主，兼见下利。

【临床应用】

1. 本汤证常可见于流感。此方还可用于风寒湿邪凝结所致的肩背疼痛，及麻疹初起、疹透不畅而见恶寒发热无汗等脉症者。

2. 临床曾有报告，以本方治乙脑初期 1~2 天，后以清热解毒、息风镇痉养阴等法治之，多获满意效果。

3. 本方在临床应用广泛，以本方加减治疗的病症近年报道的有：眩晕，过敏性鼻炎，慢性副鼻窦炎，面神经麻痹，眼睑下垂，痤疮，荨麻疹，肩关节周围炎，创伤性滑膜炎，失

各

论

音，呃逆，产后小便不通，痛经，小儿麻痹症，腰椎间盘突出合并坐骨神经痛等。

【汤方组成】葛根四两，麻黄三两（去节），桂枝二两（去皮），生姜三两（切），甘草二两（炙），芍药二两，大枣十二枚（擘）。

水煎，分三次服。

【病案】曲某，女，52岁，万荣县高村人。2013年8月22日初诊，项背部拘急疼痛1年。患者1年前双侧肩背脊柱两侧从胸6至胸10拘急疼痛难忍，先后以心脏病可疑、脊髓空洞证在运城、西安等地住院治疗，未有阳性检查结果，然病人临床表现突出，多方求医不愈。患者初诊时，详细追问病史，患者回忆一年前8月份在果树地里劳作，汗出，口渴，在地头休息时，为解渴饮凉水1大杯，后又感风寒，自服感冒药后，鼻塞、发热等症状消失，唯肩背拘急疼痛长期存在，舌暗胖，苔薄白，脉弦紧。血压：135/80mmHg。病机：风寒瘀滞膀胱经。辨证：葛根汤证。治法：辛温散寒，疏筋通络。处方：葛根24g，麻黄12g，桂枝12g，生姜10g，甘草10g，白芍12g，大枣10g。4剂而愈。

按语：张仲景葛根汤为伤寒刚痉而设，现今临床应用报道较少，本例患者一年来，一直以背部拘急疼痛为主诉，四处求诊，医生多认为是神经系统出现问题。各项检查费用已花费近万元，仍未查到任何阳性体征。什么是中医思维，就是在临床碰到病人时，按照中医的望闻问切规律、中医的基础理论去详细询问病史。患者脉弦紧，血压却不高，提示我们患者体质壮盛的一个切入点。正是有了这样的切入点，诊断时才能让患者细细回忆发病的过程，找到病人感受风寒的途径。有了病因，其主症又在足太阳膀胱经循行的所在部位，虽无发热、恶寒的表证，但符合风寒之邪郁滞膀胱经的病理特征。现在我们讲传承，说整体观念和辨证施治是中医的两大特点，然而，面对日新月异的理化诊疗设备，如何坚持中医诊病思维才是传承中医精华的要点所在。

葛根黄芩黄连汤证

【渊源】《伤寒论》。

【病机】表证未解，邪热入里，表里俱热，升降失调。

【汤证脉症】

主症：发热，喘而汗出，口渴，下利多臭秽，肛门灼热。

兼症：小便短黄，头身微痛，心烦。

舌脉：舌红苔黄，脉滑数。

【汤证辨证要点】

1. 必须具备主症。

2. 具备兼症加典型舌脉。

3. 本证发病多较急，且多见于小儿。

【禁忌】

1. 下利而不发热，粪便清稀，脉沉迟，舌淡，证属虚寒者当忌用。

2. 下利而属热结旁流者，亦非本方所宜。

【汤证辨疑】

1. 葛根汤证：见于《伤寒论》。本方证与葛根芩连汤证均属下利兼表证，鉴别见葛根汤证。

2. 黄芩汤证：见于《伤寒论》。黄芩汤证与葛根芩连汤证

各

论

均属热利，都可见到下利臭秽，肛门灼热，小便黄赤等。但黄芩汤证为少阳邪迫大肠所致，与气机郁滞有关，故多见里急后重，口苦，呕吐，不欲食，胁满等；而葛根芩连汤证为太阳协热下利证，里急后重表现不明显，身热、喘、汗出等热象突出，特别还可见恶寒、头痛、脉促等表证表现。二者显然有别。

3. 白头翁汤证：见于《伤寒论》。本证与葛根芩连汤证均属热利，均可见肛门灼热、小便短黄、发热口渴、舌红苔黄、脉数等表现。但葛根芩连汤证尚有残留表证表现，下利亦多为暴注下迫，无腹痛，里急后重亦不明显；白头翁汤证则为肝经湿热下迫大肠，气机郁滞明显，其特点是下利脓血，里急后重，而无表证。

4. 麻杏石甘汤证：见于《伤寒论》。本证与葛根芩连汤证均有"喘而汗出"一症。但葛根芩连汤证病位在肠，喘而汗出由热邪熏蒸所致，且有下利恶臭、肛门灼热等症；麻杏石甘汤证则病位在肺，由肺失清肃所致，并无下利等症。

【临床应用】

1. 本方为治身热下利之代表方，虽能清里解表，但以清里热为主，所以热痢、热泻，无论有无表证，皆可用之。细菌性痢疾，阿米巴痢疾，凡见有本方证者皆可加减使用之。若兼呕吐者，加半夏以降逆止呕；夹食滞者，加山楂、神曲以消食；腹痛者，加木香、白芍以行气缓急止痛；小便不利者，加滑石、甘草。在用本方治疗菌痢时，酌加金银花、白头翁、广木香、生山楂、焦山楂等。

2. 急性肠炎见有本方证者，可以本方酌加金银花、车前子等。

3. 有资料报道以本方加车前草、六一散等治疗婴幼儿腹泻、中毒性消化不良偏于实热者，效果良好。

4. 还有资料报告以本方治肠伤寒、脱肛、带下、内耳眩晕症、小儿肺炎等病症。

【汤方组成】葛根半斤，甘草二两（炙），黄芩三两，黄连三两。

水煎（先煮葛根），二次分服。

【病案】王某，男，82 岁，土地局退休干部。2020 年 8 月 20 日初诊，腹痛、腹泻 3 天。患者 3 天前不明原因出现腹痛泄泻，泻下黄赤、秽臭，肛门灼热，但无里急后重，每日便下 4~5 次，小便量少，色黄，未见发热，但周身拘急不舒，倦怠乏力，舌红，苔黄，脉弦滑有力。病机：表证未解，邪热入里。辨证：葛根黄芩黄连汤证。治法：清热燥湿，表里双解。处方：葛根 24g，黄芩 10g，黄连 6g，荆芥 10g，紫苏梗 10g，木香 10g，防风 6g。每日 1 剂，水煎服，分 2 次服。3 剂腹泻止，病已愈。

按语：葛根黄芩黄连汤出自《伤寒论》，为表证未解，邪热入里，表里俱热，升降失调。以发热，下利秽浊，肛门灼热，小便短赤为主要辨证要点。此例患者素有老年性类风湿关节炎，长期服用激素和羟氯喹等免疫抑制剂，但身体状况良好。就诊时老人虽未见到明显发热等表证，但其自觉周身拘急不舒提示表证，就一般情况来讲，年已耄耋，实证不多，然此老者表现为表邪未解，湿热内盛，有是证用是方，取得良效。

各论

大承气汤证

【渊源】《伤寒论》。

【病机】燥实内结，腑气不通。

【汤证脉症】

主症：不恶寒反恶热，大便五六日不下，腹胀满而硬，腹痛或绕脐痛而拒按。

兼症：烦躁，谵语，潮热，不识人，循衣摸床；或目中不了了，睛不和；或汗出不止，手足溅然汗出；或腹满而喘，眩冒；或热结旁流，自利清水，色纯青。

舌脉：舌苔干黄或焦燥起刺，脉沉实有力或脉沉迟。

【汤证辨证要点】

1. 必须具备主症。

2. 具备兼症中任何一组加典型舌脉。

3. 历代医家以"痞、满、燥、实"四症俱备为本汤证诊断依据。

【禁忌】

1. 表邪未解，未可攻里。若表证未解，里实已成，可先表后里，或表里双解，不可专用攻下。

2. 热邪在胃，尚未郁结在肠者，不可用本方，如心下痞满、呕吐者。

3. 年老体弱，病后津亏，产后血虚及亡血家，虽大便秘结，亦当兼顾其虚，攻补兼施。

4. 脾胃素弱或虚寒者忌用。

5. 孕妇慎用，以防堕胎。

6. 本方得效即止，勿使过剂，以防耗损胃气。

【汤证辨疑】

1. 小承气汤证、调胃承气汤证：见于《伤寒论》。此二汤证与大承气汤证并称为三承气汤证，同为阳明燥实证，但三者在燥结程度上有轻重不同。三汤证鉴别如下：

①病机：大承气汤证为阳明燥热结实重症；调胃承气汤证是阳明腑实初起，结而不甚；小承气汤证则介于二者之间。

②腹部症状：大便秘结为三承气汤证所共有，调胃承气汤证仅有燥实，但无满、痛；大承气汤证是燥实满痛俱备；小承气汤证则满而不痛，或虽痛而不拒按。

③脉象舌象：大承气汤证脉沉迟实大，苔干黄起焦刺；小承气汤证脉滑疾，苔干黄；调胃承气汤证脉滑数，苔黄。

④全身症状：潮热或发热，汗出，烦躁，谵语，此四症为三承气汤证所共有，但其严重程度明显不同，从重至轻依次为大承气汤证，小承气汤证，调胃承气汤证。

2. 大陷胸汤证：见于《伤寒论》。此方证与大承气汤证均有日晡潮热、不大便五六日、腹痛腹满等症状，但程度及范围有区别。大承气汤证腹痛以绕脐痛为主，较为局限，潮热较重，且多兼谵语；大陷胸汤证腹痛范围大，从心下至少腹，痛势亦较重，一般无谵语等神志症状。

3. 麻子仁丸证：见于《伤寒论》。本方证与承气汤证皆有大便秘结难下、腹胀满等症。但前者为胃强脾弱，脾为胃行津液功能为胃热所约束，故见大便数日不行，小便反而频数，无潮热、谵语、汗出、呕吐等；后者则为阳明燥实内结，腑气不通，以蒸蒸而热、心烦、口渴、汗出、谵语、欲吐等症为特征。

各论

4. 黄龙汤证：见于《伤寒六书》。本方证与大承气汤证均治热结旁流，自利清水。但前者属于热病应下失下，正气已伤，或年老气血亏损，又患阳明腑实的正虚邪实证；后者则属阳明结实，正虚不明显。清·吴鞠通另制新加黄龙汤证亦与黄龙汤证相类，只不过阴津耗伤过甚，阴伤症状更为明显。

5. 增液承气汤证：见于《温病条辨》。本方证与承气汤证均为阳明热结，燥屎不行。但前者所伤为温热邪气，津液枯竭，"无水舟停"，阴竭症状明显；后者则为寒邪化热化燥，燥热伤津，以燥实症状为主。二证之症状主次显然有别。

【临床应用】

1. 本方为峻下阳明实热积滞而设，以痞、满、燥、实四症及脉实为使用依据。急性单纯性肠梗阻，急性胆囊炎，急性阑尾炎，见便秘苔黄脉实者，便可用之。某些热性病过程中，出现高热、神昏、谵语、惊厥、发狂而有胃肠燥实证者，亦可选用本方加减运用。

2. 本汤证中依痞、满、燥、实之轻重多寡，变换四味药物剂量，变化多端，不可胶柱鼓瑟。

3. 尚有资料报道以本方化裁治疗急性胰腺炎、胆道蛔虫症、肾上腺皮质增生、肾上腺皮质瘤、急性黄疸型肝炎、重症呕吐、咳喘、眩晕等，但均以可下之征为依据。

【汤方组成】大黄四两（酒洗），厚朴八两（去皮，炙），枳实五枚，芒硝三合。

水煎。先煎枳实、厚朴，去渣，纳大黄，再煎去渣，纳芒硝微煎。分两次服，得泻下则停服。

【病案】范某，男，78岁，万荣县城关范家村人。2016年11月2日初诊，全身风团、瘙痒两年余，加重半月。患者两年前不明原因出现全身风团、瘙痒，每次发作与冷热无关，发则难消。经口服多种中西药物，疗效不明显，要求住院治疗。患者平素体健，虽已高龄仍在田间劳作，不发病时饮食、睡眠均好，发作时瘙痒难忍，素来大便偏干，每3日一行。舌暗红，苔黄而燥，脉沉有力。脘腹部按之饱满，有压痛。辨证：大承气汤证。病机：阳明腑实燥热。治法：泻下燥结，清热止痒。处方：大黄10g，枳实15g，厚朴15g，芒硝10g，荆芥10g，防风10g，牛蒡子10g，栀子10g。每日1剂，水煎服，分2次服。服药3剂后，大便通畅，每日4次，风团消失。

按语： 大承气汤出自《伤寒论》，是张仲景为燥热内结阳明而设，常以痞、满、燥、实、坚来概括其病机病证。本例患者在2年来的求医过程中中西药物均有长时间运用，在我科住院运用各种方法，疗效不佳。我们集体讨论后选用了大承气汤。我们从大黄体质入手，因其肌肉丰满，食欲旺盛，有腹胀、大便秘结，口唇红、血压高这些大黄体质，用后疗效明显。此患者1年后复发，细查患者长期服用一种钙剂，再诊后停服这种药物，完全治愈。

麻子仁丸证

【**渊源**】《伤寒论》。

【**病机**】胃强热结，脾弱阴亏。

【**汤证脉症**】

主症：大便硬结，数日不行，小便数或正常。

兼症：大便排出不畅，无腹胀满疼痛，或腹微胀而不痛，饮食如常。

舌脉：舌苔黄或薄黄，脉细涩。

【汤证辨证要点】

1. 必须具备主症。

2. 具备兼症加典型舌脉。

【禁忌】

1. 本方虽为缓下剂，但药多破泄，故体虚、年老、孕妇便秘当慎用。

2. 血少阴亏引起的便秘慎用。

【汤证辨疑】

1. 三承气汤证：均见于《伤寒论》。承气汤证与麻子仁丸证临床均以大便秘结为主症，但病机及脉症相差甚远，鉴别见大承气汤证。

2. 济川煎证：见于《景岳全书》。本方证与麻子仁丸证均为虚人便秘而设。但麻子仁丸证为胃强脾弱，脾阴不足，胃有邪热，病位在脾胃，尚有部分热象，可伴见腹满痛、舌苔黄等；济川煎证则病位在肾，老年肾虚，阳气不足，气化无力而致便秘，可见腰膝酸冷、头目眩晕、小便清长等症。二者相似又不同，注意鉴别。

3. 五仁丸证：见于《世医得效方》。本方证与麻子仁丸证均为肠燥便秘。但本方证有虚无热，纯由津枯肠燥而致；麻子仁丸证则有虚有热，可见舌红苔黄诸热象。

4. 润肠丸证：见于《脾胃论》。本方证亦属肠燥便秘证，但系由风热入大肠与血燥相结所致之肠燥便秘，常由饮食劳倦引起，故常兼"全不思食"等，此与麻子仁丸证相别。本方由当归、桃仁、麻仁、羌活、大黄诸药相合而成。

5. 更衣丸证：见于《先醒斋医学广笔记》。本方证虽亦有肠胃燥结之大便不通症，但多有肝火偏旺、心烦易怒、睡眠不安等表现。

【临床应用】

1. 本方现多用于老人肠燥便秘或习惯性便秘。若便秘属热结较甚者，重用大黄，加芒硝；伤津较甚者，加柏子仁、瓜蒌仁；体虚明显者，去大黄，加少量番泻叶。

2. 若治痔疮便秘者，可加桃仁、当归以养血活血；痔疮出血者，可加槐花、地榆等以凉血止血。

3. 有报道以本方加陈皮、槟榔、乌梅治疗蛔虫性肠梗阻；还有以本方用于肛门手术后，防止术后第一次排便时由于大便干燥引起的疼痛和出血，效果满意。另有报告用本方治疗膀胱炎、前列腺炎、神经性尿频等。

【汤方组成】麻子仁二升，芍药半斤，大黄（去皮）一斤，厚朴（炙，去皮）一尺，枳实（炙）半斤，杏仁（去皮尖，熬，别作脂）一升。

上药共研为末，炼蜜为丸，每丸9g，每日1～2次，温开水送服。亦可按原方用量比例酌减，改汤剂煎服。

【病案】柴某，男，81岁。2019年9月26日初诊，患者多年大便干结不畅，但平素无明显腹胀感，一直间断服用"芦荟胶囊"。有"慢性阻塞性肺炎"病史，气短，情绪容易紧张。舌红燥，苔薄，脉数。纳可，眠差，小便频数。病机：胃强热结，脾弱阴亏。辨证：麻子仁丸证。治法：润肠泄热，行气通便。处方：火麻仁30g，杏仁10g，白芍15g，大黄2g，枳实10g，厚朴10g，黄芪30g，当归10g。3剂，每日1剂，水煎温服，分2次服。2019年9月29日二诊，大便仍未解，舌脉同前。上方当归、杏仁各增至15g。继续服用3剂。2019

各论

年 10 月 2 日三诊，服上方第二天大便通，较前好解，如厕时间缩短。原方继服 7 剂。1 周后复诊，患者诉大便较前通畅，2~3 日 1 行。予中成药麻子仁丸口服 1 个月，不适随诊。

按语： 本方证因胃肠燥热，脾津不足所致，《伤寒论》称之为"脾约"，故本方又名"脾约丸"。以大便干结，小便频数为主要症状，患者舌红燥，脉数，与麻子仁丸脉证相合。本案以成药麻子仁丸收尾，取丸药药力缓和，可以久服的特点，以巩固疗效。

白虎汤证

【渊源】《伤寒论》。

【病机】阳明里热炽盛，结实未成。

【汤证脉症】

主症：壮热，大汗出，大烦渴，口干舌燥欲饮水。

兼症：腹满，谵语，或背微恶寒。若为热厥，则手足逆冷。

舌脉：舌干，苔黄，脉浮滑或洪大。

【汤证辨证要点】

1. 必须具备主症。

2. 具备兼症加典型舌脉。

【禁忌】

1. 表证未解，发热、恶寒、无汗者禁用。

2. 阳虚发热，汗出多，面色㿠白者禁用。

3. 阴盛格阳之真寒假热证禁用。

【汤证辨疑】

1. 三承气汤证：见于《伤寒论》。承气汤证与白虎汤证均属里热实证，常可见烦渴汗出、神昏谵语等症，但前者为有热有积的有形实热证，以潮热谵语、腹满痛拒按、手足濈然汗出、大便秘结为主症，脉滑数沉实；后者则为有热无积的无形实热证，以大热、大汗、大渴为主症，脉洪大。二者一般不难区别。

2. 白虎加人参汤证：见于《伤寒论》。本证与白虎汤证主兼症状大体相同，但较后者津气亏损更重，故大汗、大渴更明显；或无大热、大汗而以口渴引饮为主诉；有白虎汤证，但脉象无力或虚数，或虽洪大但无滑数；或年老体衰，虽有白虎汤证但又见种种不足征象。此四者，足以鉴别白虎汤证和白虎加人参汤证。

3. 白虎加桂枝汤证：见于《金匮要略》。本方证是仲景为温疟而设，与白虎汤证相似处是均有无寒但热，汗出气粗，烦渴引欲，但本方证可见骨节烦疼，时呕，白虎汤证中则无。

4. 白虎加苍术汤证：见于《类证活人书》。本证是为湿温病而设，虽亦有多汗、烦渴、壮热等症，与白虎汤证相类，但又可见胸痞身重、舌红苔白腻等湿象，以之为别。

5. 竹叶石膏汤证：见于《伤寒论》。本方证与白虎汤证均可见口渴喜饮、舌红脉数等表现，但白虎汤证为里热亢盛，弥漫于经，正气不虚；而竹叶石膏汤证则为热病之后，余热未清，津气两伤。二证一以实热为主，一以虚热为主，不难区别。

6. 清胃散证：见于《兰室秘藏》。本方证与白虎汤证均可见口渴引饮，脉洪大滑数。但前者为邪热弥漫于阳明经脉，可见身大热、大汗出；后者则为热盛于胃腑，不伴见发热、大汗出，且多有吞酸嘈杂、消谷善饥、口臭龈肿、齿痛龈衄等症。

各

论

【临床应用】

1. 本方为《伤寒论》中治疗阳明经证而设，以大热、大汗、大渴、脉洪大为主要使用依据，但临床上只要属无形热炽、热盛于气分的热性病，如大叶性肺炎、流行性乙型脑炎、急性肠炎、牙龈炎、风湿性关节炎、产后发热等，均可使用，不一定要四大症俱全。

2. 消渴病或热病津伤较重而见烦渴引饮，多食善饥，属胃热者，可加花粉、麦冬、芦根等以增强清热生津的作用。

3. 若牙龈肿痛、头痛、鼻衄而见口干渴、发热便秘者，可以本方加大黄以泻热通便，引热下行。

4. 以本方治疗乙型脑炎资料较多，综合笔者所集的 10 篇资料表明，以白虎汤为主治疗乙脑 470 例，治愈率在 80%～100%之间，大大降低了本病公认的死亡率，提高了疗效。

5. 本方可广泛用于其他急性热病的辨治。个案报道以本方治疗流行性感冒、流行性出血热、流行性脑脊髓膜炎、小儿麻疹、肺炎、伤寒、恶性脑瘤高热等病，都收到良好效果。还有个案报道以本方治疗糖尿病、癫痫、忧郁症、小脑出血、肥厚性胃炎、过敏性紫癜等。

【汤方组成】石膏一斤（碎），知母六两，甘草二两（炙），粳米六合。

水煎至米熟汤成，去滓，分三次温服。

【病案】荆某，男，30 岁，电工。2017 年 6 月 23 日初诊，患者自觉身热，口渴，易汗出月余。平素喜食辛辣油腻之品，易怒，头昏，痰多，纳眠可，小便调，大便干。查：舌红苔黄，脉洪数。病机：阳明热盛。辨证：白虎汤证。治法：清热除烦。处方：生石膏 20g，知母 10g，瓜蒌 10g，枳实 10g，菖蒲 10g，郁金 10g，粳米 10g，炙甘草 6g。7 剂，每日 1 剂，水煎，分 2 次温服。2017 年 6 月 29 日二诊，患者诉服药后身热、汗出减，痰少难咳，舌淡红，苔白，脉数，于上方中加半夏 10g，陈皮 10g，续服 7 剂。3 个月后偶遇，诉再剂后诸症皆除，后无不适。

按语： 白虎汤证见于《伤寒论》，病由阳明里热炽盛，结实未成所致，以壮热，大汗出，大烦渴，口干舌燥欲饮水为主症。患者虽无体温升高的高热，但自觉燥热不宁，且有"口渴，汗出"的主症，舌红苔黄，脉洪数。主症舌脉符合白虎汤证病机，此处活用白虎汤，取得良好临床疗效，近代活用白虎汤治疗糖尿病重在圆机活法。另外运用白虎汤证的过程中，需时时顾护气津，方中粳米的使用即是此意。正如陈修园总结《伤寒论》时所言"保胃气、存津液"。

近年来有学者研究粳米汁有益石膏中化学成分的"析出"，白虎汤退热重用石膏，而粳米的加入是保障石膏有效成分的一个关键因素，供大家参考。

白头翁汤证

【**渊源**】《伤寒论》。

【**病机**】热毒下迫，秽浊壅滞。

【**汤证脉症**】

主症：大便脓血，脓少血多，小腹急迫，里急后重。

兼症：发热，口渴，小便短赤，肛门灼热。

舌脉：舌红，苔黄或黄腻，脉滑数。

【汤证辨证要点】

1. 必须具备主症。

2. 主症中任何一项加兼症及典型舌脉。

3. 病势较急，有明显的季节性，夏秋季多见。

【禁忌】

1. 下利而大便纯脓无血，兼见虚寒征象者禁用。

2. 虽属湿热痢，但大便脓多血少，湿重于热者慎用。

【汤证辨疑】

1. 葛根黄芩黄连汤证：见于《伤寒论》。本证与白头翁汤证均属热利。但前者是表证误下，邪反内入，热迫大肠而下利，其特点是下利与表证同在；后者则为热毒下迫大肠，气滞湿聚，症见下利脓血，血多脓少，里急后重，而无表证。

2. 黄芩汤证：见于《伤寒论》。本汤证与白头翁汤证皆有下利，腹痛，肛门灼热。但前者腹痛多在脐周，常兼呕吐、胸胁苦满、口苦咽干等症；后者腹痛多在少腹，以大便脓血、里急后重为主症。

3. 桃花汤证：见于《伤寒论》。本汤证与白头翁汤证皆有腹痛，下利，便脓血。但前者以虚寒为本，下利，滑脱不禁，腹痛隐隐，喜暖喜按，形寒肢冷，舌质淡白，苔灰黑，脉沉细；后者则里急后重，肛门灼热，舌红苔黄，脉滑数。一为虚寒，一为实热，不难鉴别。

4. 乌梅丸证：见于《伤寒论》。本方证与白头翁汤证皆可见下利。但乌梅丸证为寒热错杂之证，病势缓慢；而白头翁汤证则为急性热利。二者脉证迥然，不难鉴别。

5. 芍药汤证：见于《素问病机气宜保命集》。本汤证与白头翁汤证均可见下利脓血、腹痛、里急后重、肛门灼热、舌红苔黄等表现。但白头翁汤证属热毒下迫，热毒深陷于血分，下痢赤白，以赤为主，口渴脉数等热象明显；芍药汤证则为湿热壅滞肠中，气血不调，下痢赤白相兼，里急后重较著，热象虽有，但不如前者显著。二方证相同中还自相异，应注意鉴别。

【临床应用】

1. 本方用于热毒壅结大肠，腹痛里急，大便脓血之热毒赤痢。细菌性痢疾、原虫性痢疾偏于热毒较盛者，皆可应用。

2. 如痢疾初起，恶寒发热，表邪未解者，可加葛根、荆芥、金银花、连翘以解表清热；腹痛里急后重明显者可加木香、枳壳、槟榔、白芍以理气止痛；赤痢多者，可加赤芍、地榆、牡丹皮以凉血活血；夹有食滞者，可加焦山楂、焦六曲以消食化滞。

3. 发病急骤，下痢鲜紫脓血，壮热口渴，烦躁舌绛之疫毒痢者，可加生地黄、牡丹皮。

4. 痢疾热势已退，恶心呕吐，饮食不进，神疲，舌干绛之"噤口痢"，可以本方去黄柏，加太子参、石斛、莲子肉、石菖蒲等以扶养胃阴，化湿降浊。

5. 本方近世已被用作治疗细菌性痢疾首选方。据骆龙江氏等 15 个资料报道，用本方的煎剂、片剂、糖浆口服或灌肠，共治疗菌痢 973 例，治愈率 80%～100%。本方治疗菌痢，症状、体征消失快，大多在 1 日内退热，3 日内腹泻停止。

6. 有报道以本方内服或灌肠治疗阿米巴痢疾、肠炎等，疗效满意，肠炎症状在治疗后 48 小时消失，阿米巴痢疾在治疗后 4～7 天大便性状恢复正常。

【汤方组成】白头翁二两，黄柏三两，黄连三两，秦皮三两。

各

论

水煎，二次分服。

【病案】赵某，男，26岁。2012年8月13日初诊，患者2天前在外聚餐后出现呕吐，腹泻，寒战，发烧，体温最高时39.2℃，自服"氟哌酸"治疗，现症见左下腹疼痛，腹泻，大便每日十数次，便下脓血，肛门灼热，里急后重，乏力，舌红苔黄，脉弦数。病机：热毒下迫，秽浊壅滞。辨证：白头翁汤证。治法：清热解毒，凉血止痢。处方：白头翁15g，黄柏10g，黄连6g，秦皮10g，木香10g，枳壳12g。5剂，每日1剂，水煎，分2次温服。1周后回访，患者服药后，热退，腹泻止，余症消。

按语 白头翁汤证见于《伤寒论》，是治疗热毒痢疾，下痢脓血，赤多白少的经典方，现代常用于治疗阿米巴痢疾、细菌性痢疾属热毒偏盛者。本案患者以"腹泻，下痢脓血，里急后重"为主要症状，符合白头翁汤证舌红苔黄、脉弦数为热毒内陷的表现。

小柴胡汤证

【渊源】《伤寒论》。

【病机】少阳枢机不利。

【汤证脉症】

主症：口苦，咽干，目眩，往来寒热，胸胁苦满，默默不欲饮食，心烦喜呕。

兼症：耳聋，目赤；或胸中烦而不呕，口渴；或腹中痛，胁下痞硬；或心下悸，小便不利；或不渴，身有微热；或咳。

舌脉：舌淡红，或舌尖红，苔白，脉弦或弦细。

【汤证辨证要点】

1. 具备主症。

2. 具备主症二项加典型舌脉。

3. 具备兼症三项加典型舌脉。

【禁忌】

1. 凡邪在肌表，未入少阳，或已入里，阳明热盛者，皆不宜使用本汤方。

2. 凡劳倦内伤，饮食失调，气虚血虚，症见寒热者，非本汤方所宜。

【汤证辨疑】

1. 柴胡达原饮证：见于《重订通俗伤寒论》。本方证与小柴胡汤证均可见寒热往来、口苦、不欲饮食等症。但前者多伴头痛身重、苔白厚腻、脉缓等湿郁热伏、湿重于热表现，且病多发于夏秋季节；小柴胡汤证则胸胁苦满，苔白而不厚腻，脉弦，发病与季节无关。故二者同中有异。

2. 大柴胡汤证：见于《伤寒论》。本汤证与小柴胡汤证同属枢机不利的少阳病，但本证病已深入阳明，除有小柴胡汤证的症状外，更兼呕不止、郁郁微烦、心下痞硬或满痛、大便不解或协热下利、苔黄、脉弦有力等征象。二方证一为纯少阳病，一为少阳兼阳明里实，显见不同。

3. 蒿芩清胆汤证：见于《重订通俗伤寒论》。本汤证与小柴胡汤证同属少阳病，在口苦咽干、寒热如疟、胸胁胀痛、干呕呃逆等症上极相近似。但小柴胡汤证病在半表半里，未传胃腑，寒热无所偏重；蒿芩清胆汤证则属半表半里证偏里，少阳之邪传腑犯胃，邪热偏重，且兼痰湿中阻，症见寒热如疟，寒

各论

轻热重，口苦吐酸，或呕黄涎而黏，舌红苔白腻，或尖白根灰，或根黄中带黑，脉弦滑而数。临床当认真鉴别。

4. 半夏泻心汤证：见于《伤寒论》。本汤证与小柴胡汤证均可见痞满、呕恶、纳呆等症。但前者痞满在心下，胃脘部胀满，不伴见寒热往来；后者痞满在胸胁，位于身之两侧，伴寒热往来。

5. 柴胡枳桔汤证：见于《重订通俗伤寒论》。本汤证与小柴胡汤证脉症大致相似，惟较小柴胡汤证为轻浅，邪气初传少阳，逆于胸胁，故症偏于上，偏于表，而见头痛，胸脘痞满，舌苔白滑。

6. 柴胡陷胸汤证：见于《重订通俗伤寒论》。本汤证为小柴胡汤证与小陷胸汤证合证，即小柴胡汤证俱，又见心下痞满、按之疼痛、苔黄、脉弦数等痰热结于心下的脉症。

【临床应用】

1. 本汤证常见于感冒、支气管炎、胸膜炎、肝炎初期等病症，只要具备本汤证病机及主症便可应用本方。

2. 本汤证的主症中，但见一二个，能够说明其具备汤证病机，便可应用，不一定非要主症全部出现，即《伤寒论》所云，"伤寒中风，有柴胡证，但见一证便是，不必悉具"。

3. 妇人伤寒热入血室，以及疟疾、黄疸与内伤杂病而见少阳证者，均可以本方化裁应用。如治疟疾者可加常山、草果；体虚阴伤者可加青蒿、鳖甲；治妇人热入血室，经水适来，少腹、腰胁牵扯作痛、拒按者，可用本方去人参、大枣，加生地黄、犀角、牡丹皮、桃仁等。

4. 本方证临床变化及兼夹症较多，因此本方临床应用化裁亦较多。如胸中烦热不呕者，去半夏、人参，加瓜蒌；口渴者去半夏加花粉；腹痛者去黄芩加白芍；胁下痞硬者去大枣加牡蛎；心悸、小便不利者加茯苓；不渴而外有微热者去党参加桂枝；若夹有痰湿者，可加苍术、厚朴。

5. 有报道以本方加味治疗胆汁反流性胃炎；加金钱草、败酱草、丹参、赤芍、木香等治疗急性胰腺炎；加当归、川芎、附子治疗心绞痛；加车前子、枳实治疗中毒性消化不良；加桑叶、菊花、钩藤、僵蚕等治疗前庭神经元炎等，疗效均满意。

6. 本方用于急慢性发热性病症效果亦显著。除前述热病外，产后发热、月经期感冒发热、小儿"夜热""潮热"及其他一些"无名热"等，均可使用。

【汤方组成】柴胡半斤，黄芩三两，人参三两，半夏（洗）半升，甘草（炙）三两，生姜（切）三两，大枣（擘）十二枚。

水煎，去渣再煎，分三次服。

【病案】李某，男，60 岁，教师。2019 年 10 月 17 日初诊，患者自诉胸满、胁肋不舒 2 个月。患者 2019 年 7 月底退休，退休后不久自觉感冒，自服白加黑、感康等药物，发热鼻塞症状消失，自认为痊愈。因退休自觉情绪不畅，常欲叹气，不愿与人交谈，食量减少，每至午后，自觉周身烘热，咳嗽，痰不多，色白，舌尖红，苔薄白，脉弦。病机：少阳枢机不利。辨证：小柴胡汤证。治法：和解少阳。处方：柴胡 15g，黄芩 10g，半夏 10g，党参 12g，甘草 6g，生姜 10g，大枣 10g，白芍 10g，郁金 10g，紫苏梗 10g。2 剂而愈。

按语：小柴胡汤源于《伤寒论》，是少阳病的代表方剂。其往来寒热、胸胁苦满、咳嗽、心烦、不思饮食、口苦、咽干

各

论

是其用药指征。本例患者初感外邪，虽解表而邪未尽，邪与少阳，发热证虽然不明显，但其午后的烘热也应视为寒热往来，正因为患者迁延日久，往往容易忽视其外感的诱因，病虽两月，胸闷、微咳、不欲饮食、口苦等表邪入里少阳枢机不利的表现仍在，有是证，便可用是方，这是中医汤方辨证的要点所在。

柴胡加龙骨牡蛎汤证

【渊源】《伤寒论》。

【病机】邪热内陷，弥漫三焦。

【汤证脉症】

主症：胸胁满闷，烦躁谵语，惊惕不安。

兼症：小便不利；一身困重，不能转侧；或眩晕耳鸣，失眠易怒；或狂躁，夜游；或发癫痫；或心悸不宁。

舌脉：舌红或红绛，苔黄，脉弦数。

【汤证辨证要点】

1. 具备主症。

2. 具备主症二项，加兼症二项以上。

3. 具备主症二项，加兼症一项和典型舌脉。

4. 凡癫狂、痫证、夜游症而伴有少阳证者。

【汤证辨疑】

1. 大承气汤证：见于《伤寒论》。本汤证与柴胡加龙骨牡蛎汤证均可见心烦、谵语、惊惕不安等症。但承气汤证以阳明腑实、腹部胀满疼痛、大便秘结、潮热、汗出为主症，脉沉实有力；柴胡加龙骨牡蛎汤证则为热邪弥漫三焦，以胸胁满闷、口苦目眩、小便不利、脉弦数为必见表现。二证虽均可见神志症状，但有阳明、少阳之不同。

2. 栀子豉汤证：见于《伤寒论》。本汤证与柴胡加龙骨牡蛎汤证均有热扰心神之病理机转。但前者病势较轻，仅见心烦或心中懊恼，失眠多梦，舌质淡红或稍红，苔白或薄黄；而柴胡加龙骨牡蛎汤证病情较重，除心烦不得眠外，尚有惊惕谵语，狂躁不安，胸胁苦满，头晕耳鸣，口苦等，舌质红苔黄，脉弦数。二者不难鉴别。

3. 柴胡桂枝干姜汤证：见于《伤寒论》。本方证与柴胡加龙牡汤证均可见胸胁苦满、口苦、心烦等症，但前者胸胁结闷、小便不利甚至浮肿、舌苔白腻等水饮内停征象明显。

4. 桂枝甘草龙骨牡蛎汤证：见于《伤寒论》。本汤证是心阳虚衰、阳气浮越所致的心阳虚惊狂证，与柴胡加龙骨牡蛎汤证虽均见惊惕不安、烦躁惊狂之症，但由于其引致惊狂的原因不同，故其兼症迥然相异。前者是心阳虚所致，故伴见心悸，四末不温，喜暖喜按，舌淡苔白，脉沉弱；后者则由胆热内扰心神所致，故兼见胸胁满闷，口苦咽干，目眩，眩晕耳鸣，舌红苔黄，脉弦数。

【临床应用】

1. 本方常用于郁证的辨治。现代医学的心因性抑郁症、癔病、更年期综合征、神经衰弱等大多属郁证范畴，均可按本方证辨治。有报告以本方治疗精神分裂症、神经官能症、癫痫等，效果满意。

2. 有个案报告本方可用于失眠、遗精、阳痿、耳硬化症、舞蹈病、动脉硬化症、频发性室性期前收缩、血管神经性头痛、脑震荡后遗症、帕金森综合征、夜游症、肢体妄动、膈肌

各论

痉挛、尿毒症颤抖等病症，取得较好疗效。

3. 本方中铅丹一味固能镇惊安神，然性寒有毒，所以多主张以生铁落代之。

【汤方组成】柴胡四两，龙骨、黄芩、生姜（切）、铅丹、人参、桂枝（去皮）、茯苓各一两半，半夏二合半（洗），大黄二两，牡蛎一两半（熬），大枣六枚（擘）。

水煎，四次分服。

【病案】曹某，女，48 岁。2017 年 7 月 31 日初诊，近两年来患者每感情志不遂，烦躁失眠，汗出，欲哭，夜晚常被惊扰易醒，胸胁满闷，不思饮食，小便黄赤，口苦，舌红，苔厚腻，脉弦数，需在他人陪伴下就诊。病机：肝经郁热。辨证：柴胡加龙骨牡蛎证。治法：疏肝清热，解郁安神。处方：柴胡15g，黄芩 10g，半夏 15g，龙骨 30g（先煎），牡蛎 30g（先煎），龙胆草 6g，党参 15g，琥珀 3g（冲服），生姜 10g，大枣10g。7 剂，水煎服，早晚温分服。2017 年 8 月 7 日二诊，烦躁减轻，夜寐稍安，仍汗出，上方加桂枝 10g，白芍 10g，栀子 10g，豆豉 6g。7 剂。2017 年 8 月 15 日三诊，患者可单独就诊，守上方再服 3 周，诸证平复。

按语： 柴胡加龙骨牡蛎证源于《伤寒论》。病由邪热内陷，弥漫三焦所致，以胸胁满闷，烦躁谵语，惊惕不安为主症。本例患者为更年期综合征，以烦躁惊惕不安为主，方中加入小量龙胆草取泄命门相火之意。原方中有"铅丹"一味，因其有毒，现已不用，多以生铁落代之。但因生铁落不易索寻，本案方中以琥珀冲服代之，镇心安神，且琥珀有活血散瘀之功。

四逆散证

【渊源】《伤寒论》。

【病机】 气机不畅，阳郁不伸。

【汤证脉症】

主症：手足不温，胸胁满闷疼痛，腹中痛，泄利下重。

兼症：或咳；或悸；或小便不利；或精神抑郁，食欲不振；或脘腹疼痛，乳房作胀，月经不调，心烦易怒。

舌脉：舌质红，脉弦。

【汤证辨证要点】

1. 具备主症。

2. 具备主症中一项兼典型舌脉。

3. 具备兼症前二组中之一加主症一项和典型舌脉。

4. 兼症中后一组加典型舌脉。

【禁忌】

1. 阴寒内盛，阳气衰微所致之"寒厥"忌用。

2. 热邪内伏，阳气不得透达所致之"热厥"忌用。

【汤证辨疑】

1. 四逆汤证：见于《伤寒论》。本汤证与四逆散证证名仅一字之差，方证却差异甚大。二方证均可见四末不温。但四逆汤证是由阴寒内盛，阳气衰微，无阳以温养四肢而致，其"四逆"是手冷过肘，足冷过膝，畏寒蜷卧，呕利不渴，舌淡苔白滑，脉象沉微细欲绝，一派阴寒内盛之象，治当回阳救逆；四逆散证乃由气机不畅，阳气内郁，不达于四末所致，虽言四逆，但仅四末不温，必不甚冷，舌不淡反红，脉不沉微反

各论

弦。二方证鉴别并不难，关键在于对四肢逆冷不同原因的识别。

2. 当归四逆汤证：见于《伤寒论》。本汤证与四逆散证同见四末不温，但前者因于血亏阳虚，四肢失于温养，除四逆外，当兼见面色无华、舌淡脉虚等血虚之象，而无四逆散证肝脾不和之胸胁脘腹疼痛、胀满、泄利下重、脉弦等气机不疏、阳郁不达之脉症。在治法上前者为温经散寒，养血通脉；后者则为透邪解郁，调畅气机。

3. 白虎汤证：见于《伤寒论》。本汤证亦可见手足厥逆，习称"热厥"，是由邪热内伏，阳气不得外达所致。四逆散证之手足不温，一些学者亦称之为"热厥""热厥轻证"，因此，二者需注意鉴别。前者之厥因于热邪深伏，虽四肢厥逆，但胸腹灼热，恶热烦躁，口渴，便秘，脉沉数，舌红苔黄；后者之手足不温因于气机郁滞，阳气不达，故除手足逆冷外，尚兼胸胁脘腹胀满疼痛，泄利下重，脉弦等。

4. 柴胡疏肝散证：见于《景岳全书》。本方证因于肝气郁结，不得疏泄，气郁导致血滞，而见往来寒热，胸胁疼痛，治疗重在调畅气血；四逆散证亦见胸胁疼痛，但兼脘腹胀满，泄利下重，是因肝气郁结，脾胃不和所致，治当调和肝脾，疏畅气机。柴胡疏肝散虽由四逆散加味而成，但药量配伍已有变化。

5. 痛泻要方证：痛泻要方见于《景岳全书》引刘草窗方。痛泻要方证与四逆散证均可见腹痛腹泻。但前者是腹痛必泻，泻必腹痛，泻后痛减；后者则泄利下重，泻而腹痛不减，且兼胸胁疼痛、四末不温等症。

【临床应用】

1. 本方现代主要用于治疗肝郁气滞、肝脾失调所引起的多种病症，以四肢不温、心胸烦热、胸腹胀满或疼痛、厌食、舌红苔薄黄、脉弦为辨证要点。如肝炎、胆道疾患、胰腺炎、急性胃肠炎、急性阑尾炎、肋间神经痛等病症具有上述脉症者，均可以本方为基础方加减治疗。

2. 胆囊炎、胆石症者，可以本方加金钱草、郁金、内金、川楝子、元胡、茵陈、大黄等；胃痛吐酸者可加左金丸；食积脘腹疼痛者加山楂、麦芽、内金；肋间神经痛者加元胡、郁金、香附。

3. 笔者以本方重用芍药、炙甘草、蜂蜜、茵陈、大黄等，治疗胆囊术后胆汁淤积引起的剧烈右上腹疼痛十余例，全部在一剂药后疼痛明显缓解，四剂药即告痊愈。

4. 妇女月经不调，先后无定期，经量或多或少，少腹疼痛，经前乳房胀痛，失眠心烦者，本方加当归、川芎、香附、元胡等。

5. 笔者以本方加金钱草、海金沙、鸡内金、石韦、车前子等治疗肾结石、输尿管结石、膀胱结石，屡用屡效。若肾绞痛者重用白芍、甘草、川楝子、元胡等。

6. 有报道以本方加减治疗传染性肝炎，胃黏膜异常增生，过敏性结肠炎，痢疾，冠心病，心绞痛，无脉症，神经性头痛，荨麻疹，肠梗阻，急性阑尾炎，阳痿，急性乳腺炎，乳衄，痛经，闭经，更年期综合征，上呼吸道感染，液气胸，胰腺假性囊肿，慢性化脓性中耳炎，脑挫伤失语等。

7. 王化文等根据有关文献，归纳本方的作用为：①可增强机体的防御机能。②有一定的解痉作用，对抗乙酰胆碱及氧化钡所致的肠痉挛。③有一定的升压作用，可能与兴奋血管α-受体有关。④增加心肌收缩力及心输出量。对心血管及平滑肌的作用，可能与方中枳实有关。

【汤方组成】炙甘草、枳实、柴胡、芍药。

上四味各十分，捣筛，白饮和服方寸匕，日三服。（现代用法：水煎服。用量按原方比例酌情增减。）

原方加减法：咳者加五味子、干姜；悸者加桂枝；小便不利者加茯苓；腹中痛者加炮附子；泄利下重者加薤白。

【病案】王某，女，55岁，2017年10月12日初诊。间断性腹痛腹泻，情绪不稳，急躁易怒，失眠五年。患者生活中稍有情绪波动或饮食不慎，随即出现大便稀溏，有时一天可达7~8次之多，缓解后则如常人，大便偏干，便下不爽，近3天又有发作。西医曾按肠易激综合征治疗，未见好转，求诊于门诊。患者已停经2年，偶有乳房胀痛，舌质红，苔白稍厚，脉弦。病机：气机不畅，阳郁不振。辨证：四逆散证。治法：疏肝理气，健脾和中。处方：柴胡15g，白芍15g，枳实10g，炙甘草15g，防风10g，苍术15g，炒白术15g，陈皮10g，夏枯草6g。4剂，每日1剂，水煎，分早晚2次服。2017年10月17日二诊：腹泻已止，仍感烦躁，再服7剂，烦躁睡眠好转，舌淡红，脉弦。2017年10月24日三诊：去夏枯草又服14剂巩固，随访未再发作。

按语：四逆散见于《伤寒论》第288条："少阴四逆，其人或咳，或悸，或小便不利，或腹中痛，或泻利下重者，四逆散主之。"仲景论少阴四逆，有阴寒内盛，阳气虚衰的四逆汤证，为与四逆汤鉴别，又列阳气被郁的四逆散证，二方证均有四肢不温、下利等"逆症"表现，然病机不同。四逆散在仲景方证仅列一条，意在与四逆汤鉴别，然此方内含调畅气机、舒展阳气功能，后世用之甚多，临床疗效很好。后世痛泻要方也是仿此而设。此例患者精神抑郁，乳房作胀，饮食稍有不慎则腹痛、下利，舌质红，脉弦符合四逆散证，案例中与痛泻要方一起合用，加强理气解郁、通达阳气作用。

半夏泻心汤证

【渊源】《伤寒论》。

【病机】脾胃升降失常，寒温不调。

【汤证脉症】

主症：心下痞满，按之柔软不痛。

兼症：干呕，肠鸣，下利。

舌脉：舌质湿润，苔多滑腻或白或黄，脉濡或弦。

【汤证辨证要点】

1. 具备主症。

2. 主症兼兼症之一项。

3. 兼症加典型舌脉。

【禁忌】心下痞满属于虚寒或实热者忌用本方。

【汤证辨疑】

1. 三承气汤证，大小陷胸汤证：见于《伤寒论》。上述汤证和半夏泻心汤证均可见脘腹痞满表现。但承气汤证和陷胸汤证，或由燥屎内结，或由痰热互结，总属热实互结所致，除痞满一症范围较广泛外，必然伴随一派实热征象，如口渴，心烦，大便燥结，舌红苔黄厚，脉沉实滑数等；半夏泻心汤证系由表证误下，邪陷中焦，寒热错杂，中焦气机不调，痞满一症仅限于心下胃脘，腹虽满但按之柔软，不伴疼痛，或疼痛不显著，大便不燥结，反见肠鸣下利，舌苔虽厚但苔多滑腻而不干

各论

燥。燥热有形之结实与中焦气机之失调，其治法或以通泻，或以和解，迥然相异，临床自当鉴别。

2. 生姜泻心汤证：见于《伤寒论》。本汤证与半夏泻心汤证同为痞证，心下痞满为共见症状。但前者为水热互结心下所致，必见下利而腹中雷鸣，干噫食臭，苔薄黄而滑润等；后者则为胃失和降，寒热互结心下所致，虽亦见干呕或呕吐，但不干噫食臭，虽亦下利肠鸣，但不至腹中雷鸣。二者在气机失调程度及水气、食积相兼等方面是同中有异的。

3. 甘草泻心汤证：见于《伤寒论》。本汤证病机及见症与半夏泻心汤证相似，不过因于反复误下，重创脾胃，中焦升降斡旋无力，邪气内陷，气机痞塞，见症痞利俱甚，心下痞满而硬，下利频作，完谷不化，病情显然较半夏泻心汤证严重。

4. 大黄黄连泻心汤证：见于《伤寒论》。本汤证之痞为邪热壅滞心下而成，故在心下痞满的主症基础上，兼见心胸烦热，关上脉浮，与半夏泻心汤证寒热错杂于中焦、气机失调的痞证自是不同。后人以本方治疗心火亢盛之吐、衄、口舌生疮、发斑发黄、目赤涩痛甚则发狂等热毒蓄积之证，足见与半夏泻心汤证之相异。

5. 附子泻心汤证：见于《伤寒论》。本汤证是邪热壅滞于心下，又复正阳不足所致，即大黄黄连泻心汤证而见四肢厥冷，汗出恶寒；半夏泻心汤证则是寒热错杂于中焦。二者病机不同，见症亦自不同。

6. 黄连汤证：见于《伤寒论》。本汤证与半夏泻心汤证均可见呕，且均症见寒热。但前者是上热下寒，寒热分踞上下，上可见呕，下可见腹痛，而无心下痞满；后者则为寒热杂揉，痞于心下，以心下痞满、呕吐为主症，一般少见腹痛等症。

7. 六君子汤证（见于《妇人良方》）、香砂六君子汤证（见于《医方集解》）、五味异功散证（见于《小儿药证直诀》）：上述三方证亦均可见脘腹痞满，但均以脾胃虚弱、运化无力为主要病机，与半夏泻心汤证之邪结中焦、阻滞气机自是不同。

8. 保和丸证（见于《丹溪心法》）、枳术丸证（见于《脾胃论》引张元素方证）：上述二方证亦均可见脘腹痞满，但系由饮食停积而致，多兼见不思饮食、恶食呕逆、嗳腐吞酸等症；半夏泻心汤证则为邪居中焦，气机不和，寒热错杂，症以呕、利、痞为主。

【临床应用】

1. 本方有化湿热、调肠胃的作用，凡属中焦寒热失调所致的心下痞硬、满闷不舒之症皆可用之。急性胃肠炎、慢性胃炎、消化不良、小儿中毒性消化不良、胃酸过多的溃疡病，见脘腹痞满、肠鸣吐利、舌苔黄腻者皆可酌情选用。若体质强壮者，可去党参；腹痛呕吐者，可合左金丸；若兼宿食停滞者，可去党参、炙甘草，加枳实、大黄、神曲、山楂、麦芽；若兼见湿热蕴结者，可去党参、大枣、甘草，加枳实、茯苓、滑石等。

2. 有报道以本方用于胃癌，胃部疼痛、有阻塞感，呕吐嗳气，腹肌紧张有力者，效果良好。还有报道以本方治疗上消化道出血、贲门痉挛等症，有满意效果。

【汤方组成】半夏半升（洗），黄芩、干姜、人参、甘草（炙）各三两，黄连一两，大枣十二枚（擘）。

水煎取汁，分三次温服。

【病案】蔡某，女，63岁，安邑镇库北路7号。2015年6

各

论

月 11 日初诊，患者胃脘痞满 2 年。患者 2 年来自诉心下满闷，食后加重，微微郁烦，四肢倦怠无力，大便稀溏，每日三行。舌尖红体胖，苔白，脉沉弦。病机：寒热错杂，气机不畅。辨证：半夏泻心汤证。治法：辛开苦降，调和气机。处方：半夏 12g，党参 15g，干姜 10g，黄芩 10g，黄连 6g，香附 10g，大枣 10g，紫苏梗 12g，甘草 3g。5 剂，中药颗粒剂，水冲服，每日 1 剂，分 2 次温服。2015 年 6 月 17 日二诊，服后，自觉心下满闷稍减，仍感食后烦闷，每日大便两次，守上方，加栀子 6g，再进 7 剂。2015 年 6 月 25 日三诊，满闷基本消除，大便渐成型，每日仍为两次，以上方去栀子，加神曲、麦芽各 10g，调息而愈。

按语：半夏泻心汤是张仲景《伤寒论》五个泻心汤中辛开苦降、调理气机的重要方证，临床治疗以胃脘痞满为主要表现的病证。原方证病机是因太阳误治，既有阳明内热，又有太阴脾虚的寒热错杂证，临床以心下痞满、按之柔软、肠鸣下利、干呕等兼症为用药指征。本例患者，主要脉证与半夏泻心汤符合，其寒热错杂之中，脉沉弦之象又夹有土虚木乘之象，合入香苏散，取得良好疗效。

四逆汤证

【渊源】《伤寒论》。

【病机】阳亡欲脱，阴寒弥漫。

【汤证脉症】

主症：四肢厥冷，畏寒，精神萎靡，但欲寐，呕吐，下利清谷，小便清长，或大汗出，或身有微热。

兼症：腹中拘急，四肢拘挛、疼痛，口不渴或渴喜热饮。

舌脉：舌质淡，苔白滑，脉微细、沉弱、沉迟或浮迟。

【汤证辨证要点】

1. 必须具备主症。

2. 具备兼症中二项加典型舌脉。

3. 具备外感风寒的病史。

【禁忌】厥证非因阴盛阳亡者忌用。

【汤证辨疑】

1. 当归四逆汤证：见于《伤寒论》。本汤证与四逆汤证均有四肢逆冷。但前者的"厥逆"是由于血虚受寒所致，其肢冷较四逆汤证轻，冷不过肘膝，并伴有面色无华、舌淡脉沉细弱等血虚征象；而四逆汤证则只有阳虚里寒而无血虚征象。

2. 四逆散证：见于《伤寒论》。二证同名"四逆"，且均有四肢逆冷，故需鉴别，详见四逆散条下。

3. 通脉四逆汤证：见于《伤寒论》。本汤证是在四逆汤证基础上出现阴阳格拒，阴盛于内，格阳于外，手足逆冷、下利清谷等表现与四逆汤证同，但身反不恶寒、面色赤则与四逆汤证异。二者是同一病证的轻重两个不同阶段。

4. 白通汤证：见于《伤寒论》。本汤证是在四逆汤证基础上阴阳格拒的另一表现——阴盛于下，格阳于上的"格阳证"，下利厥逆、脉微细与四逆汤证同，是阴盛于下的表现，面色赤、干呕心烦是格阳于上的表现，与四逆汤证则不同。

5. 吴茱萸汤证：见于《伤寒论》。本汤证与四逆汤证皆有呕吐、或下利、烦躁、厥逆等症。但前者因中焦虚寒，寒饮犯胃所致，以呕吐为主症，且有头痛，下利、厥逆为或然症，烦躁因呕而作，呕止则烦躁自然缓解；后者则以吐利、厥逆为必

各论

然症，无头痛，烦躁亦不因吐止而轻。总之，四逆汤证是全身阳亡，吴茱萸汤证则为局部虚寒。

6. 白虎汤证、承气汤证：均见于《伤寒论》。二汤证亦均可见四肢厥冷一症，但与四逆汤证差之霄壤。四逆汤证是阴寒内盛，阳气欲亡；而白虎汤证、承气汤证则是热邪深伏，闭郁阳气不得透达。四逆汤证属寒厥，必伴恶寒蜷卧，下利清谷，脉沉细无力；白虎、承气汤证属热厥，除四肢逆冷外，必兼见一派实热征象，或烦渴引饮，大热，大汗，脉滑苔干，或腹满硬痛，大便闭结，小便赤涩，舌苔焦黄，脉实有力。

7. 茯苓甘草汤证：见于《伤寒论》。本汤证见症厥而心下悸，口不渴，苔白滑，脉弦，但此处之"厥"仅四肢欠温而已，而非逆冷，系由心阳不振，水停心下而致，与全身阳气欲亡的四逆汤证自有区别。

8. 乌梅丸证：见于《伤寒论》。本方证又称蛔厥，是中阳素虚，胃中不和，又被蛔虫扰动所致，症见肤冷，脉微而厥，但时作时止，因虫动而加剧，且有吐蛔、便蛔病史，此与四逆汤证显然不同。

9. 参附汤证：见于《正体类要》。本汤证为大病虚极，阳气暴脱，症见四肢逆冷，头晕气短，汗出脉微，即今之所谓"休克状态"，较四逆汤证则又急重一层。

【临床应用】

1. 本汤证见于多种疾病的危重状态，以四肢厥逆、神疲欲寐、舌淡苔白滑、脉沉细微为辨证要点。近代常用本方作为心肌梗死、心衰、急性胃肠炎吐泻过多或急性病大汗出而见虚脱者的急救方剂。

2. 本方不仅可用于心源性休克，亦常用于感染性休克。

有临床报道以本方救治麻疹严重病例、中毒性痢疾休克等，亦均收到满意效果。

3. 本方加桂枝、白术以增强温经散寒、健脾利湿之力，用治顽固性风湿性关节炎；加党参、茯苓、泽泻等健脾渗湿之品，可治脾肾虚寒之水肿、白带等症。

4. 有实验研究证明四逆汤对动物失血性休克、纯缺氧性休克、橄榄油引起的栓塞性休克及冠状动脉结扎所造成的心源性休克，皆有显著的对抗作用。另外还有显著的强心作用，能增加冠脉流量，对缺氧所致的异常心电图有一定改善作用。

5. 本方使用中，附子与甘草、干姜配伍副作用少而功效著，同时宜久煎至 50 分钟以上，可减轻附子毒副作用。

【汤方组成】附子一枚（生用，去皮，破八片），干姜一两半，甘草二两（炙）。

附子先煎 60 分钟，再入余药同煎，取汁温服。

【病案】王某，男，35 岁。2015 年 5 月 31 日初诊，患者半年来性欲减退，性生活质量下降，大便稀溏，四肢厥冷，下肢冰凉感有时超过膝盖，神疲乏力，嗜睡，舌淡胖，边有齿痕，苔白滑，脉沉细。病机：心肾阳衰，寒盛肢厥。辨证：四逆汤证。治法：回阳救逆。处方：附子（先煎）8g，干姜10g，炙甘草10g，炒白术15g，薏苡仁30g，芡实10g，韭菜子10g，沙苑子10g，土鳖虫10g，巴戟天10g。7 剂，水煎温服。2015 年 6 月 7 日二诊，服上方后，畏寒、大便稀溏好转，性功能改善不明显，无上火表现，手足冰凉，舌脉如前。上方去炒白术、芡实，附子增至 10g，继服 1 周。2015 年 6 月 14 日三诊，精神好转，手足稍温，大便正常，性功能改善。上方继服 7 剂。1 个月后回访，患者现手足冰凉情况明显好转，精神佳，性功能较前改善。

按语： 四逆汤证见于《伤寒论》，为"回阳救逆第一方"，原方用治心肾阳衰，阴寒内盛所致的四肢厥逆。本案中患者"畏寒，四肢厥冷，神疲嗜睡，大便稀溏"符合四逆汤辨证，舌淡胖苔白腻，脉沉细为阳衰寒厥的表现。此例患者虽无阴阳格拒，阳衰至极的表现，但元阳不足已见端倪，选用四逆汤，患者病证虽无完全满意，然阳气来复，再适调养，以求长效。

当归四逆汤证

【渊源】《伤寒论》。

【病机】 血虚寒盛，经脉痹阻。

【汤证脉症】

主症：手足厥寒，麻木疼痛，甚则色青紫，畏寒；或肩背腰腿及其他部位冷痛。

兼症：头痛；寒疝；痛经；冻伤。

舌脉：舌质淡，苔白滑，脉细欲绝。

【汤证辨证要点】

1. 具备主症中之一组。

2. 兼症中一组加典型舌脉。

3. 具备素体禀赋不足、血气虚弱及感受风寒的病史。

【禁忌】 本方只适用于血虚寒凝所致诸症，其他原因之肢厥及肢体疼痛不宜使用。

【汤证辨疑】

1. 四逆汤证：见于《伤寒论》。四逆汤证与当归四逆汤证均可见四肢逆冷。但四逆汤证为阴盛阳虚，整体衰竭；当归四逆汤证为血虚寒盛，经脉痹阻。具体鉴别见四逆汤证条下。

2. 四逆散证：见于《伤寒论》。本方证与当归四逆汤证虽均可见手足厥冷。但前者为气机不畅，阳郁致厥；后者则为血虚寒盛，脉痹为厥。具体鉴别见四逆散证条下。

3. 当归四逆加吴茱萸生姜汤证：见于《伤寒论》。本汤证为当归四逆汤证而内有"久寒"者，除四肢厥寒外，当有大便溏薄、呕吐涎沫、腹中冷痛等症。

4. 黄芪桂枝五物汤证：见于《金匮要略》。本方主治血痹证，此证以肌肤麻木不仁、脉微涩而紧为主要表现，因于素体不足，腠理开，受微风，邪凝于血脉而成，有麻木而无疼痛；当归四逆汤证则因血虚寒盛，经脉凝滞而成，虽亦可见肢体麻木，但以厥寒疼痛、脉沉细或沉微欲绝为主要表现。

5. 桂枝汤证：见于《伤寒论》。当归四逆汤虽为桂枝汤加味而成，但二方证却完全不同。当归四逆汤证为血虚而营卫俱不足，经脉痹阻；桂枝汤证则为营弱卫强，卫气不共营气谐和。前者手足厥寒，脉沉细微；后者无厥证，脉浮缓。

【临床应用】

1. 本汤证以素体血虚，经脉受寒，手足厥冷，舌淡苔白，脉沉细或沉细欲绝为辨证要点。凡血虚寒邪入侵经络者，如血栓闭塞性脉管炎，风湿性或类风湿性关节炎，硬皮病等，均可以本方辨治。

2. 本方治寒疝，睾丸掣痛，牵引少腹冷痛，肢冷，脉沉弦者，可加乌药、小茴香、良姜、木香等，以暖肝养血，温经散寒。

3. 本方可用治血虚寒凝之经期腹痛。

4. 凡属厥阴受寒，血虚而阳亦不足的多种杂病，如虚寒

各

论

077

久疟，虚寒身痛，颠顶头痛，虚寒下利，痛经，肠粘连，硬皮病等，只要无肝阴不足、肝经伏热者，皆可运用。

5. 对手足冻疮，不论初期未溃者或已溃者均可加减运用。

【汤方组成】当归三两，桂枝三两（去皮），芍药三两，细辛三两，甘草二两（炙），通草二两，大枣二十五枚（擘）。

水煎三次分服。

注：方中通草为今之木通。

【病案】孙某，女，16岁，学生。2016年11月20日初诊，双手阵发性青紫、冰凉1年余，加重1个月。近1个月几乎每日发作1至数次，遇冷或情绪紧张时即出现双手冰冷、青紫、甚至麻木、刺痛感，患者体瘦，平素怕冷，月经先后不定，量少色暗，伴痛经，纳眠可，二便调，舌淡苔白，脉沉细。病机：血虚寒盛，经脉痹阻。辨证：当归四逆汤证。治法：温经散寒，养血通脉。处方：当归15g，桂枝12g，白芍12g，细辛3g，炙甘草6g，通草6g，大枣10g。7剂，每日1剂，水煎温服，分2次服。2016年11月27日二诊，发作次数减少，怕冷较前缓解，适逢经来，自觉经量较前增多。守方，继续服用7剂。2016年12月4日三诊，手足冰凉症状明显改善，发作持续时间缩短，无刺痛感，舌淡红，苔薄白，脉较前有力。原方中加入鸡血藤15g，片姜黄10g，继服14剂，以巩固疗效。1个月后随访，家长代诉其女儿手足较前温暖，双手发青次数减少，情绪也比以前好。

按语：本方证见于《伤寒论》，是由营血虚弱、寒凝经脉、血行不利所致。患者体瘦，怕冷，双手厥寒、麻木、疼痛，脉沉细，舌淡，符合血虚寒厥病机，正如《伤寒论》351条所述"手足厥寒，脉细欲绝，当归四逆汤主之"，也是"虚者补之""寒者热之"的体现。

吴茱萸汤证

【渊源】《伤寒论》。

【病机】肝胃虚寒，阴寒上逆。

【汤证脉症】

主症：①胃中虚寒，食谷欲呕，胸膈满闷，或胃脘痛，吞酸嘈杂。②厥阴头痛，以颠顶冷痛为特征，干呕，吐涎沫。

兼症：手足厥冷，下利，或烦躁欲死。

舌脉：舌苔白滑，脉沉弦。

【汤证辨证要点】

1. 必须具备主症。

2. 主症的任何一组加典型舌脉。

3. 兼症加典型舌脉。

【禁忌】胃热偏盛或肝阳偏亢所致之头晕头痛、恶心呕吐者禁用。

【汤证辨疑】

1. 四逆汤证：见于《伤寒论》。本汤证与吴茱萸汤证皆有呕吐、下利、厥逆、烦躁等症。但前者为全身阳气虚衰欲脱或阴阳格拒所致；后者则为肝胃虚寒，阴寒上逆而成。其具体鉴别见四逆汤证条下。

2. 桂枝汤证：见于《伤寒论》。本汤证与吴茱萸汤证皆可见头痛干呕等症。但前者因于风寒袭表、营卫不和而成，必见发热恶寒、汗出身痛、脉浮缓等表证表现；后者则为肝胃虚寒、阴寒上逆之里证，除头痛以颠顶痛为特点外，必见胸膈满

各

论

闷、胃脘疼痛、吞酸嘈杂、下利或厥逆等虚寒里证表现。

3. 镇肝熄风汤证：见于《医学衷中参西录》。本汤证亦可见头痛、呕吐等症，但系由肝肾阴亏、肝阳上亢所引起，必伴见头晕，目眩，耳鸣，失眠，面赤，腰膝酸软，脉见弦滑，舌质红，与肝胃虚寒、阴寒上逆所致的巅顶疼痛、干呕、吐清冷涎沫者显然不同。

4. 藿香正气散证：见于《太平惠民和剂局方》。本方证亦具呕吐、下利、头痛等症，与吴茱萸汤证有相似之处，但藿香正气散证为内伤湿滞、外感风寒所致，常伴发热恶寒，胸脘痞满，舌苔厚腻，脉濡或滑，以之与肝胃虚寒、阴浊上逆的吴茱萸汤证相鉴别。

5. 橘皮竹茹汤证：见于《金匮要略》（另一同名方证见于《济生方》）。本汤证亦以呕吐为主症，但由胃虚有热、气逆不降所致，所以呕吐多频作，吐出物不清冷反秽浊，口干渴，舌苔多薄黄。同为呕吐，一寒一热当需鉴别。

【临床应用】

1. 本汤证为肝胃虚寒，阴寒上逆。临床见巅顶头痛，痛时喜温欲呕，或胃痛喜温按，吞酸欲呕，或干呕，吐涎沫，舌淡苔白滑，脉弦迟者，皆可使用本方。如慢性胃炎属于虚寒夹水饮者，神经性头痛，耳源性眩晕属于肝胃虚寒者，用本方治疗均有较好效果。

2. 胃痛或妊娠呕吐属肝胃虚寒而呕吐较甚者，可用本方加姜半夏、砂仁；吞酸者加乌贼骨、煅瓦楞；寒甚者加花椒、附子、干姜。呕吐较重者可用冷服法或频服法。

【汤方组成】吴茱萸一升（洗），生姜六两（切），人参三两，大枣十二枚。

水煎，三次分服。

【病案】李某，女，30岁。2019年7月4日初诊，患者反复头痛十余年。患者自述头痛，以颠顶及左侧疼痛为主，疼痛剧烈时会以头撞墙，曾针刺治疗，缓解过半年，后又反复，严重时一周痛2~3次。一直间断自服"头痛粉"，如不服药，头痛会持续2日左右，曾行头颅MR检查，无异常。患者平素怕冷，手足不温，痰多白滑，时有泡沫。发病时，常伴鼻塞，头痛喜温喜按，得温则痛减。精神差，纳可，睡眠质量差，梦多，大便不爽，3日一行。舌淡胖大，苔白滑，脉沉细弦。病机：肝胃虚寒，阴寒上逆。辨证：吴茱萸汤证。治法：温中补虚，通络止痛。处方：吴茱萸9g，生姜10g，人参9g，大枣10g，细辛3g，川芎10g，桂枝10g，辛夷10g，苍耳子10g。7剂，水煎，早晚温服。2019年7月11日二诊，患者诉服上药期间未头痛，乏力、手足冰凉、鼻塞症状较前改善，但觉咽干、咽痛。上方桂枝减至6g，加桔梗20g，生甘草10g，继服7剂。2019年7月18日三诊，患者诉2天前因淋雨受凉后头痛发作1次，疼痛程度较服药前明显减轻，能忍受。舌淡胖，脉细濡。守上方，继服7剂。1个月后回访，患者对疗效较满意，1个月头痛1~2次，且疼痛轻微能忍受，精神较前明显好转。嘱患者平时加强运动。

按语：吴茱萸汤源于《伤寒论》，本为胃中虚寒、胸膈满闷和厥阴头痛而设。本患者以颠顶和左侧头痛为主，怕冷，痰多白滑，加之舌脉等症，为厥阴头痛的典型病症。浊阴循肝经上扰于头，阻滞经络，而发头痛。吴茱萸汤温中补虚，以治根本，加细辛、桂枝，温经通络；辛夷、苍耳子、川芎祛风通窍止痛。

小建中汤证

【渊源】《伤寒论》。

【病机】中气虚寒，脾虚肝乘。

【汤证脉症】

主症：腹中时疼，温按则痛减；或心中悸动，虚烦不宁，虚怯少气。

兼症：面色无华，手足烦热，咽干口燥，四肢酸痛，梦遗失精。

舌脉：舌淡苔白，脉细弦而缓。

【汤证辨证要点】

1. 必须具备主症。

2. 兼症加典型舌脉。

3. 主症中一组加兼症或典型舌脉。

【禁忌】

1. 腹痛属于实热者禁用。

2. 凡非中阳虚阴火上乘者禁用。

【汤证辨疑】

1. 承气汤证：见于《伤寒论》。承气汤证类之属于胃肠实热证者，由于胃肠气机阻滞，亦可见腹中疼痛，但必然腹痛腹胀，腹壁板实拒按，舌苔黄厚，脉见沉实滑数；而小建中汤证之腹痛是由于中阳不足，脾胃虚寒，肝气乘脾之故，腹中痛而喜温、喜按，腹壁柔软，舌淡苔白润，脉沉缓涩或细弦。二者寒热虚实泾渭分明。

2. 大建中汤证：见于《金匮要略》。本汤证亦属脾胃虚寒，且亦见腹痛，与小建中汤证相似。但前者不但中阳衰弱，且阴寒内盛，故心胸中大寒痛，腹中剧痛，拒按，上下攻冲，腹部可见胃肠痉挛而引致的肠形、胃形，上冲皮起，出见有头足，脉沉细紧，甚则肢厥脉伏，这些均是小建中汤证远不能及的；小建中汤证仅中阳不足，脾虚肝乘，而见腹中时痛，喜温喜按，心悸虚烦，中阳不足，阴血亦见亏乏。二证虽同名建中，别以大小，脉症则大相径庭，宜鉴别。

3. 黄芪建中汤证：见于《金匮要略》。本汤证与小建中汤证病机、脉症大抵相似，但虚的程度前者较后者更甚，故小建中汤证兼见气虚自汗、时时发热等"诸不足"时，则为黄芪建中汤证。

4. 当归建中汤证：见于《千金翼方》。本汤证原为妇人产后虚羸不足，腹中疗痛，吸吸少气，或少腹拘急，痛引腰背者而设，实际上不论男妇，只要是小建中汤证而血虚见症明显者即可按本方证辨治。

5. 小建中汤证中有"虚烦"一症，当与以下诸方证之"烦"相鉴别：桂枝汤证可兼见"烦"，当以表证为主症，表不解郁郁微烦；栀子豉汤证亦可见"虚烦"，是由热郁于胸中不解所致，心中懊憹，舌红苔薄黄，脉数；承气汤证之"烦"，是由阳明腑热而实所致，症见痞满燥实；小柴胡汤证之"烦"，是胆火不得泄越所致，邪在半表半里，必见寒热往来，胸胁苦满；五苓散证之"烦"，是由于水饮逆于心下所致，渴欲饮水，水入即吐，小便不利；四逆汤证则由于阴阳格拒，阳气欲脱致烦，烦而手足厥逆，脉微欲绝；本证之"烦"，则由脾阳虚弱，血之生化不足，血不养心而致。虽同为烦，诸证病机却大不相同。

各论

6. 香砂六君子汤证：见于《医方集解》。本方证与小建中汤证相同处是都属脾胃虚寒，症见脘腹疼痛。而不同处则是香砂六君子汤证在虚的基础上尚有寒湿滞于中焦，症见脘腹胀满，纳呆，嗳气，呕吐泄泻；小建中汤证则纯虚无实，无上述见症，且有阴火上乘之心悸、虚烦、手足烦热等症。

7. 厚朴温中汤证：见于《内外伤辨惑论》。本汤证与小建中汤证均可见脘腹疼痛，倦怠乏力。但前者是由寒湿困顿脾胃所致，脘腹疼痛必兼胀满，四肢倦怠亦非因于虚而是由于湿；后者则由脾胃虚寒，脾虚肝乘所致。二证症情虽同有寒象，但一虚一实，证治自然不同。

【临床应用】

1. 虚劳腹痛而喜温喜按，或虚劳发热而咽干口燥、手足烦热，或腹中痛而见面色无华、脉虚弱者，均可按本方证辨治。如胃、十二指肠球部溃疡，肠痉挛，胃下垂，胃弛缓，慢性萎缩性胃炎等，见本方证者均可以本方加减调治；神经衰弱、再生障碍性贫血、慢性肝炎等亦可辨证使用。

2. 发热每因劳累后发作或加剧，头晕乏力，甚或伴见肢冷者，如功能性低热，白血病属气血两虚之发热不退，亦可选用本方。此类发热多因阳气虚弱，阴火上炎而成，故当用"甘温除热法"，以本方调治方为对证。后世多认为"甘温除热法"由东垣所创，补中益气汤为代表方，实际上仲景方为甘温除热之始祖，小建中汤方为阳虚发热之首选方。

3. 本方系桂枝汤加饴糖倍芍药而成，饴糖为君药当重用，芍药量一定倍于桂枝。

【汤方组成】 芍药六两（酒炒），桂枝三两（去皮），炙甘草二两，生姜三两（切），大枣十二枚（擘），饴糖一升。

水煎前五味取汁，兑入饴糖，分二次温服。

真武汤证

【渊源】《伤寒论》。

【病机】脾肾阳虚，水气内停。

【汤证脉症】

主症：心下悸，头眩，四肢沉重，浮肿，腹痛，小便不利，下利不渴，腰背畏寒。

兼症：身瞷动，振振欲擗地，或微热，或咳，或喘，或呕。

舌脉：舌淡，苔白滑，脉沉或微细。

【汤证辨证要点】

1. 必须具备主症。

2. 主症之二项以上加典型舌脉。

3. 兼症加主症中之小便不利及典型舌脉。

【禁忌】本方为温阳利水之重剂，阴虚、水热互结者，或湿热蕴结、水气内停者忌用。

【汤证辨疑】

1. 五苓散证：见于《伤寒论》。本方证与真武汤证同为水饮为患，可见小便不利、水肿等症。但前者为太阳表邪不解，内传膀胱，致膀胱气化不利，遂成小便不利的"蓄水证"，当见头痛、发热、烦渴引饮、脉浮等表邪未尽表现，虽亦可见"悸"，但为脐下悸动，而非"心下悸"；真武汤证则由脾肾阳虚所致，必见水肿、心悸、小便不利、腰背畏寒、四肢不温、脉沉微细、舌淡苔白滑等虚寒脉症。

2. 苓桂术甘汤证：见于《金匮要略》。本汤证为中阳不足，饮停心下所致，与真武汤证均可见头眩心悸、振振身摇等症，但由于饮停心下，故可见胸胁支满，短气而咳，而无真武汤证的小便不利、水肿及其他脾肾阳虚见症。

3. 实脾散证：见于《重订严氏济生方》。本方证与真武汤证均属脾肾阳虚水停的阴水证，症见身面及腰以下肿，且以身半以下肿甚，按之凹陷不易恢复，小便不利，舌淡，脉沉。但实脾散证重在脾阳虚寒，可兼见脘腹胀满，大便溏薄，舌苔厚腻，脉沉迟，在脾虚水停基础上兼见气滞；真武汤证则偏于肾阳不足，症见四肢沉重，畏寒肢冷，心下悸动，腹痛，身瞤动，在脾肾阳虚基础上，尚有阴随阳伤之症，全身虚寒见症亦较前者为甚。

4. 五皮散证：见于《华氏中藏经》。本方证与真武汤证均可见小便不利、肢体浮肿等症。但前者系由脾虚湿盛，泛溢肌肤所致，常兼见心腹胀满，上气喘急，苔白腻，脉沉缓；后者则由脾肾阳虚，水气不化引起，定见畏寒肢冷、脉沉微、苔白滑，或心下悸、身瞤动、振振欲擗地等表现。

5. 猪苓汤证：见于《伤寒论》。本汤证亦可见小便不利、浮肿等症，但系由水热互结而成，而非阳虚水气不化，故非但不会出现畏寒、肢冷、舌淡、脉沉微等阳虚证脉症，反见发热、口渴欲饮、心烦不寐、或小便赤涩、小腹满痛、舌质红、脉数等热象。本汤证与真武汤证同为水气为病，一寒一热，应鉴别。

【临床应用】

1. 本汤证为脾肾阳虚、水邪为患的主要方证，以浮肿、小便不利、四肢沉重、苔白滑、脉沉微细为辨证要点。肾性水肿、心性水肿、慢性肝病浮肿、醛固酮增多症、甲状腺功能低下、美尼尔综合征、肠结核之腹痛下利、前列腺肥大等属于脾肾阳虚者，皆可用本方辨治。

2. 笔者尝以本方加桂枝、北五加皮、车前子等治疗心力衰竭所致水肿，加黄芪、防己等治疗慢性肾炎、肾病综合征见脾肾阳虚脉症者，均取较好效果。

3. 本方加党参、桂枝、苍术、威灵仙等，可用以治风湿性关节炎、妇女寒湿带下。

4. 原方加减：咳者加五味子、细辛、干姜；小便利者去茯苓；下利者去白芍加干姜；呕者去附子，重用生姜。

方中生姜宜按比例使用，不可用量不足。

【汤方组成】茯苓三两，芍药三两，白术二两，生姜三两，附子一枚（炮，去皮，破八片）。

水煎，分三次服。

【病案】杨某，女，54 岁。2018 年 4 月 5 日初诊，眩晕 3 天。平素畏寒怕冷，易感冒，眼睑浮肿，服西药眩晕不见好转、心悸、汗出、四肢无力，小便次数日 7~8 次，舌淡体胖，齿痕，苔白水滑，脉沉细。病机：脾肾阳虚，水气内停。辨证：真武汤证。治法：温阳利水。处方：茯苓 15g，芍药 10g，生姜 10g，附子 9g，白术 10g，桂枝 10g，大枣 10g，甘草 10g，薏苡仁 10g，乌药 10g。3 剂，每日 1 剂，水煎，分 2 次温服。2018 年 4 月 9 日二诊，服完 3 剂，头晕减轻，可以转动，畏寒好转，小便次数 5~6 次。上方加干姜 3g，继服 5 剂。2018 年 4 月 15 日三诊，头晕消失，怕冷减轻，眼睑浮肿好转，小便正常。上方附子减至 3g，桂枝加至 15g，白芍加至 15g，以缓解营卫不和之证，继服 7 剂。随后电话随访，自觉正常，不易感冒。

按语：真武汤证见于《伤寒论》，是由脾肾阳虚，水气内停所致，以心悸，头眩，四肢沉重，小便不利，畏寒为主症。本方为温阳利水基础方。此患者眩晕、畏寒怕冷、心悸、汗出、眼睑浮肿、舌淡胖，齿痕，苔白，脉沉细正是辨证之关键，属阳虚水泛，方证对应，效果极佳。配合桂枝汤以顾护营卫，使外邪不入，则不易感冒，达到新病旧病同治的目的。

理中丸证

【渊源】《伤寒论》。

【病机】脾胃虚寒，升降失常。

【汤证脉症】

主症：下利不渴，腹满呕吐，时腹自痛，不思饮食，或病后喜唾涎沫。

兼症：便溏乏力，手足不温。

舌脉：舌质淡，苔白润，脉沉无力；或舌质淡，苔灰黑而滑，脉缓弱。

【汤证辨证要点】

1. 必须具备主症。

2. 具备兼症加典型舌脉。

3. 具备二个主症加二个兼症或舌脉。

【禁忌】真热假寒证及湿热引致的下利呕吐忌用。

【汤证辨疑】

1. 吴茱萸汤证：见于《伤寒论》。本汤证与理中丸证同有中焦虚寒而见腹痛、不思饮食、口淡不渴、时吐涎沫、舌淡苔白润、脉沉等表现。但前者在中焦虚寒同时还可见肝肾阴寒上逆之表现，如呕吐肢厥等症，后者则专为脾胃虚寒，以吐、利、满、痛四大症为主。二证虽皆可吐涎沫，但前者伴见厥阴巅顶头痛，后者却只有心身不安适之轻症。另外，两证皆可见吐利及手足不温，但前者手足不温程度较重，故称为逆冷，甚则烦躁欲死，病属少阴；而后者虚寒程度较轻，病发太阴。

2. 小建中汤证：见于《伤寒论》。本汤证与理中丸证同为中焦虚寒证，可见腹中时痛。但前者腹痛较甚，且脉见弦象；而后者腹痛相对较缓，脉沉无力或缓弱，并多与腹满、呕吐及下利共见。此外，小建中汤证尚可见气血两虚之心悸虚烦和虚劳发热等症。

3. 四逆汤证：见于《伤寒论》。本汤证与理中丸证同属里虚寒证，均可见腹痛，呕吐下利，口不渴，舌苔白，但理中丸证仅为中焦虚寒，而四逆汤证则为全身虚寒，在前述症状基础上尚有四肢厥冷，脉微欲绝。

4. 五苓散证：见于《伤寒论》。本方证与理中丸证同有吐泻。但前者尚见发热，口渴，小便不利，脉浮；后者则无发热，口不渴，脉沉，且伴腹痛、腹满。

【临床应用】

1. 以脾胃虚寒、升降失常为基本病机，治疗慢性胃炎、慢性肠炎、溃疡病等。若痛甚加元胡、良姜；腹胀加木香、厚朴；嗳气恶心呕吐加半夏、佛手、旋覆花、代赭石；寒甚加附子；湿重加茯苓、白蔻仁、藿香；食欲不振加谷芽、麦芽、山楂、内金。

2. 着眼于脾胃，用治胃肠以外疾病。如加天麻治小儿慢惊风；以炮姜易干姜，再酌加灶心土、艾叶、三七粉治功能性

各

论

子宫出血、鼻衄、血小板减少性紫癜及过敏性紫癜而见面色㿠白、气短神疲、脉细或虚大无力者；加川芎、丹参、红花、赤芍、降香治胸阳不振型之冠心病。另外，还有用本方治疗胆道术后胆汁分泌过多、消渴证、小儿肺炎、肺不张等，用附子理中丸加减治疗风湿性心脏病和肺源性心脏病等。至于后世以理中丸加味而命名为某理中汤者甚多，应用亦极广，此不再列举。

【汤方组成】人参、干姜、炙甘草、白术各三两。

上四味，捣筛，蜜和为丸，如鸡子黄许大，以沸汤数合和一丸，研碎，温服之。日三服，夜二服。

【病案】孙某，男，78岁。2020年7月18日初诊，患者大便稀溏，每日3~4次，便下不消化食物，患者患糖尿病30余年，长期就诊于我科，近2~3年来，每易出现呕吐清水痰涎，活动后加重，口不渴，四肢畏寒明显，舌淡胖、色瘀暗，苔白润，脉沉弱。病机：脾胃虚寒，升降失常。辨证：理中丸证。治法：温中祛寒，补气健脾。处方：人参8g，干姜6g，炙甘草6g，炒白术10g，附子6g，山药10g，茯苓15g，桂枝10g。3剂，每日1剂，水煎，分2次温服。5天后患者因咳嗽，小便频数来诊，诉服上药后，腹泻止。

按语：理中丸见于《伤寒论》，病机为中阳不足，寒从中生，阳虚失温，故见"四肢畏寒"；脾胃虚寒，纳运升降失常，"大便稀溏，便下不消化食物，呕吐清水痰涎"，舌淡，苔白润，脉沉弱，符合理中丸汤证。因患者畏寒明显，故加附子，患者糖尿病30余年，从西医角度来讲，心、脑、肾、末梢神经均出现了并发症，虽然病情繁杂，但本次就诊以泄泻为主，且四肢不温、口不渴、呕吐清水痰涎，就本阶段的脉症来讲，仍然是以脾阳虚衰，不能固摄为特征，所以选择理中丸以温中焦之阳气，祛中焦之寒邪，健中焦之运化。

黄芪桂枝五物汤证

【渊源】《金匮要略》。

【病机】气阳不足，微风侵袭，血行不畅。

【汤证脉症】

主症：肌肤麻木不仁。

兼症：肌肉酸痛。

舌脉：舌淡红，苔白滑，脉微涩而紧。

【汤证辨证要点】

1. 具备主症。

2. 主症合兼症，加典型舌脉。

3. 多发于形体有余于外、不足于内之人。

【禁忌】

1. 纯营血不足麻木者忌用。

2. 风寒湿痹者忌用。

【汤证辨疑】

1. 小活络丹证：见于《太平惠民和剂局方》。本方证与黄芪桂枝五物汤证均有肌肤或手足麻木之表现。前者之麻木不仁多与腰腿沉重或腿臂间作痛并见，系中风日久，湿痰死血留滞经络所致；后者见症单一，唯受邪较重时，才伴有酸痛感，系素体不足，体疲汗出，微风侵袭，邪滞血脉所致。

2. 独活寄生汤证：出自《备急千金要方》。本汤证与黄芪

各

论

桂枝五物汤证皆有麻木不仁之症。但前者系风寒湿三气痹着日久，肝肾不足，气血两虚所致，腰膝冷痛、肢体屈伸不利、心悸气短为其主症，而麻木不仁为兼症；后者却以麻木不仁为主症，肌肉酸痛为兼症，系气阳不足，微风侵袭，血行不畅引起。

3. 鸡鸣散证：出自《证治准绳》。本方证与黄芪桂枝五物汤证均有肢体麻木之表现。但前者以足胫肿重无力为主症，伴见肢体麻木冷痛，系寒湿之邪下着两足所致；后者唯有麻木不仁，无足胫肿重冷痛之感，即使受邪较重时，亦只有酸痛感，为气阳不足，微风侵袭，血行不畅引起。

【临床应用】本方原为血痹专设，现以气阳不足，微感风邪，血行不畅为基本病机，亦用于中风之后，半身不遂，或肢体不用，或半身汗出，肌肉消瘦，气短乏力，以及产后、经后身痛。

1. 若风邪偏重者，加防风、防己；兼瘀血者，加鸡血藤、红花、桃仁，或穿山甲、地龙、全蝎；用于产后或月经之后，加当归、川芎、鸡血藤。

2. 现用于皮炎、末梢神经炎、中风后遗症而见有肢体麻木，属气虚血滞、微感风邪者。

【汤方组成】黄芪三两，芍药三两，桂枝三两，生姜六两，大枣十二枚。

上药，以水六升，煮取二升，温服七合，日三服。

【病案】患者，男，57岁。2017年10月12日初诊，患者1周前因感受风寒出现双手指麻木，颈背部僵硬不适，夜晚汗出，畏风怕冷，舌质淡红，苔白滑，脉微涩而紧。病机：营卫不和，血行不畅。辨证：黄芪桂枝五物汤证。治法：益气温经，和血通痹。处方：黄芪 20g，桂枝 10g，白芍 20g，生姜 10g，大枣 10g，甘草 10g，葛根 24g。7 剂，每日 1 次，水煎，分 2 次温服。2017 年 10 月 20 日二诊，患者述手麻、颈背部僵硬好转，但均存在，上方黄芪加至 40g，加威灵仙 10g、透骨草 10g、鸡血藤 15g 以加强益气养血通络作用，再进 7 剂，获得满意临床疗效。

按语· 黄芪桂枝五物汤见于《金匮要略·血痹虚劳病篇》，有益气温经，和血通痹的作用，本患者因感受风寒出现双手指麻木为主要症状，加之舌质淡红，苔白滑，脉微涩而紧，符合黄芪桂枝五物汤证，服用黄芪桂枝五物汤加味后症状消失。正如《金匮要略》中说"血痹阴阳俱微，寸口关上微，尺中小紧，外证身体不仁，如风痹状，黄芪桂枝五物汤主之。"

温经汤证

【**渊源**】《金匮要略》。

【**病机**】冲任虚寒，瘀血阻滞。

【**汤证脉症**】

主症：漏下不止，月经无定期，小腹冷痛，经有瘀块，傍晚发热。

兼症：少腹里急而腹满，带下如清水，久不受孕，手心烦热，唇口干燥。

舌脉：舌淡暗或有瘀斑，苔薄白，脉沉细，右尺部尤甚。

【**汤证辨证要点**】

1. 具备主症。

2. 主症合任何一项兼症，加典型舌脉。

3. 兼症加典型舌脉。

【禁忌】

1. 月经不调属纯血虚者忌用。

2. 月经不调因情志原因所致者不宜用。

【汤证辨疑】

1. 归脾汤证：出自《济生方》。本汤证与温经汤证均见漏下不止、月经过多之症。但前者月经超前，量多色淡，不夹血块，且有心悸怔忡、失眠健忘等表现，系思虑过度，劳伤心脾所致；后者经期可前可后，经量可多可少，时夹血块，无心悸失眠等心神不安之症，却伴少腹疼痛、小腹不温、傍晚发热及久不受孕等症候，为冲任虚寒，瘀血阻滞所引起。

2. 固冲汤证：出自《医学衷中参西录》。本汤证与温经汤证皆有崩漏或月经过多。但前者崩漏较重，月经色淡质稀无血块，且有心悸气短、腰膝酸软，为脾气虚弱，冲脉不固所引起；而后者崩漏较前者轻，经血中夹血块，虽无心悸气短、腰膝酸软见症，却伴小腹冷痛、傍晚发热、带下如清水等复杂症候，系冲任虚寒，瘀血阻滞所为。

3. 胶艾汤证：出自《金匮要略》。本汤证与温经汤证均见崩中漏下，月经过多，淋漓不止。但前者系冲任虚损所致，除上述见症外，还可见到妊娠下血，腹中疼痛；后者经血可多可少，多经中夹血块，且小腹冷痛，傍晚发热，唇干口燥，可见久不受孕，带下如清水，却无妊娠下血之表现，为冲任虚寒，瘀血阻滞所引起，可供辨别。

4. 震灵丹证：出自《太平惠民和剂局方》。本方证与温经汤证均有出血不止，中夹血块，小腹疼痛，亦皆系冲任虚寒，瘀血阻滞所为。但前者血块较多，血色较深，腹痛较剧；后者无此特点，其小腹不温、傍晚发热、唇口干燥等症又为前者所不具。

5. 固经丸证：出自《医学入门》。本方证与温经汤证均见月经过多，漏下不止，中夹血块，小腹疼痛。但前者血色深红，瘀块紫黑，心胸烦热，舌红，脉弦数，系阴虚内热，肝郁化火，迫血妄行而致；后者经血色呈淡暗，傍晚发热，手心烦热，小腹冷痛，舌淡暗，脉沉细，乃由冲任虚寒，瘀血阻滞引起。

【临床应用】

1. 本方为妇科调经常用方剂，主要用于冲任虚寒、瘀血内阻的月经不调，痛经，崩漏，或久不受孕者。

2. 若小腹冷痛甚者，去牡丹皮、麦冬，加艾叶、小茴香；小腹或少腹胀者，加香附、乌药；漏下色淡不止者，去牡丹皮，加炮姜、熟地黄；气虚甚者，加黄芪。

3. 现常用于功能性子宫出血、慢性盆腔炎、不孕症等属于虚寒瘀滞者。

【汤方组成】吴茱萸三两，当归二两，芍药二两，川芎二两，人参二两，桂枝二两，阿胶二两，牡丹皮二两，生姜二两，甘草二两，半夏半升，麦冬（去心）一升。

上十二味，以水一斗，煮取三升，分温三服。

【病案】王某，女，20岁。2018年3月12日初诊，痛经2年余。患者形体消瘦，月经40日左右一行，量多，色紫暗夹有血块，小腹冷痛，腰痛，恶心欲吐，二便正常，舌质淡暗，有瘀斑，苔白，脉沉细。病机：冲任虚寒，瘀血阻滞。辨证：温经汤证。治法：温经散寒，养血祛瘀。处方：当归

各

论

10g，川芎 10g，赤芍 10g，党参 12g，桂枝 12g，吴茱萸 6g，牡丹皮 10g，甘草 6g，清半夏 12g，麦冬 15g，阿胶 4g，熟地黄 15g，生姜 10g。7 剂，每日 1 剂，水煎，分 2 次温服。2018 年 3 月 20 日二诊，患者诉 5 剂后月经来潮，腹痛大减，量减少，小腹仍发凉，手足稍温，今日月经已行 2 日，舌质淡暗，有瘀斑，苔白，脉沉细。故继续上方 5 剂后停药，嘱其下次经期再服温经汤，连服三次经期，痛经愈。半年后随访其病已愈。

按语：温经汤见于《金匮要略》，病由冲任虚寒，瘀血阻滞所致，本例患者痛经、小腹冷痛、恶心呕吐、经血紫暗是该例患者用方的主要指征，从汤方辨证抓主症、识病机的思维方式上来讲，已经具备了使用温经汤的主要脉证，而就温经汤来讲，本方为妇科调经的常用方，主要用于冲任虚寒而有瘀滞的月经不调、痛经、崩漏、不孕等。临床应用以月经不调，小腹冷痛，经血夹有瘀块，时有烦热，舌质暗红，脉细涩为辨证要点。本方的配伍特点有二：一是方中温清补消并用，但以温经补养为主；二是大队温补药与少量寒凉药配伍，能使全方温而不燥、刚柔相济，以成温养化瘀之剂。由此可见，也可以发挥辨兼症、识变化的思维方式，以某几个兼症和月经不调主症配合来选择运用温经汤。

桂枝茯苓丸证

【渊源】《金匮要略》。

【病机】瘀血留结胞宫。

【汤证脉症】

主症：妊娠胎动不安，漏下不止，血色紫黑晦暗，腹痛拒按。

兼症：经行不畅，或经后腹痛，或产后恶露不尽而腹痛拒按。

舌脉：舌质瘀暗，或见瘀点瘀斑，脉见沉涩。

【汤证辨证要点】

1. 必须具备主症。

2. 兼症兼有典型舌脉。

【禁忌】

1. 本方证为瘀血实证，倘虽有瘀血，但兼有气血亏损者，用本方宜慎。

2. 月经过多者及孕妇慎用。

【汤证辨疑】

1. 大黄䗪虫丸证：见于《金匮要略》。本方证与桂枝茯苓丸证同为该书中之瘀血证，均可见到舌色紫暗，有瘀点或瘀斑，脉沉涩等。但后者之方系专为妇科而设，其方证或见妊娠胎动不安，漏下不止，或见妇女经行不畅，经后腹痛；前者之方则为五劳虚极、瘀血内留而成的"干血"而设，形体羸瘦、腹满不能食、肌肤甲错、两目黯黑为其方证必见之症。二证病机有异，见症亦各不相同。

2. 生化汤证：见于《傅青主女科》。生化汤专为产后血虚受寒，恶露不行，小腹冷痛而设，桂枝茯苓丸，后人亦用于产后恶露不尽、腹痛的辨治，二方方证有相似之处。但后者全为活血化瘀，其方证见症中腹痛必然拒按；前者则于活血化瘀中尚有养血生新之意，其方证见症中腹痛而喜暖喜按。

3. 失笑散证：见于《太平惠民和剂局方》。本方亦用于产后腹痛，月经不调等，亦为瘀血内停所致，并可用于瘀血停滞的心腹诸痛，其应用范围较为广泛；而桂枝茯苓丸虽亦有化瘀止痛之功，但力偏于下焦，妇科诸痛多用，而中上焦瘀血所见疼痛用之则力逊。

4. 少腹逐瘀汤证：见于《医林改错》。本汤证与桂枝茯苓丸证同为妇科瘀血证之常见方证，均可见少腹瘀血积块，腹痛腹胀，经色紫暗，或见瘀块。但前者寒瘀并见，后者则或可见化热。前者重点在于月经不调，宫寒不孕；后者则为胎动不安，漏下不止。二者区别不仅仅在于瘀血之轻重，调经种子、胎产产后之宜，尤当鉴别。

【临床应用】

1. 本方乃《金匮要略》中为瘀血留结胞宫，妊娠胎动不安，漏下不止，血色紫暗而设，但后世将本方广泛应用于妇女经行不畅、经后腹痛或产后恶露不尽而有腹痛拒按等症。《妇人良方》称本方为夺命丸，增大剂量用治妇人小产，子死腹中。《济阴纲目》则改为汤剂，名曰催生汤，用于产妇临产，见腹痛腰痛而胞浆已下时服，有催生之功。本方活血破瘀，身体虚弱者宜慎用，或作加减化裁应用。

2. 本方可广泛用于妇科子宫肌瘤、卵巢囊肿、盆腔瘀血等病症，临床疗效满意。笔者以之治卵巢囊肿数十例，一般20剂即可收功。

3. 临床报道，本方用治经期综合征，对经前下腹痛、腰痛、恶心呕吐等有效率达80%以上。对气滞血瘀所致之痛经、瘀血引起的习惯性流产，产后子宫恢复不全、恶露不尽者，亦有较显著的效果。

4. 桂枝茯苓丸对外科常见的腰腿疼痛及运动障碍、瘀血引致的支气管哮喘、班替综合征、甲状腺肿、肾炎顽固性腹水、尿潴留等亦有疗效。

5. 实验证明桂枝茯苓丸对血液凝固、纤溶及血小板功能有抑制作用，可以作为蛋白分解酶抑制剂，用于弥散性血管内凝血的预防和治疗。

【汤方组成】桂枝、茯苓、牡丹皮（去心）、芍药、桃仁（去皮尖，熬）各等分。

上五味，末之，炼蜜和丸，如兔屎大，每日食前服一丸。不知，加至三丸。

【病案】姚某，男，47岁。2020年9月21日初诊，患者全身皮肤暗红色斑块、鳞屑反复发作20余年。平素恶寒、无汗、体胖、大腹翩翩，全身肌肤甲错、干燥、鳞屑，舌质暗，体胖，苔白，脉沉滑。病机：瘀血留滞，肌肤失养。辨证属桂枝茯苓丸证。治法：活血化瘀，调和气血。处方：桂枝15g，茯苓30g，牡丹皮15g，桃仁10g，赤芍15g，三棱10g，莪术10g，黄芪30g，知母10g，桔梗10g。7剂，每日1剂，水煎分服。2020年9月28日二诊，服上方，斑块变薄，鳞屑减少，皮肤干燥缓解，继服14剂。2020年10月13日三诊，皮损、斑块基本消失，上方去三棱、莪术，再服14剂，以巩固疗效。

按语：桂枝茯苓丸出自《金匮要略》，是由瘀血留滞胞宫所致，主治妇人宿有癥块，或血瘀经闭，行经腹痛，产后恶露不尽，《金匮要略》方义：化瘀生新，调和气血。桂枝茯苓丸为消癥化瘀之缓剂，方中以桃仁、牡丹皮活血化瘀；配伍白芍以养血和血，庶可祛瘀养血，使瘀血去，新血生；加入桂枝，既可温通血脉，以助桃仁之力，又可得白芍以调和气血；以茯苓之淡渗利湿，有助于行瘀血。综合处方，为化瘀生新、调和

各论

气血之剂。此病人为皮肤病患者，皮损辨证为血瘀肌肤，再结合兼症，病机与茯苓桂枝丸病机一致，病程又长，久病又多瘀多虚，需益气活血养血，祛瘀，故用桂枝茯苓汤加三棱、莪术以加强活血、破血、行气之力，化血之力三棱优于莪术，理气之力莪术优于三棱；加黄芪、知母，以补气益气，以治其本，知母减轻黄芪燥性，直到皮损消失正常为佳。

黄土汤证

【渊源】《金匮要略》。

【病机】脾阳不足，气不摄血。

【汤证脉症】

主症：大便下血，或吐血、衄血，及妇人崩漏，血色暗淡，四肢不温。

兼症：面色萎黄，身乏无力，不思饮食。

舌脉：舌淡苔白，脉沉细无力。

【汤证辨证要点】

1. 具备主症。

2. 主症合任何一项兼症，加典型舌脉。

【禁忌】因热而致的各种出血症忌用。

【汤证辨疑】

1. 归脾汤证：出自《济生方》。本汤证与黄土汤证均见便血崩漏、血色暗淡之症。但前者系心脾两虚，气血不足，气不摄血所致，除上述见症外，尚有心悸怔忡，健忘失眠，食少体倦；而后者系脾阳不足，脾不统血所为，以出血症和四肢不温并见为特点。

2. 犀角地黄汤证：与黄土汤证之异同详见犀角地黄汤证条下。

3. 槐花散证：出自《本事方》。本方证与黄土汤证皆有便血之症。但前者因风邪热毒或湿热壅遏于肠胃血分，血渗肠道引起，有血色鲜红、便前出血、出血势急、四射如溅之特点；而后者则因脾阳不足、脾不统血所致，有先便后血、血色黯淡、其势较缓之不同。

4. 理中丸证：出自《伤寒论》。本方证与黄土汤证均有崩漏便血之表现。但前者以吐、利、满、痛为主症，崩漏便血只为兼症，其伴见症中无阴血不足之表现；而后者则以崩漏便血为主症，除四肢不温外，尚有面色萎黄、血色淡等血虚表现。

【临床应用】本方证以脾阳不足、气不摄血为基本病机，其方主治以下出血证：

1. 上消化道出血。若兼呕血者，加制半夏、旋覆花、代赭石；若出血量大者，加乌贼骨、白及、生大黄粉；气虚甚者，加党参、黄芪；兼有瘀血者，加三七粉、炒蒲黄。

2. 功能性子宫出血。一般易黄芩为生地榆，再加仙鹤草。

3. 血小板减少性及过敏性紫癜。有报道以本方加当归、黄芪治之效佳。其中心悸者，加党参、茯苓；腹痛便血者，加白芍、生地榆或槐米；脉数无力但热较盛者，去附子、灶心土，加生石膏、知母、白茅根；斑点紫黑瘀重者，加牡丹皮、桃仁。

【汤方组成】甘草、干地黄、白术、附子（炮）、阿胶、黄芩各三两，灶中黄土半斤。

上七味，以水八升，煮取三升，分温二服。

【病案】杜某，女，21岁，学生。2018年10月23日初诊，患者自述平素偶见月经周期延长，10天干净，月经量多。

2018年9月28日开始阴道少量出血，色暗，腰困，淋漓未净，至今就诊时已持续26天。目前患者精神疲惫，阴道少量出血，乏力，畏寒，四末冰凉，偶有口干、口苦，纳少，眠浅多梦，腰困，大便稀溏。舌质淡苔薄白，脉细弱。辅助检查：妇科彩超未见异常。辨证：黄土汤证。治法：温脾摄血。处方：赤石脂30g（先煎），炮姜10g，阿胶9g（烊化），生地黄15g，黄芩10g，白术15g，艾叶炭15g，怀牛膝10g，炙甘草6g。5剂，每日1剂，水煎，分2次温服。2018年10月29日二诊，患者述服2剂后出血量减少，现仍有少量褐色分泌物，乏力减，眠转佳，于上方中加仙鹤草30g，续服5剂。1周后电话随访，出血已停，诸症较前明显缓解，病愈。

按语： 黄土汤证见于《金匮要略》，病由脾阳不足，气不摄血所致，以大便下血，或吐血、衄血，及妇人崩漏，血色暗淡，四肢不温为主症。患者以"不规则阴道出血26天"为主症，舌质淡苔薄白，脉细弱。舌脉符合黄土汤证，故用之。患者服药后正气未复，当注重"瘥后防复"，应饮食清淡，起居避寒冷。此外，黄土汤作为经方虽流传至今，但原生态灶心黄土产量大为减少。陈修园于《金匮要略浅注》中提到："余每用此方以干姜易附子，以赤石脂一斤代黄土取效更捷。"此处用炮姜味涩收敛，可温经止血。用赤石脂代替灶心土，重在收涩固崩止血。

胶艾汤证

【渊源】《金匮要略》。

【病机】冲任虚损，血不内守，胎元失固。

102

【汤证脉症】

主症：崩中漏下，月经过多，淋漓不止，或半产后下血不绝，或妊娠下血，腹中疼痛。

兼症：头晕眼花，夜寐梦多，手足发麻，面色少华。

舌脉：舌淡苔白，脉细无力。

【汤证辨证要点】

1. 具备主症。

2. 主症中任何一项合兼症中任何一项，加典型舌脉。

【禁忌】

1. 血分有热者忌用。

2. 癥瘕碍胎，所致胎动下血者忌用。

【汤证辨疑】

1. 温经汤证：与胶艾汤证之异同详见温经汤证条下。

2. 归脾汤证：出自《济生方》。本汤证与胶艾汤证均见漏下不止、月经过多之症。但前者月经往往超前，且有心悸怔忡、神疲食少等表现，系思虑过度、劳伤心脾、脾不统血所为；后者经期多延后，无神疲食少及心悸怔忡等症，却伴头晕眼花，手足麻木，其主症尚可有妊娠下血、腹中疼痛之症候，为冲任虚损，血不内守，胎元失固所致。

3. 固冲汤证：出自《医学衷中参西录》。本汤证与胶艾汤证皆有崩漏或月经过多。但前者崩漏较重，且有心悸气短，腰膝酸软，为脾气虚弱，冲脉不固所引起；而后者崩漏较前轻，虽无气短腰酸见症，却可伴头晕眼花，手足麻木，夜寐梦多，其主症中之妊娠下血、腹中疼痛亦为前者所不具，为冲任虚损，血不内守所引起。

4. 固经丸证：出自《医学入门》。本方证与胶艾汤证均见

各

论

月经过多、漏下不止。但前者血色深红，中夹血块，尚有小腹疼痛、心烦胸热之表现，系阴虚内热，肝郁化火，迫血妄行而致；后者经血色淡，不夹血块，可伴头晕眼花，四肢麻木，其主症中之妊娠下血、腹中疼痛亦为前者所不具，为冲任虚损，血不内守，胎元失固所致。前者舌红，脉弦数，后者舌淡，脉细无力，皆可供辨识。

5. 桂枝茯苓丸证：出自《金匮要略》。本方证与胶艾汤证均见妊娠下血、腹中疼痛之症。但前者血下紫黑晦暗，腹痛拒按，系瘀阻胞宫而致下血不止，胎动不安；而后者下血色淡，无腹痛拒按之表现，系冲任虚损，血不内守，胎元失固所致。

【临床应用】

1. 本方治妇女崩漏、胞阻或先兆流产而由于血虚冲任损伤者有卓效。若腹不痛者，去川芎；血多者，当归宜减量，加贯众炭、地榆炭、棕榈炭；气虚明显或少腹下坠者，加党参、黄芪、升麻；腰酸腰痛者，加杜仲、桑寄生。

2. 现治功能性子宫出血、先兆流产及产后子宫复旧不全而属冲任虚损证者。

【汤方组成】川芎二两，阿胶二两，甘草二两，艾叶三两，当归三两，芍药四两，干地黄六两。

以水五升，清酒三升，合煮，取三升，去滓，纳胶令消尽，温服一升，日三服。

五苓散证

【渊源】《伤寒论》。

【病机】表邪入里，膀胱气化失司。

【汤证脉症】

主症：发热，烦渴欲饮，或水入即吐，小便不利。

兼症：恶风，汗出，头目眩晕，口吐涎沫，小腹胀满，或短气而咳。

舌脉：舌质淡，苔白润或白滑，脉浮或浮数。

【汤证辨证要点】

1. 必须具备主症，尤其是口渴，小便不利，舌淡苔白润，脉浮。

2. 具备兼症加典型舌脉。

3. 具备二个主症加二个兼症或舌脉。

【禁忌】

1. 湿热者忌用。

2. 胃中津亏之口渴、小便不利忌用。

【汤证辨疑】

1. 猪苓汤证：见于《伤寒论》。本汤证与五苓散证皆有脉浮发热，渴欲饮水，小便不利。但前者无汗，且舌质多红；后者有汗，舌淡苔白润。猪苓汤证多有虚热见症，如虚烦不眠等，而五苓散证则无。

2. 白虎加人参汤证：见于《伤寒论》。本汤证与五苓散证均有烦渴，发热，汗出。但前者表证已罢而脉洪大，后者表证未罢而脉浮数；前者大热、大渴、大汗，后者微热，烦渴轻，汗出少，小便不利。

3. 小青龙汤证：见于《伤寒论》。本汤证与五苓散证皆外有表证，内有停饮，也同有发热、口渴、小便不利等症。但前者为心下有水气，后者为水停膀胱；前者口渴、小便不利是或然症，后者则是必然症；前者无汗，后者汗出；前者发热重，

各论

后者发热轻。

【临床应用】本方虽仲景为蓄水、霍乱、痰饮病证而设，但经历代发展，至今其临床应用已大大超过上述范围，简述如下：

1. 用治急慢性肾炎。急性期以本方合用麻黄连翘赤小豆汤加浮萍、蝉衣效佳；慢性期以本方和参芪肾气丸交替服用，利尿消肿效著；肾病综合征可以本方合用小柴胡汤加减。

2. 用治各种原因所致的功能性急性尿潴留，疗效可靠。

3. 用治多尿症或遗尿症。五苓散证以小便不利为主症，然而临床上五苓散加用党参、黄芪治多尿及遗尿症也有良好效果，关键是运用时要与该方证病机相符。

4. 用治水肿及体腔积液。胸腔积液加白芥子、葶苈子、牡蛎；心包积液加全瓜蒌、益母草、泽兰；脑积水、脑水肿加怀牛膝、葶苈子、益母草、泽兰；迷路水肿所致的美尼尔综合征加天麻、葛根、钩藤、半夏、菖蒲。

5. 用治急慢性胃肠炎。呕吐甚者加半夏、生姜；胃脘胀满者合用平胃散；泻次较频加炒薏米、炒白扁豆。

6. 用治肝胆疾病。湿热黄疸（湿重于热）加茵陈；阴黄者可加茵陈、附子、干姜。

7. 用治青光眼。以该方加枸杞、菊花、草决明、石决明效佳。

8. 用治心力衰竭。以本方加益母草、泽兰及生脉饮治慢性充血性心力衰竭效佳。

9. 对抗抗生素副作用。在抗生素运用中，患者常有口渴、尿少、心下痞、食欲不振、腹痛、呕吐等副作用，此与五苓散证相符，故投以五苓散可减轻或消除抗生素的副作用，并提高机体抵抗力。

【汤方组成】猪苓十八铢，泽泻一两六铢，白术十八铢，茯苓十八铢，桂枝半两。

上五味，捣为散，以白饮和，服方寸匕，日三服，多饮暖水，汗出愈，如法将息。

【病案】常某，男，7岁。2018年7月6日初诊，患儿遗尿7年。无尿急尿痛，偶有尿频。盗汗明显，恶风，易渴，欲饮水。外阴发育正常，营养中等，舌质淡红苔薄白，脉沉。病机：膀胱气化失司。辨证：五苓散证。治法：利水渗湿，温阳化气。处方：①猪苓8g，茯苓10g，泽泻8g，桂枝6g，白术8g，益智仁8g，乌药8g，熟地黄15g。7剂，每日1剂，水煎分服。②睡前喝口浓茶，起兴脑作用。2018年7月14日二诊，7天有4日晚上仍尿床，无不适，再服7剂，7天仅尿床两次，盗汗无缓解，上方加牡蛎15g，再服7剂。2018年7月22日三诊，盗汗好转，周尿床1次，再服7剂，盗汗明显减轻，无尿床，2日1剂善后。

按语：五苓散证出自《伤寒论》，是由表邪入里，膀胱气化失司所致，以发热，烦渴欲饮，或水入即吐，小便不利为主症。《伤寒论·辨太阳病脉证并治》："太阳病，发汗后……若脉浮，小便不利，微热消渴者，五苓散主之。"五苓散主治病很多，病机均为水湿内盛，膀胱气化不利所致。《伤寒论》治蓄水证，乃由太阳表邪不解，循经传腑，导致膀胱气化不利，而成太阳经腑同病。此患儿为遗尿，病机一致，方证对应，加用益智仁、乌药以缩尿止遗，牡蛎敛汗，标本同治，疗效满意，值得总结。

各论

茯苓桂枝白术甘草汤证

【渊源】《伤寒论》。

【病机】脾胃阳虚，饮停心下。

【汤证脉症】

主症：心下逆满，气上冲胸，头目眩晕，身为振振摇。

兼症：短气，心悸，咳喘，呕吐清水痰涎。

舌脉：舌质淡，苔白滑，脉沉紧或弦滑。

【汤证辨证要点】

1. 必须具备主症。

2. 具备兼症加典型舌脉。

3. 具备二个主症加二个兼症或舌脉。

【禁忌】阴虚津亏者慎用。

【汤证辨疑】

1. 桂枝加桂汤证：见于《伤寒论》。本汤证与茯苓桂枝白术甘草汤证皆有气上冲胸一症。但前者为心阳不足，下焦寒气上逆，伴脐下筑筑跳动；后者为脾胃阳虚，水停中焦，症见心下逆满，头目眩晕，或呕吐痰涎。

2. 十枣汤证：见于《伤寒论》。本汤证与茯苓桂枝白术甘草汤证均有短气、头目眩晕、心下痞满、咳嗽等症。但前者为水饮壅盛于里所致，见症皆较重，且伴咳唾胸胁引痛，或胸背掣痛不得息；而后者为阳虚水停，见症虽有相同却较轻。

【临床应用】以脾胃阳虚、水饮内停为基本病机，治疗下述疾病：

1. 眩晕。耳源性眩晕加菖蒲、葛根、钩藤、天麻、泽泻；

高血压性眩晕加牛膝、荷叶、天麻、钩藤、益母草、泽兰，用后不仅能使眩晕消失，且使血压恢复正常。

2. 各种心脏病所致之心悸、气短及浮肿。其中冠心病者多合用冠心Ⅱ号方；风心病者合用生脉饮加益母草、泽兰；心律失常者加人参、苦参、丹参，但需注意桂枝和苦参用量之比例，必要时配入附子。

3. 慢性支气管炎、哮喘。若咳甚者，加麻黄、炒杏仁；若痰多而质稀者，加干姜、细辛、五味子；痰多、饮食不振则合用三子养亲汤。

4. 胃部疾患：若呕吐加半夏、生姜；心下振水音明显，重用茯苓，重加生姜；疼痛加炒白芍。

【汤方组成】茯苓四两，桂枝三两（去肉），白术二两，炙甘草二两。

水煎服。

【病案】蔡某，女，40岁。2019年4月8日初诊，颜面前额、两颧部褐黑色斑片3年，加重2个月，患者3年前生产后，颜面渐渐出现褐黄色斑片，起初并无在意，其后逐渐加重，今年以来尤为明显，伴见食后脘痞，口干，不欲饮水，时有心悸，活动后好转，大便溏，日三行。视其形体肥胖，动作迟缓，舌体胖大满口，边有齿痕，色淡，苔白水滑满布，脉弦滑。病机：水饮内停，脾胃阳虚。辨证：茯苓桂枝白术甘草证。治法：温化水饮。处方：茯苓30g，桂枝6g，炒白术12g，甘草6g，白附子4g，僵蚕6g，白芷10g，细辛3g，生姜10g，半夏10g。7剂，每日1剂，水煎分早晚各服200mL。2019年4月15日二诊，患者食后胃脘痞满显著减轻，大便次数减少，颜面色泽显著好转。上方加山药10g，白扁豆30g，又进14

各

论

109

剂。患者三诊时颜面褐色斑片显著减轻，诸症悉减，守方又进14剂，以巩固疗效。

按语："病痰饮者，当以温药和之"张仲景为我们制定了水饮内停的治疗总则，而苓桂术甘汤、苓甘五味姜辛汤则是"温药和之"的具体方药，苓桂术甘汤的主症以心下逆满，头目眩晕，气上冲胸，心悸，渴欲饮水不欲咽等为特征。此例患者就诊主诉虽以颜面黧黑斑片为主，就中医治颜面斑片从"寒凝、血瘀、肾虚、水饮"四大成因着手。此患者形体肥胖，时有心悸，胃脘痞满，口干不欲饮等均为水饮内停、脾阳失运的表现，以苓桂剂化饮为主。饮消津布，色泽自然明润，饮消络通，色斑消退。

防己黄芪汤证

【渊源】《金匮要略》。

【病机】表虚不固，外受风邪，水湿郁于肌表经络。

【汤证脉症】

主症：汗出恶风，小便不利。

兼症：身重。

舌脉：舌淡苔白，脉浮。

【汤证辨证要点】

1. 具备主症。

2. 主症合兼症，加典型舌脉。

3. 大多有素体自汗又外受风邪病史。

【禁忌】身重而汗不出者，虽有脉浮恶风，亦不得运用。

【汤证辨疑】

1. 越婢汤证：出自《金匮要略》。本汤证与防己黄芪汤证皆有汗出、恶风、脉浮。但前者一身悉肿，多伴低热，且恶风较甚，系风水夹热之表现；后者则以身重为主，恶风较轻，为表虚不固，外受风邪，水湿郁于肌表经络所致。

2. 羌活胜湿汤证：出自《内外伤辨惑论》。本汤证与防己黄芪汤证均见身重脉浮。但前者系风湿袭表所致，除上述见症外，尚见肩背痛不可回顾，头痛，或腰背疼痛，难以转侧；后者无此症，却有汗出、恶风、小便不利之表现，乃由表虚不固，外受风邪，水湿郁于肌表经络所引起。

3. 香薷散证：出自《太平惠民和剂局方》。本方证与防己黄芪汤证皆有身重、苔白、脉浮之表现。但前者系夏月受寒，内伤于湿所致，除上症外，尚有恶寒发热，无汗头痛，胸闷泛恶，或腹痛吐泻；后者主症在汗出恶风，发病亦无明显季节性，乃表虚不固，外受风邪，水湿郁于肌表经络所为。二方证显然有别。

【临床应用】 本方原为表虚之风水、风湿而设，现以表虚不固、外受风邪、水湿郁于肌表经络为基本病机，以汤证诊断要点为依据，用治慢性肾小球肾炎、心源性水肿、风湿性关节炎获得较好疗效。若喘者，加小量炙麻黄，或炒杏仁、桑白皮；水湿偏盛，腰膝肿者，加茯苓、泽泻；有冲气上逆者，加桂枝。

【汤方组成】 防己一两，黄芪一两一分，甘草半两（炒），白术七钱半。

上锉麻豆大，每抄五钱匕，生姜四片，大枣一枚，水盏半，煎八分，去滓温服，良久再服。服后当如虫行皮中，从腰

各论

下如冰，后坐被上，又以一被绕腰以下，温令微汗，瘥。

【病案】黄某，男，58岁，临猗县人。2020年6月4日初诊，患者动则汗出，颜面、双下肢可凹性水肿3年。近一周不慎外感，诸症加重，畏风明显，行走不稳，动则短气，身体困重，颜面上下眼睑、下肢以午后肿胀为重。3年前被诊断为心功能不全，甲状腺功能减低，食少，小便不利，大便溏软，表情淡漠，舌瘦小，苔白，脉浮动。病机：卫表不固，外受风邪。辨证：防己黄芪汤证。治法：益气固表，宣肺消肿。处方：防己10g，生黄芪40g，炒白术15g，甘草6g，桂枝10g，茯苓10g，白芍10g。三剂后，汗出减少，畏风减少，双眼睑水肿减轻，下肢水肿仍然，上方去防己，加附子6g，干姜10g。

按语：防己黄芪汤出自《金匮要略·痉湿暍病脉证并治》："风湿，脉浮身重，汗出恶风者，防己黄芪汤主之"。此病人素体阳气不足，水运失常，卫表不固，又因新感，本阶段以卫阳不固，风邪外袭为主，选用防己黄芪汤，汗止，肿稍消，然其病已多年，心、脾、肾三脏阳气均有虚损，其后治疗中，我们以温脾肾、助心阳仍在调理善后。

茵陈蒿汤证

【渊源】《伤寒论》。

【病机】湿热蕴结，不得宣泄。

【汤证脉症】

主症：身目俱黄，黄色鲜明，小便不利，色黄赤而短少。

兼症：发热，脘腹痞满，不欲饮食，恶心欲吐，大便秘结或不爽，或汗出不彻，或无汗，或但头汗出，口渴。

舌脉：舌苔黄腻或黄滑，脉滑数或濡数。

【汤证辨证要点】

1. 必须具备主症。

2. 具备兼症加典型舌脉。

3. 具备一个主症加二个兼症或舌脉。

【禁忌】

1. 阴黄者忌用。

2. 湿热黄疸但湿重于热者慎用。

【汤证辨疑】

1. 茵陈五苓散证：见于《金匮要略》。本方证与茵陈蒿汤证均为湿热黄疸，皆可见身目俱黄、黄色鲜明、小便不利之症。但前者发热、口渴症轻，舌苔稍黄而腻或黄白而腻；后者则热势较盛，口渴明显，多有汗出，舌苔黄象明显。

2. 栀子柏皮汤证：见于《伤寒论》。本汤证与茵陈蒿汤证皆可见黄疸、发热。但前者热重于湿，且无腑气内滞之表现，后者则为湿热并重，并兼见大便秘结或不爽，脘腹痞满；前者舌苔黄欠津，口渴引饮，后者舌苔黄腻，口渴却时不欲饮。

3. 麻黄连翘赤小豆汤证：见于《伤寒论》。本汤证与茵陈蒿汤证同为湿热发黄，皆可见发热和黄疸。但前者乃素有湿热内蕴，复因感受外邪而致黄疸，临证可见恶寒无汗；后者却无外感之表现。

4. 抵当汤证：见于《伤寒论》。本汤证与茵陈蒿汤证皆有发黄一症。但前者脉沉结，少腹硬，神志失常，小便自利，为蓄血发黄；后者属湿热发黄，虽可见少腹硬满，但小便不利。临证之区分关键在于看小便是否通利。

各

论

113

【临床应用】

1. 以湿热蕴结、肝胆失疏为基本病机，治疗急性传染性肝炎、重症肝炎、胆囊炎、胆石病、高胆红素血症及蚕豆黄等而见黄疸者。其中治肝病之黄疸，可加入板蓝根、赤芍、大青叶、柴胡；若属胆病之黄疸，可加金钱草、鸡内金、广郁金、海金沙、柴胡；疼痛较剧者，加炒白芍、炙甘草、元胡；蚕豆黄病者，加茯苓、泽泻、丹参、甘草等。

2. 以湿热相合、不得宣泄为病机，治疗非黄疸疾病。如以本方加地肤子、白鲜皮、蝉衣、苦参治疗过敏性皮肤病效佳；以本方加椿根皮、生地榆、三七粉治疗湿热下迫之崩漏效著。另外，因本方有降血脂、降血压、抗凝、利尿及促进纤维蛋白溶解的作用，故现在有人试用本方治疗高脂高黏高凝血症，若配用补肾活血化痰之品，制以丸剂久服，可能效果会更好。

【汤方组成】 茵陈六两，栀子十四枚，大黄二两。水煎服。

【病案】 秦某，男，18岁，康中学生。2020年6月4日初诊，口周、颜面红色丘疹结节2年，加重1个月。患者2年前颜面开始出现毛囊炎，红斑丘疹疼痛。治疗后好转，然口周则易反复发作，时常连及鼻翼两侧，常有脓头，伴有疼痛，素日喜食辛辣，形体肥胖，常易过饱，食后脘腹痞满，大便黏腻易粘马桶，易头汗出，舌体胖大，质红，苔黄腻，脉滑数。辨证：茵陈蒿汤证。病机：湿热壅滞中焦。治法：清利湿热，解毒散结。处方：茵陈15g，青蒿15g，大黄10g（后下），栀子10g，野菊花15g，紫花地丁15g，蒲公英20g。7剂，水煎分服，并嘱节辛辣。2020年6月11日二诊，口周结节脓头已消，大便通畅，每日两次，脘腹痞满消除。上方去大黄，加连翘再服 14 剂而愈。

按语： 茵陈蒿汤出自《伤寒论》，本为湿热发黄证而设，但脘腹痞满、恶心呕吐、大便秘结或不爽、头汗出，舌红，苔黄腻等湿热中阻的表现为该例患者选用此方奠定了基础，汤方辨证区别于方症对应，就在于它对方证的选用一定是以病理机制相符合为前提的，不因一症的存否作为选方的限制，而重视圆机活法。病机相符"异病"可以同治，痤疮一证并不是茵陈蒿汤创方本意，然湿热中阻病机促使我们活用经方，用后效显，值得借鉴。

麻黄连翘赤小豆汤证

【**渊源**】《伤寒论》。

【**病机**】风寒束表，湿热郁滞。

【**汤证脉症**】

主症：发热，恶寒，无汗，身目俱黄，小便色黄量少。

兼症：或汗出不彻，或发疹作痒。

舌脉：舌苔白腻或薄黄腻，脉浮。

【**汤证辨证要点**】

1. 必须具备主症。

2. 主症之发热、恶寒、无汗加兼症之发疹作痒和典型舌脉。

3. 主症之身目俱黄、小便色黄加兼症及典型舌脉。

【**禁忌**】

1. 阴黄者忌用。

2. 湿热黄疸无表证者忌用。

各

论

【汤证辨疑】

1. 茵陈蒿汤证：与麻黄连翘赤小豆汤证之鉴别详见茵陈蒿汤证条下。

2. 茵陈五苓散证：见于《金匮要略》。本证与麻黄连翘赤小豆汤证均为湿热黄疸，皆有身目俱黄、小便不利之症。但前者无明显表证；后者却有发热、恶寒、无汗等风寒表证表现。

3. 栀子柏皮汤证：见于《伤寒论》。本汤证与麻黄连翘赤小豆汤证皆可见发热、黄疸。但前者热重于湿，且无风寒束表之表现；后者则为湿热并重，并有明显风寒表证表现，如恶寒无汗。前者舌苔黄而欠津，口渴较著；后者舌苔白腻或薄黄腻，口渴不欲饮。

4. 抵当汤证：见于《伤寒论》。本汤证与麻黄连翘赤小豆汤证皆有发黄一症。但前者脉沉结，小便自利，为蓄血发黄；后者脉浮，小便色黄量少，有发热、恶寒、无汗之风寒束表表现。

【临床应用】

1. 以风寒束表、湿热瘀滞为基本病机，治疗黄疸。因本方有显著的解热、保肝、利胆及利尿作用，故临床用治急性黄疸型肝炎而兼外感者效佳。

2. 治喘咳。由于本方具有表里两治的效用，故临证用治外有风寒、内有郁热之慢性喘息性支气管炎、肺气肿及肺心病效著。

3. 风水浮肿。临床报道以该方加苏叶、防风、羌活之类，治疗急性肾小球肾炎疗效显著。

4. 皮肤疾患。因本方既可疏解在表之郁热，又可清利在里之湿热，与皮肤病之成因（湿、热、风、毒）相合，故用治皮肤疾患亦能获得较好疗效。若痒甚加蝉衣、荆芥；抓破流水多者加土茯苓、地肤子；疹色红赤加赤芍、牡丹皮；反复发作者重加利湿药，并配服玉屏风散。

【汤方组成】麻黄（去节）二两，连翘二两，杏仁（去皮尖）四十个，赤小豆一升，大枣（擘）十二枚，生梓白皮（切）一升，生姜（切）二两，甘草（炙）二两。

水煎服。

【病案】王某，男，34 岁。2019 年 4 月 12 日初诊，全身红色风团，瘙痒，反复发作 3 年余。全身红色风团，瘙痒甚，伴有发热，畏寒，无汗，体胖结实，皮肤油黑，舌质红苔黄厚，脉浮紧。病机：风寒束表，湿热郁滞在里。辨证：麻黄连翘赤小豆汤证。治法：解表散邪，清利湿热。处方：麻黄 10g，连翘 15g，杏仁 10g，赤小豆 30g，桑白皮 15g，生姜 10g，甘草 10g，荆芥 10g，防风 10g。7 剂，每日 1 剂，水煎分服。2019 年 4 月 20 日二诊，服上方后，风团减少，持续时间缩短，恶寒发热消失，身有微汗。上方再服 7 剂。2019 年 4 月 28 日三诊，皮肤偶有风团，微痒，上方麻黄减至 8g，荆芥 6g，防风 6g，再服 7 剂，以巩固疗效。随后告知再未复发。

按语：麻黄连翘赤小豆汤证见于《伤寒论》，是由风寒束表，湿热郁滞在里所致，以发热，恶寒，无汗，身目俱黄，小便色黄量少，或汗出不彻，或发疹作痒为主症。原文 262 条："伤寒瘀热在里，身必黄，麻黄连翘赤小豆汤主之"。此患者诊断为瘾疹，风团色红，瘙痒明显，脉浮紧，舌质红苔黄厚，体壮结实，皮肤油黑。结合症状和体征，辨证为病邪在表，入里化热，再加上为湿热体质，畅老以麻黄连翘赤小豆汤去大

各论

枣，加荆芥、防风，外散其在表风寒，内清其在里湿热，去大枣之腻，加荆芥、防风以加重散风止痒之功，当今方证大家黄煌先生指出麻黄人的特征：肌肉发达或偏松，体形略胖肤黄黑，血压不高唇暗红，体壮无汗肤燥粗，舌淡苔白口不干，寒喘鼻塞流清涕，感觉迟钝头沉重，汗出不畅易汗闭。肌肉酸重身无力，不可一味认作虚，心下重压感腹胀，或有浮肿之倾向，皆是内有湿热，外感风寒的表现，也是选用麻黄连翘赤小豆汤的重要指征之一。

麻黄杏仁甘草石膏汤证

【渊源】《伤寒论》。

【病机】热邪壅肺，肺失宣降。

【汤证脉症】

主症：发热，口渴，气喘，咳嗽，痰黏。

兼症：有汗或无汗，恶风，头痛，鼻塞。

舌脉：舌边尖红，苔薄白而干，或薄黄，脉浮数或滑数。

【汤证辨证要点】

1. 必须具备主症中之热、渴、喘、咳四大症。

2. 具备三个主症加二个兼症或舌脉。

【禁忌】

1. 风寒咳喘者忌用。

2. 痰热壅盛者禁用。

【汤证辨疑】

1. 麻黄汤证：出自《伤寒论》。本汤证与麻黄杏仁甘草石膏汤证皆可见发热、咳嗽、气喘之症。但前者之喘为兼症，乃因风寒束表，肺气郁闭所为，而发热与恶寒同见、无汗为其主症，苔薄白，脉浮紧；后者之喘为主症，是因热邪壅肺，肺失宣降所致，发热可不伴恶寒，汗出时有，口多渴，苔薄白而欠津液，或薄黄，脉为浮数或滑数。以上要点可资鉴别。

2. 桂枝加厚朴杏子汤证：出自《伤寒论》。本汤证与麻黄杏仁甘草石膏汤证都有喘息症状。但前者乃宿有喘疾，感寒而发，临证以发热、恶风、汗出、口不渴为主症，脉浮缓，气喘作为兼症；后者为热壅于肺，肺失宣肃作喘，喘为主症，而恶风、汗出为兼症，且有口渴，脉浮数或滑数。

3. 白虎汤证：出自《伤寒论》。本汤证与麻黄杏仁甘草石膏汤证都有热、渴、汗三症。但前者为大热大汗大渴，后者热、渴、汗出程度轻；前者有烦躁而无气喘，后者有气喘无烦躁；前者纯属里热而无表证，脉洪大，后者热邪郁肺，或兼表证，脉浮数或滑数。

4. 大青龙汤证：出自《伤寒论》。本汤证与麻黄杏仁甘草石膏汤证皆可见发热、口渴、咳喘之症。但前者无汗，高热，兼喘，后者可有汗出，无大热，喘为主症；前者口渴但喜热饮，后者口渴喜冷饮；前者脉浮紧，后者脉浮数或滑数。

【临床应用】

1. 以热邪壅肺、肺失宣降为基本病机，治疗呼吸系统感染性疾病效佳，如支气管炎、支气管哮喘、大叶性肺炎、支气管肺炎、百日咳等。若壮热汗出者，重用石膏；无汗而恶寒，加苏叶；无汗而喘者，麻黄与石膏的用量比例宜为1：3；汗出而喘者，石膏用量可5倍于麻黄；痰多气急者，加葶苈子或桑白皮；咳嗽痰黄稠者，加瓜蒌、鱼腥草、浙贝母；喘甚加地

各论

龙、白芍；麻疹合并肺炎者，酌加大青叶、板蓝根，其麻黄用量，宜察其疹透与否再作增减。

2. 着眼于肺，而治与肺相关之某些脏腑组织疾患。如以本方加蝉衣、赤芍、牡丹皮等治疗荨麻疹效佳，此可能与本方有良好的抗过敏作用有关，但从中医理论来看与肺外合于皮毛关系密切；本方加辛夷、黄芩治鼻窦炎功速；尚有人报道以本方治愈6例长期遗尿患者，认为是肺气壅滞，治节无权所致。

3. 基于本方能解表清里，故现广泛用于因表里俱热而致的眼病，如急性结膜炎、角膜溃疡、化脓性角膜炎、急性虹膜睫状体炎、麦粒肿等。但必须具备下列条件：眼部红、肿、痛、羞明、流泪等症状剧烈，体质较健壮者；舌边尖红，苔微黄，脉浮数或浮紧；全身症状多见发热，口渴，小便短赤，烦躁等。注意急性青光眼外症虽剧烈，但忌用本方。

【汤方组成】麻黄（去节）四两，杏仁（去皮尖）五十个，甘草（炙）二两，石膏（碎，绵裹）半斤。

水煎服。

【病案】赵某，女，40岁。2018年3月18日初诊，患者咳嗽、吐痰两周。自服止咳药效果不佳，就诊于门诊，现以咳嗽黄白痰相兼，咯吐不利，较黏，伴恶风、无汗、鼻塞，平素畏寒，手足凉，舌质红，苔薄黄，脉滑数。病机：热邪壅肺，肺失宣降兼有表寒。辨证：麻杏甘石汤证。治法：清降肺热，祛寒解表。处方：麻黄10g，杏仁10g，甘草10g，石膏30g，桑白皮10g，葶苈子10g。5剂，每日1剂，水煎分服。2018年3月24日二诊，服上方后咳嗽吐痰减轻，恶风消失，鼻塞好转。畏寒减轻明显。舌质淡红，苔白，脉数，上方麻黄减至8g，石膏20g，加桂枝8g，以加强温通功效，再服5剂。2018

年 3 月 30 日三诊，咳嗽、吐痰、鼻塞消失，手足发凉缓解。原方再服 3 剂以巩固疗效。

按语：麻杏甘石汤证见于《伤寒论》，是由热邪壅肺，肺失宣降所致，以发热，口渴，气喘，咳嗽痰黏为主症。此患者咳嗽黄白痰相兼，咯吐不利，较黏；舌质红，苔薄黄，脉滑数。麻杏甘石汤是治痰热咳喘之主方，上方加桑白皮、葶苈子以降肺平喘，疗效更佳。桑白皮甘寒清降，泻肺热，药性平和，且能止咳喘，在方中既除致病之因，又缓解症状，两善其功。葶苈子"疗肺壅上气咳嗽，止喘逆，除胸中痰饮"。此病例是以抓主症、识病机为着眼点的，从主症寻找、分析病机是畅老汤证辨析的关键所在。

小青龙汤证

【渊源】《伤寒论》。

【病机】风寒外束，水饮内阻。

【汤证脉症】

主症：恶寒，发热，无汗，头痛，身痛，干呕，咳嗽，喘息，痰多稀白。

兼症：或渴，或利，或噎，或小便不利，少腹满。

舌脉：舌质淡，苔薄白或滑，脉浮或弦紧。

【汤证辨证要点】

1. 必须具备主症。

2. 具备咳嗽，喘息，痰多而清稀，恶寒，苔白滑，脉浮紧或弦滑。

【禁忌】

1. 阴虚干咳者忌用。

2. 宿饮化热或痰热阻肺而症见咳痰黄稠、口渴、舌苔黄、脉数者忌用。

【汤证辨疑】

1. 麻黄汤证：见于《伤寒论》。本汤证与小青龙汤证皆有发热、恶寒、无汗、气喘、舌淡苔白、脉浮等表现。但前者系外感风寒，寒邪束肺所为，里无宿饮，所治之喘证必见发热恶寒，无汗，脉浮紧；后者虽亦外感风寒，但有内停水饮之证，所治之喘系风寒引动内饮所为，临床见症除与前者共有外，尚必须具备痰多色白，质稀而有泡沫。另外，小青龙汤现已运用于无外感而仅有寒饮的喘息者。

2. 苏子降气汤证：见于《太平惠民和剂局方》。本汤证与小青龙汤证都见咳嗽气喘、痰多色白之症。但前者系痰涎壅肺，肾阳虚乏所为，无外感风寒证，气喘以纳少呼多为特点，可伴腰疼脚弱、肢体倦怠等症；后者之咳喘乃感受风寒而引动内饮所致，咳喘多与恶寒发热、无汗并见，无腰疼脚弱等症。

3. 定喘汤证：见于《摄生众妙方》。本汤证与小青龙汤证都可见咳嗽气喘、恶寒发热、无汗之症。前者之咳喘系风寒外束，痰热内蕴，肺失宣降所为，症以喘、哮并见为特点，且痰多色黄，质较稠黏，舌苔黄腻，脉滑而数；后者咳喘虽亦系风寒外束，痰饮内阻，但为寒痰寒饮，症以咳喘、痰多色白、质稀有泡沫为特点，无哮证，且舌质淡，苔白滑，脉浮或弦滑。

4. 泻白散证：见于《小儿药证直诀》。本方证与小青龙汤证皆有咳嗽气喘、发热之症。但前者之咳喘发热系肺有伏火郁热所为，症以咳嗽为主，甚时才有气喘，发热以皮肤蒸热、日晡尤甚为特点；后者咳喘发热乃由感受风寒引动内饮所致，咳喘之症皆甚，发热必与恶寒同见。前者舌红苔黄，脉细数；后者舌淡苔白，脉浮。

5. 都气丸证：见于《医宗己任编》。本方证与小青龙汤证皆有气喘之症。但前者之喘系肝肾阴亏，虚阳上逆所致，症以气喘、短气无力为主，伴腰膝酸软，舌红少苔；后者之喘乃由风寒引动内饮所为，症以气喘咳嗽、痰多色白质稀为特点，伴恶寒、发热、无汗等症，无腰膝酸软等症，且舌质淡苔薄白。前者脉沉细或细数，后者脉浮或弦滑。

【临床应用】临床上现以风寒束表、水饮内阻为基本病机，以汤证诊断要点为依据，主要以本方治疗以下疾病：

1. 支气管哮喘、支气管炎及肺心病。其中表证不明显或有汗出者，易麻黄为炙麻黄，并加炒杏仁；咽痒者加蝉衣、荆芥穗；心悸脉数者加茯苓，减麻黄量或去麻黄；胸闷喘甚加葶苈子或桑白皮；合并感染明显者加生石膏或鱼腥草、金银花。

2. 过敏性鼻炎。临证加苍耳子、辛夷、蝉衣效佳。

3. 百日咳。临证根据不同情况可加沙参、乌梅、花粉、茯苓或杏仁、桑白皮效著，但运用时以不伴感染者为佳。若合并感染，当先控制感染，待热退后再用本方为宜。

【汤方组成】麻黄（去节）三两，芍药三两，细辛三两，干姜三两，甘草（炙）三两，桂枝（去皮）三两，半夏半升（洗），五味子半升。

水煎服。

【病案】患者某，女，75 岁，家住运城师范学院。2016 年 10 月 27 日初诊，患者发热、咳嗽 5 天。患者伴气短、胸闷，畏寒，痰白清稀，倦怠乏力。5 天前患者高热 39℃，以肺

各论

部感染给抗生素治疗，体温稍降，咳嗽剧烈，痰白清稀依旧，咳嗽剧烈时，三凹征明显，面色苍白。患者素有哮喘，每易发作，发则高热、咳嗽，痰白清稀，每年要住院 2~3 次，持续使用多种抗生素后，方得缓解。本次发作，是患者刚从某三甲医院出院，不足一个月，患者不愿再次输液，而求诊于中医，舌淡瘦小，苔白满布，脉浮滑。病机：水饮内停，外感风寒。辨证：小青龙汤证。治法：散寒化饮，止咳平喘。处方：炙麻黄 6g，桂枝 12g，干姜 10g，白芍 10g，细辛 6g，半夏 12g，五味子 6g，生甘草 10g。3 剂，每日 1 剂，水煎服，1 剂分 3 次服用，每次 200mL。2016 年 10 月 31 日二诊，热退，嗽轻，痰减，仍喘促，患者补诉大便稀溏，咳喘急则至肺，患者热退后清稀痰涎仍多，上方加炒白术 15g，茯苓 10g。7 剂，每日 1 剂，水煎，早晚分服，每次 200mL。2016 年 11 月 15 日三诊，在上方中加附子 6g，巩固调药 4 周。2018 年随访，患者仅住院 1 次，其余时间未再发作。

按语： 小青龙汤源于《伤寒论》，病由风寒外束，水饮内阻所致，以恶寒、发热、无汗，头痛，身痛，干呕，咳嗽，喘息，痰多稀白为主症。该患者素有咳喘，以水饮内停为主，又遇风寒，外寒引动内饮，出现发热、畏寒、咳嗽，肺气郁闭，水津不得宣化，成为痰饮，随气逆而涌于上，畏寒、咳嗽、痰白清稀，脉浮滑、弦滑，是小青龙汤证的辨证要点。本着急则治其标，缓则治其本的原则，先以小青龙汤化饮散寒，热退、嗽轻后，要使内饮得化，必当健运脾湿，与小青龙汤中套用苓桂术甘汤、真武之意，固本化饮，以求远期疗效。值得注意的是培养中医思维以汤方辨证的用药指征为依据，且不可一见炎症就去清热解毒。

小陷胸汤证

【渊源】《伤寒论》。

【病机】痰热互结，阻于心下。

【汤证脉症】

主症：心下痞闷，按之疼痛，或咳痰黄稠。

兼症：恶心呕吐，或大便秘结。

舌脉：舌苔黄腻，脉浮滑或滑数。

【汤证辨证要点】

1. 必须具备主症。

2. 兼症加典型舌脉。

3. 某一主症加某一兼症合典型舌脉。

【禁忌】虽见心下痞闷、按之疼痛之症，但舌淡苔白腻、脉滑或弦滑者忌用。

【汤证辨疑】

1. 大陷胸汤证：见于《伤寒论》。本汤证与小陷胸汤证均可见心下痞闷之症。但前者痞闷范围较大，从心下至少腹皆硬满，且自觉疼痛，后者病位局限，惟发于心下胃脘，无自觉疼痛；前者痛不可近，后者按之才痛；前者脉沉紧，后者脉浮滑。

2. 三物白散证：见于《伤寒论》。本方证与小陷胸汤证皆病发于心下而症见心下痞闷。但前者系寒与痰结于心下，舌苔白滑，身无热症，口不燥渴，脉不数；后者却为热与痰结于心下，舌苔黄腻，脉浮滑或滑数。

3. 半夏泻心汤证：见于《伤寒论》。本汤证与小陷胸汤证都有心下痞闷。但前者系外邪化热入里与中阳受损之寒互结心下，虽心下痞满，但按之濡且无疼痛，后者乃由外邪化热入里与机体心下宿有痰浊相结而为，心下痞满，按之则痛，不按不痛；前者伴肠鸣下利，后者多伴大便秘结；前者舌苔多滑腻或白或黄，后者舌苔黄腻；前者脉濡或弦，后者脉浮滑或滑数。

4. 生姜泻心汤证：见于《伤寒论》。本汤证与小陷胸汤证均有心下痞满之症。但前者乃由胃阳不足，水气及食积内生所致，除压之不痛外，尚伴干噫食臭，肠鸣下利；后者却因伤寒误下导致邪气化热入里，并与心下之宿痰相结成痞，压之疼痛，且多伴恶心呕吐或大便秘结之症。

5. 甘草泻心汤证：见于《伤寒论》。本汤证与小陷胸汤证同有心下痞满、干呕之症。但前者之痞满干呕为伤寒中风误下而伤其胃阳所致，无压痛，且因邪陷肠中而见肠鸣下利，完谷不化；后者之痞满干呕却系痰热结于心下所为，心下痞满，压之疼痛，可伴大便秘结。

6. 大黄黄连泻心汤证：见于《伤寒论》。本汤证与小陷胸汤证皆见心下痞闷，苔黄。前者系无形之热邪聚于心下，症以自觉痞满而无压痛为特点，后者则以心下痞满压之疼痛为特点；前者苔黄不腻，后者苔黄而腻；前者惟关部脉浮，后者之浮脉同见于寸关尺三部。

【临床应用】本方仲景原仅用治痰热互结之小结胸证，后世逐渐扩大了应用范围。

1. 以痰热互结阻于心下为基本病机，治疗急慢性胃炎。若心下痞满甚者加枳实或枳壳；若兼恶心呕吐、懊憹不安者加竹茹、淡豆豉；若嘈杂泛酸、大便秘结者则重用瓜蒌，且加炒枳壳、乌贼骨；若兼肝郁者加香附、苏梗。

2. 以本汤证诊断要点为依据，治疗急慢性肝炎及胆囊炎。临床观察以加柴胡、枳实、赤芍或白芍效佳。

3. 以痰热互结为基本病机，用治呼吸道及胸膜疾病。其中对支气管炎、肺炎、肺气肿者合用麻杏甘石汤效佳；对渗出性胸膜炎合用葶苈大枣汤加味效著；胸膜粘连者，以本方合用四逆散治疗其效亦佳。

4. 冠心病而属痰热阻胸者，可用本方加丹参、川芎、桃仁、红花、郁金治疗。

【汤方组成】黄连一两，半夏半升，栝楼实大者一枚。

水煎服。

【病案】孟某，男，50岁。2017年9月15日初诊，患者胃脘疼痛不适1年，加重2周。患者素饮食不节，近1年来反复出现胃脘疼痛不适，纳呆，胸闷，口微苦，间断口服吗丁啉片、奥美拉唑肠溶胶囊，亦曾口服中药（具体药物不详）症状缓解不明显。2周前，患者因情绪波动上述诸症加重，目前患者精神一般，胃脘疼痛不适，纳呆，胸闷，口微苦，泛酸，善叹息，眠可，二便调。舌质红舌苔黄腻，脉弦滑。辅助检查：电子胃镜示：慢性浅表性胃炎。辨证：小陷胸汤证。治法：宽胸理气、涤痰开郁。处方：全瓜蒌15g，半夏10g，黄连6g，枳壳10g，柴胡10g，黄芩10g，乌贼骨15g，瓦楞子30g，陈皮10g，鸡内金10g。7剂，每日1剂，水煎，分2次温服。2017年9月23日二诊，自述服药后精神佳，胃脘自觉舒适，纳食较前好转，胸闷、口苦、泛酸、善叹息明显减轻，中药效不更方，续服7剂，以兹巩固。

按语：小陷胸汤证见于《伤寒论》，病由痰热互结，阻于心下所致，以心下痞满，按之疼痛，或咳痰黄稠为主症。患者以"胃脘疼痛不适，纳呆，胸闷，口微苦，泛酸，善叹息"为主症，舌质红舌苔黄腻，脉弦滑。舌脉符合小陷胸汤证，故用之。《丹溪心法》指出"郁者，结聚而不得发越也"。此患者以气郁为诱因，发展为痰郁，小陷胸汤清热化痰开郁，用之效良。

葶苈大枣泻肺汤证

【渊源】《金匮要略》。

【病机】肺气壅塞，痰（饮）热郁阻。

【汤证脉症】

主症：咳逆喘息不得卧，胸满而胀，痰多色白。

兼症：其形如肿，面目虚浮，鼻塞流清涕，不闻香臭酸辛。

舌脉：舌质红，苔白腻，或舌质淡红，苔黄腻，脉弦滑或浮滑。

【汤证辨证要点】

1. 必须具备主症。

2. 主症具备二项，兼症一项加典型舌脉。

【禁忌】

1. 肺痈脓成转虚者忌用。

2. 肺痈脓成而肺壅不明显者忌用。

3. 肺痈兼表证者，不宜单独使用。

4. 支饮兼表证者忌用。

【汤证辨疑】

1. 泻白散证：出自《小儿药证直诀》。本方证与葶苈大枣泻肺汤证均可见咳嗽气喘之症。但前者系肺中伏热所为，后者乃痰（饮）热壅肺而致；前者尚伴皮肤蒸热，日晡尤甚，后者无此表现，却有胸满而胀、痰多色白之症；前者喘息较轻，后者喘甚且难以平卧；前者脉见虚象，后者脉实。

2. 桔梗汤证：出自《金匮要略》。本汤证与葶苈大枣泻肺汤证皆因风热郁肺，肺气不利，浊唾涎沫壅肺所为，临证皆有咳嗽胸满。但前者病程已长，痈脓已成，时吐腥臭如米粥状脓痰；后者病程较短，痈脓未成，所吐之痰或白或黄，但无腥臭味。

3. 苇茎汤证：出自《备急千金要方》。本汤证与葶苈大枣泻肺汤证均有咳嗽胸满之症。但前者病程较长，内痈已成，胸部皮肤粗糙如鳞甲状，后者病程较短，痈脓未成，无胸部皮肤粗糙之见症；前者所吐之痰呈脓性或血性，有腥臭味，后者咳吐之痰或白或黄，无腥臭味，且以咳逆喘甚、胸部胀满为著。

4. 小青龙汤证：出自《伤寒论》。本汤证与葶苈大枣泻肺汤证均有咳逆喘息不得卧、痰吐色白、其形如肿、面目虚浮之症。但前者系风寒引动内饮，除上述共同之症外，尚有恶寒发热、头痛无汗等风寒表证表现，且所吐之痰呈白色泡沫状；后者无表证之表现，所吐之痰虽为白色但质稠。

【临床应用】葶苈大枣泻肺汤为泻肺峻剂，适用于肺痈初起或支饮而属实证者。

1. 若肺痈未成脓而兼风寒表证者，宜先解表，方用小青龙汤，表解后再用本方，或用本方配以宣散之药，使邪气由表里分解。

2. 若肺痈未成脓兼风热表证者，合用桑菊饮加金银花、鱼腥草效佳。

3. 若肺痈成脓，而肺壅较甚者，则合用苇茎汤功速。

4. 支饮兼风寒表证者，合用小青龙汤。

【汤方组成】葶苈子熬令色黄，捣丸如弹子大，大枣十二枚。

上药先以水三升，煮枣，去枣纳葶苈，煮取一升，顿服。

十枣汤证

【渊源】《伤寒论》。

【病机】饮停胸胁，升降失利。

【汤证脉症】

主症：心下痞硬胀满，牵引胸胁作痛。

兼症：咳嗽，气短，头痛，微汗出，发作有时，不恶寒，或干呕，下利。

舌脉：舌苔白，脉沉弦。

【汤证辨证要点】

1. 必须具备主症。

2. 主症加一至二个兼症。

【禁忌】

1. 身体十分虚弱，不任攻伐者忌用。

2. 孕妇忌用。

3. 表证未解者忌用。

4. 亡血者，特别是消化道出血，或有出血倾向者忌用。

5. 高热患者忌用。

6. 有严重心脏病、溃疡病者慎用。

7. 急性肠炎者忌用。

【汤证辨疑】

1. 小陷胸汤证：见于《伤寒论》。本汤证与十枣汤证都有心下痞硬、呕恶症状。但前者系痰热阻于心下，压之而痛，无胸胁疼痛，且舌苔黄腻，脉浮滑；后者乃水饮停于胸胁及心下，有胸胁疼痛之主症，多伴咳唾短气，且舌苔白，脉沉弦。

2. 甘草泻心汤证：见于《伤寒论》。本汤证与十枣汤证皆见心下痞硬、干呕、下利之症。但前者为伤寒误下而致胃中虚寒，肠中夹热，虽心下痞硬却无自觉疼痛及压痛，下利物为完谷；后者乃水气停于心下及胸胁所致，有胸胁作痛及咳嗽短气，下利而不见完谷。前者舌苔尚可见黄象，后者却不然。

3. 生姜泻心汤证：见于《伤寒论》。本汤证与十枣汤证皆有水气内停，心下痞硬，下利。但前者水气在心下，无胸胁疼痛，后者水气在胸胁及心下，有胸胁疼痛；前者胃虚食滞夹热，干噫食臭，舌苔可见黄象，后者无干噫食臭，却因气机升降而咳嗽气短，舌苔亦无黄象。

【临床应用】 十枣汤系仲景逐水法的代表方，现主要用治以下疾病：

1. 各种原因所致胸水。本方只有消除胸腔积液作用，对病因无直接治疗作用，临证宜配合其他疗法。如属结核性胸腔积液，宜配合抗结核治疗，其效果会更佳。另外，十枣汤虽可使胸水消失，但部分患者遗有胸膜肥厚症，有鉴于此，后期宜配用活血化瘀、软坚散结之法，有助于防止或减轻胸膜肥厚粘连。

2. 各种原因所致腹水。其中以肝硬化及血吸虫病所致腹水效著。临证倘若能配以益气健脾、活血散结之法，则功能标

各 论

本兼顾，其腹水复发率亦会大大降低。

3. 肾性水肿。本方配合健脾补肾法治疗急慢性肾炎及肾病综合征等肾性水肿有良效。

4. 小儿肺炎。据报道有人以该方制成"肺炎散"，每服0.5～2g，以大枣10枚煎汤送服，治疗小儿肺炎获得较好疗效。

【汤方组成】芫花（熬）、甘遂、大戟各等分。

三味等分，各别捣为散。以水一升半，先煮大枣肥者十枚，取八合去滓，纳药末。强人服一钱匕（1.5～3g），羸人服半钱匕（0.7～1.5g）。温服之，平旦服。若下后病不除者，明日更服，加半钱。得快下利后，糜粥自养。

瓜蒌薤白白酒汤证

【渊源】《金匮要略》。

【病机】胸阳不振，痰气内阻。

【汤证脉症】

主症：胸部满痛，喘息，短气。

兼症：咳唾，胸闷，或胸痛彻背。

舌脉：舌苔白腻，脉沉弦或紧。

【汤证辨证要点】

1. 必须具备主症。

2. 一至二个主症加一至二个兼症合典型舌脉。

3. 特殊情况下，兼症加典型舌脉亦可运用。

【禁忌】

1. 胸痹而阴虚有热者忌用。

2. 胸痹而痰热盛者忌用。

【汤证辨疑】

1. 瓜蒌薤白半夏汤证：见于《金匮要略》。本汤证与瓜蒌薤白白酒汤证均有胸痛、喘息、咳唾、短气之症。但前者痰浊较盛，胸痛彻背较为剧烈，并且不能安卧；后者胸痛较轻，可见胸痛彻背但不甚，夜多能平卧。

2. 枳实薤白桂枝汤证：见于《金匮要略》。本汤证与瓜蒌薤白白酒汤证皆由胸阳不振、痰气内阻所致，均可见胸满痛，甚或彻背，喘息咳唾，短气等症，但前者痰气互结较甚，其胸中痞满症重，且增有气从胁下上抢心一症，后者则不然。

3. 人参汤证：见于《金匮要略》。本汤证与瓜蒌薤白白酒汤证皆有胸阳不振、痰气内阻之机，均见胸满痛等症。但前者除胸阳不振外，中焦之阳亦虚，临证尚有四肢不温、倦怠少气、语音低微、脉象细弱之表现；后者则无此症状，脉为沉弦或紧。

4. 茯苓杏仁甘草汤证：见于《金匮要略》。本汤证与瓜蒌薤白白酒汤证均有胸痛短气。但前者系饮阻气机，胸痛甚轻，而气塞、短气、咳逆、小便不利较著；后者胸部满痛、喘息较剧，无小便不利等症。

【临床应用】 本方现以胸阳不振、痰气内阻为基本病机，以汤证诊断要点为依据，用治以下疾病：

1. 冠心病、心绞痛。原方加丹参、赤芍、红花、川芎、降香效著。若气虚加黄芪或人参；若遇寒而易发作者，加干姜、附子或桂枝。

2. 肋间神经痛。以该方合用四逆散和失笑散功速效宏。

3. 非化脓性肋软骨炎。以本方合用失笑散，并以黄酒调

各
论

133

敷三七粉于患部，其效颇著。

4. 近年来有人以该方为主治疗胃脘痛、慢性胆囊炎及胆道蛔虫症亦收到较好疗效。

【汤方组成】栝楼实一枚（捣），薤白半升，白酒七升。水煎服。

【病案】王某，男，87 岁。2017 年 10 月 13 日初诊，患者间断胸部憋闷疼痛 3 个月。伴有心悸、头晕、气短，以劳累后加剧，休息时则减轻或消失，纳可，眠佳，大便易干。既往高血压病史 20 年，平素口服倍他乐克，血压控制平稳。不稳定型心绞痛 2 年，平素口服丹参滴丸。舌质暗舌苔白厚腻，脉弦滑。病机：胸阳不振，痰气内阻。辨证：瓜蒌薤白白酒汤证。治法：通阳散结，豁痰下气为主。处方：瓜蒌 15g，薤白 10g，半夏 15g，丹参 15g，葛根 15g，郁金 15g，党参 10g，麦冬 6g，五味子 10g，白酒 15mL。7 剂，每日 1 剂，水煎，分 2 次温服。2017 年 10 月 21 日二诊，患者诉胸部憋闷疼痛较前明显好转，心悸、头晕、气短减，大便调。舌质暗舌苔白，脉弦滑。于上方中加桂枝 10g，续服 7 剂。2017 年 10 月 29 日三诊，患者胸部憋闷症状已基本消失，续服 7 剂以兹巩固。

按语：瓜蒌薤白白酒汤证见于《金匮要略》，病由胸阳不振，痰气内阻所致，以胸部满痛，喘息，短气为主症。患者以"间断胸部憋闷疼痛 3 个月，伴有心悸、头晕、气短"为主症，舌质暗舌苔白厚腻，脉弦滑，符合瓜蒌薤白白酒汤证，故用之。正如《王旭高医书六种·退思集类方歌注》云："薤白滑利通阳，瓜蒌润下通阴，佐以白酒熟谷之气，上行药性，助其通经活络，而痹自开。"本例患者除胸阳不振、痰气内阻外，心气虚的表现已经明确，套用生脉饮，益心气，助阳气为辅，更利于瓜蒌薤白白酒汤通阳化痰。

旋覆代赭汤证

【渊源】《伤寒论》。

【病机】胃虚痰阻，逆气上冲。

【汤证脉症】

主症：心下痞硬，按之不痛，噫气频作。

兼症：呕吐痰涎，或头晕目眩，或食欲不振，大便秘结，或泛清水。

舌脉：苔白腻，脉弦滑或弦缓。

【汤证辨证要点】

1. 必须具备主症。

2. 兼症加典型舌脉。

3. 主症之心下痞硬或噫气频作加兼症之呕吐痰涎。

【禁忌】

1. 痰热阻于心下者忌用。

2. 胃气虚兼中气下陷者忌用。

【汤证辨疑】

1. 小陷胸汤证：出自《伤寒论》。本汤证与旋覆代赭汤证皆为痰阻心下而致痞满。但前者属实证痰热阻于心下，后者为胃虚痰阻心下，其性质属寒；前者心下压之疼痛，后者压之不痛；前者呕吐为或然症，后者噫气呕吐多为主症；前者舌苔黄，后者舌苔白。

2. 生姜泻心汤证：见于《伤寒论》。本汤证与旋覆代赭汤证皆有心下痞硬和噫气的症状。但前者兼食滞，噫气而夹食

各

论

135

臭，后者为有形之痰结，噫气而不夹食臭；前者尚兼水气，肠鸣而下利，后者则常兼便秘。

3. 橘皮竹茹汤证：见于《金匮要略》。本汤证与旋覆代赭汤证均有胃虚呃逆。前者乃胃虚夹热夹痰但痰热不盛之呃逆，后者却为胃虚痰盛无热之呃逆；前者痰稠，舌嫩红，脉虚数，无心下痞硬，后者痰相对较稀，且时泛清水，心下痞硬，苔白腻，脉虚而弦。

4. 丁香柿蒂汤证：见于《症因脉治》。本汤证与旋覆代赭汤证皆有胸脘痞闷、呃逆之症。前者系胃气虚寒上逆不兼痰阻，后者乃胃虚痰阻上逆；前者胸脘痞闷轻，后者脘痞症重，故称痞硬；前者舌淡苔白润，脉迟，后者舌淡苔白腻，脉弦滑或弦缓。

5. 半夏泻心汤证：见于《伤寒论》。本汤证与旋覆代赭汤证皆有心下痞满、按之不痛的症状，亦都可见呕吐。但前者系误下胃气虚寒与入里邪热共结致痞，痞满较轻，呕吐为主症，后者为误治胃气虚寒，痰阻心下，痞结较甚，但呕吐却为兼症，且呕吐物为痰涎或清水；前者伴肠鸣下利，后者伴大便秘结；前者舌苔可见黄象，脉无滑象，后者舌苔不黄，脉多滑。

6. 甘草泻心汤证：见于《伤寒论》。本汤证与旋覆代赭汤证皆有心下痞硬、呕吐等症状。但前者胃虚较甚，且有肠热下利；后者胃虚相对较轻，多兼大便秘结，且有噫气之主症。

【临床应用】以胃虚痰阻、逆气上冲为基本病机，参考汤证诊断要点，本方广泛用于治疗胃神经官能症，慢性胃炎，胃扩张，胃及十二指肠溃疡，幽门不全梗阻，呃逆，美尼尔综合征，食道癌及胃癌初期。若胃气虚不明显者，可去人参、大枣，加重代赭石用量；若痰多者，加茯苓、陈皮，必要时尚可配服礞石滚痰丸；属幽门不全梗阻者，加鸡内金、蜣螂；呕吐甚者，重用制半夏，且少量频服；呃逆属膈肌痉挛者，加炒白芍；若化热则重用代赭石，酌加竹茹或黄连；若为食道癌或胃癌者，加三棱、莪术、鸡内金、当归；眩晕呕吐属耳源性者，重用泽泻、葛根、钩藤。

【汤方组成】旋覆花三两，人参二两，代赭石一两，生姜五两，甘草（炙）三两，半夏（洗）半升，大枣十二枚（擘）。水煎服。

【病案】曹某，女，64 岁。2019 年 11 月 6 日初诊，患者间断呕吐 2 个月。患者 2 个月前因饮食不慎、情志不畅出现呕吐，呕吐物为胃内容物，呕吐间断出现，伴呃逆、脘痞，无胃酸、烧心、胃痛等症，纳差，眠可，二便正常。1 个月前在外院行胃镜检查，未发现异常。曾口服中西药（不详）治疗，效果不明显。脘腹按之柔软，无压痛，舌淡苔白，脉弦缓。病机：胃虚痰阻气逆。辨证：旋覆代赭汤证。治法：降逆化痰，益气和胃。处方：旋覆花 15g，煅赭石 6g，生姜 30g，半夏 10g，红参 10g，炙甘草 18g，浙贝 10g，大枣 10g。7 剂，每日 1 剂，水煎，分 2 次温服。2019 年 11 月 13 日二诊，患者呕吐、呃逆等症明显缓解，现仍感乏力，纳差，食后脘腹痞满不舒，舌淡，苔白腻，脉弦缓。上方加党参 15g，厚朴 10g，木香 10g，砂仁 6g。7 剂，每日 1 剂，水煎，分 2 次温服。1 个月后回访，患者呕吐、呃逆止，食欲改善，腹胀减轻，有饥饿感。嘱患者缓慢加餐，每餐不可过饱。

按语：本方证见于《伤寒论》，原方用治"伤寒发汗，若吐，若下，解后，心下痞硬，噫气不除者"，乃误治后，胃气伤，痰涎生，胃失和降，痰气上逆。此患者素体柔弱，又因情

各论

志不畅，出现呕吐，呃逆，脘痞，舌淡，苔白，脉弦缓，属胃虚痰阻，逆气上冲的表现，符合旋覆代赭汤证辨证要点。

炙甘草汤证

【渊源】《伤寒论》。

【病机】心之气血不足，阴阳两虚。

【汤证脉症】

主症：心动悸。

兼症：气短，失眠。

舌脉：舌淡少苔，脉结或代。

【汤证辨证要点】

1. 必须具备主症。

2. 主症加兼症。

3. 兼症加典型舌脉。

【禁忌】

1. 阴虚内热者忌用。

2. 脉结代而属血瘀者忌用。

3. 脉结代而属痰阻者忌用。

【汤证辨疑】

1. 归脾汤证：见于《济生方》。本汤证与炙甘草汤证皆有心悸、失眠、舌淡、脉虚弱等表现。但前者虽心悸而脉无结代，却有食少体倦，此由脾失健运所为；后者心动悸与脉结代并见，无食少体倦之表现，纯属心之气血不足，阴阳两虚所致。

2. 桂枝甘草汤证：出自《伤寒论》。本汤证与炙甘草汤证都可见心悸、短气、舌淡之表现。但前者系伤寒过汗伤阳所为，多无脉结代、苔少之表现；后者心悸与脉结代并见，且舌淡苔少，乃由心之气阳不足和阴阳两虚共致。

3. 桂枝甘草龙骨牡蛎汤证：见于《伤寒论》。本汤证与炙甘草汤证共见心悸之症。但前者纯属心阳不足所致，脉虚数无结代，且伴烦躁不安，惊狂；后者心悸，脉结代，无神明之乱。

【临床应用】张仲景以本方治"脉结代，心动悸"。后《千金方》《外台秘要》又用治肺痿，《张氏医通》等还用治虚劳，吴鞠通则在此方基础上化裁而得六方，如加减复脉汤、一甲复脉汤、二甲复脉汤、三甲复脉汤、大定风珠及救逆汤。近代则以气血两虚、阴阳不足为基本病机，对本方的应用更有发展。

1. 以本方加丹参、苦参治疗各种心律失常。

2. 以本方合麻黄附子细辛汤治疗病态窦房结综合征之心悸，胸闷，脉迟缓无力。

3. 以本方加板蓝根、金银花治疗病毒性心肌炎而合并心律失常者。

4. 以本方合用冠心 II 号方治疗冠心病、心绞痛而合并心律失常者。

5. 以本方加五味子治风心病伴心律不齐者。

6. 以本方去桂枝加龙骨、牡蛎、柴胡、合欢皮治疗甲状腺功能亢进症。

7. 以本方去桂枝加白及、仙鹤草、五味子治疗风心病大量咯血、呼吸困难者。

8. 本方加减治疗久病之萎缩性胃炎亦效。

各

论

9. 用治眼科之青盲、内障、视惑、瞳神干缺、云雾移睛、翳陷等均有效。

【汤方组成】炙甘草四两，生姜三两，人参二两，生地黄一斤，桂枝三两，阿胶二两，麦门冬半斤，麻仁半升，大枣三十枚。

上药水煎各半，先煎八味去渣，入阿胶烊化，分三次温服。

【病案】范某，女，52岁。2018年6月5日初诊，患者心悸3天。患者2012年患甲状腺癌术后长期口服优甲乐，近日因劳累，出现心悸，平素睡眠欠佳，舌淡胖少苔，脉结。心电图提示：频发室性早搏，T波低平。病机：心血不足，阴阳两虚。辨证：炙甘草汤证。治法：益气滋阴，温阳复脉。处方：炙甘草20g，生姜10g，党参10g，麦冬10g，麻仁10g，大枣6枚，生地黄15g，桂枝6g，阿胶10g。3剂，每日1剂，水煎早晚分服。2018年6月9日二诊，服上方心悸、脉律不齐、睡眠改善，原方再服3剂后心悸症状消失，复查心电图，室性早搏消失，T波改善不明显。

按语：炙甘草汤证见于《伤寒论》，是由心之气血不足，阴阳两虚所致，以心动悸为主症。治疗心动悸的方剂，如归脾汤、桂枝甘草汤等方子，病机不同，方证中无脉结代。炙甘草汤的辨证是心动悸，脉结代是其临床辨证要点。《伤寒论》："伤寒，脉结代，心动悸，炙甘草汤主之"。熟悉经典，看到心动悸、脉结代就会立刻联想到炙甘草汤，而毋须分层次的辨析其病因、病机、病位等，因为汤证本身就包含了这些含义在内，当汤证明确后，这些问题就不辨自明了，汤方辨证在临床具有简便迅速的特点，汤方辨证的"顿悟"形式是有经验医生在临床上常用方法之一。

甘麦大枣汤证

【渊源】《金匮要略》。

【病机】心阴受损，肝气失和。

【汤证脉症】

主症：精神恍惚，悲伤欲哭。

兼症：心中烦乱，睡眠不安，甚则言行失常，呵欠频作。

舌脉：舌质红苔少，脉细微数。

【汤证辨证要点】

1. 必须具备主症。

2. 一个主症加一个或二个兼症及典型舌脉。

3. 具备兼症中任何两项，加典型舌脉。

4. 一般具有忧思过度病史。

【禁忌】因火、因痰、因瘀之神志不安者不宜用。

【汤证辨疑】

1. 养心汤证：出自《证治准绳》。本汤证与甘麦大枣汤证均有精神恍惚、善悲欲哭之症。但前者之虚主因心血内亏，脾失健运，其心悸易惊、乏力纳差之症突出，后者之虚重在心阴不足，其心中烦乱、夜寐不安之症较显著；前者舌色淡苔薄白，脉细无力，后者舌质红苔少，脉细数；前者心血不足，脾失健运，无肝郁之火，后者心阴不足，肝气失和，化火耗阴。

2. 天王补心丹证：出自《摄生秘剖》。本方证与甘麦大枣汤证皆有心中烦乱、夜寐不安、舌红苔少、脉细数。但前者心

各

论

141

烦失眠之症较重，一般无精神恍惚、善悲欲哭之表现，且心悸，梦遗，手足心热，口舌生疮，后者则以精神恍惚、善悲欲哭为主症，心烦失眠较轻，无梦遗、手足心热、口舌生疮之症；前者心肾两脏阴亏较甚，虚火内盛，故舌红苔少、脉细数征象明显，后者之火主要为肝郁所化，较轻，且无肾阴不足表现，舌脉热象亦不如前者明显。

3. 酸枣仁汤证：出自《金匮要略》。本汤证与甘麦大枣汤证皆有心烦失眠、舌红。但前者较重，尚兼头目眩晕、咽干口燥之症，系肝血不足、阴虚内热而致；后者较轻，且以精神恍惚、善悲欲哭为主症，兼呵欠频作，言行失常，系心阴不足，肝失调和所为，无头目眩晕等肝血不足之表现。

【临床应用】本方运用以心阴不足、肝气失和为基本病机，以汤证诊断要点为依据，对癔病、神经衰弱、癫痫、更年期综合征等多种神经精神性疾病有较好疗效，若能随证灵活加减，则效果更著。

1. 癔病。若气虚者，加党参、黄芪；失眠较重者，易大枣为枣仁，加茯神、夜交藤；神情抑郁明显者，加合欢皮、香附；心悸者，加生龙骨、生牡蛎、琥珀。

2. 神经衰弱。原方加百合、知母、琥珀、五味子效佳。

3. 精神分裂症。一般需加用重镇安神药，如生龙骨、生牡蛎、生铁落，效果才会显著。

4. 更年期综合征。若烘热者，加女贞子、墨旱莲；若心烦易怒较甚者，合用丹栀逍遥散。

另外，在运用本方治疗上述疾患时，甘草、小麦之用量宜分别为15g和60g以上，效果方著。为防止重用甘草后出现全身浮肿，临证可加用茯苓、合欢皮以利水安神，减少其不良反应。

【汤方组成】甘草三两，小麦一升，大枣十枚。

水煎服。

肾气丸证

【渊源】《金匮要略》。

【病机】肾阳不足。

【汤证脉症】

主症：腰痛脚软，身半以下常有冷感。

兼症：精神不振，少腹拘急，小便清长，夜间多尿，或小便不利，消渴。

舌脉：舌质淡胖，苔薄白润，脉沉细，尺脉尤甚。

【汤证辨证要点】

1. 肾虚而有虚寒之象。

2. 必须具备主症，具备兼症中任何两项，加典型舌脉。

3. 具备起病缓、病程长的特点，多有久病或年高体衰、房劳过度史。

【禁忌】咽干口燥，舌红少苔，属肾阴不足，虚火上炎者不宜用。

【汤证辨疑】

1. 六味地黄丸证：出自《小儿药证直诀》。本方证与肾气丸证皆有腰痛脚软、消渴、小便余沥等症。但前者系肾阴不足所为，常伴盗汗、骨蒸潮热、手足心热等症，后者系肾阳不足所致，则无此症，却见少腹拘急，身半以下发冷，或小便清长；前者舌红苔少，脉细数，后者舌淡胖，苔白润，脉沉细。

各

论

2. 右归丸证：出自《景岳全书》。本方证与肾气丸证皆系肾阳不足所为，肾气丸证之见症，右归丸证中皆可见到，但程度较重，且伴阳痿遗精，或阳衰无子，或大便不实，甚则完谷不化，或小便自遗，以资辨别。

3. 四神丸证：出自《证治准绳》。本方证与肾气丸证皆有腰痛肢冷、舌淡苔白、脉沉细，均为肾阳不足所为。但前者以黎明泄泻为主症，后者则无此症，而以腰痛肢冷为主症。

【临床应用】本方仲景原用治肾阳不足之"虚劳腰痛，少腹拘急，小便不利"，以及痰饮之短气有微饮，男子消渴，妇女转胞等。历代均有发展，近则广泛用于辨证属肾阳虚之多种病证。

1. 心脑血管疾病。肾气丸可调整改善脂质代谢，抑制血小板聚集，并有良好降压作用，因而可用治多种心脑血管疾病。如加山楂、苍术、何首乌、丹参治高脂血症；合补阳还五汤治脑卒中后遗症；合冠心Ⅱ号方治冠心病；加菊花、炒杜仲、怀牛膝、磁石治疗高血压病。

2. 糖尿病。本方可用治糖尿病日久而阴损及阳者。若乏力加人参、黄芪；若小便频多加桑螵蛸、金樱子；若阳痿加仙灵脾、仙茅。

3. 前列腺肥大症。原方加川牛膝、四棱草、赤芍、琥珀、泽兰等效佳。

4. 据临床报道，本方可改善睾丸、附睾的血液循环，提高生精功能，以及增加睾丸内谷胱甘肽浓度，增加前列腺二氢睾丸酮受体数。故现多用治男性不育之精子减少症，若能和五子衍宗丸合用则效果更著。

5. 泌尿系统疾病及水肿。如加人参、黄芪、车前子、怀牛膝治疗慢性肾炎蛋白尿水肿；若肾功能衰竭，加大黄、土茯苓、黄连、竹茹等，或配用生大黄、煅牡蛎、土茯苓等灌肠；加金钱草、海金沙、郁金、鸡内金、路路通等治泌尿系结石。

6. 腰痛及神经痛。本方善治腰痛，若加怀牛膝、炒杜仲则效果尤著。兼风湿者，加狗脊、桑寄生、独活；兼瘀血者，加川断、鹿角、元胡；坐骨神经痛者，加炒白芍、炙甘草、全蝎、蜈蚣；属骨质增生者，加川断、土鳖虫、威灵仙、元胡。

【汤方组成】干地黄八两，山药、山茱萸各四两，泽泻、牡丹皮、茯苓各三两，桂枝、附子（炮）各一两。

上八味末之，炼蜜和丸梧桐子大，酒下十五丸，加至二十丸，日再服。

【病案】张某，男，56岁。2019年12月7日初诊，患者自诉腰痛反复发作5年。平素口服非甾体抗炎止痛药症状可减轻，今日为寻求中医诊治，遂来我科就诊。患者腰背部疼痛，自觉背部发凉，阴天下雨或受寒后病情加重，唇、面色较暗，两目暗黑，夜尿较多，每晚3~4次，舌质淡，体胖大，舌苔白水滑，脉沉。病机：肾阳不足。辨证：肾气丸证。治法：温补肾阳。处方：熟地黄18g，山药12g，山茱萸12g，泽泻10g，茯苓12g，牡丹皮10g，附子6g，肉桂6g，杜仲10g，续断10g，益智仁10g，桑寄生10g。7剂，每日1剂，水煎，分2次温服。2019年12月14日二诊，患者诉腰背部发凉、疼痛不适感减轻，但夜间仍有疼痛、发凉，夜尿较前减少，每晚1~2次，舌质仍淡，苔白，水滑消失，脉沉。于上方将附子加至8g，易肉桂为桂枝12g，继服7剂。2019年12月21日三诊，患者腰背部疼痛不适感基本消失，夜尿每晚1~2次，舌质淡红，苔白，脉沉。嘱其继服中成药金匮肾气丸，1个月后

各
论

145

回访，患者腰痛未见复发。

按语：肾气丸证见于《金匮要略》，病由肾阳不足所致，以腰痛脚软，身半以下常有冷感为主症。患者以"腰痛不适，后背发凉，夜尿较多"为主要症状，舌质淡，体胖大，舌苔白水滑，脉沉。舌脉症肾气丸证，故用之效佳。

酸枣仁汤证

【渊源】《金匮要略》。

【病机】肝血不足，虚热内扰。

【汤证脉症】

主症：虚烦不眠，咽干口燥。

兼症：心悸，盗汗，头目眩晕。

舌脉：舌红，脉弦细。

【汤证辨证要点】

1. 必须具备主症。

2. 主症合任何一个兼症加典型舌脉。

【禁忌】

1. 热性病后期之心烦失眠、口干咽燥者忌用。

2. 外感经汗吐下后余热未尽之虚烦不眠者忌用。

3. 劳心思虑过度之心悸失眠者不宜用。

【汤证辨疑】

1. 栀子豉汤证：出自《伤寒论》。本汤证与酸枣仁汤证皆有虚烦不得眠见症。但前者系外感伤寒，余热未尽，热扰心神所为，其症状除虚烦不得眠外，尚可见反复颠倒，心中懊憹；而后者系肝血不足，阴虚内热所致，其症无心中懊憹，却有头目眩晕、咽干口燥、盗汗等症。

2. 朱砂安神丸证：出自《医学发明》。本方证与酸枣仁汤证均有心烦失眠、舌红。但前者系心火偏亢，灼伤阴血所致，其主症尚有惊悸怔忡；而后者系肝血不足，虚热内扰所为，虽可见心悸，但较轻，故为兼症，除共见症外，尚有头目眩晕。

3. 归脾汤证：出自《济生方》。本汤证与酸枣仁汤证均有心悸失眠之症。但前者系思虑过度，劳伤心脾所为，除心悸失眠外，尚见食少体倦，便血，崩漏，月经淋漓不止，舌淡，脉细弱；后者乃肝血不足，虚热内扰所致，无食少体倦及出血症，却有口燥咽干、头目眩晕、舌红、脉弦细之表现。

4. 天王补心丹证：出自《校注妇人良方》。本方证与酸枣仁汤证皆有虚烦不眠、心悸等见症。但前者系心肾不足、阴亏血少、虚火内扰所为，除上述共见症外，尚有梦遗健忘、大便干结、口舌生疮；后者则系肝血不足、虚热内扰所致，无梦遗、便结、口舌生疮之症，却有头目眩晕，口咽干燥，脉弦细。

【临床应用】本方原主治失眠症，但现以肝血不足、虚热内扰为基本病机，用治自主神经功能紊乱、阵发性心动过速、心神经官能症、高血压、更年期综合征等疾患，其效亦佳。若虚火盛者，加白芍、生地黄、牡丹皮；盗汗甚者，加牡蛎、浮小麦；心悸多梦，时有惊醒者，加琥珀、龙齿。

【汤方组成】酸枣仁二升，甘草一两，知母二两，茯苓二两，川芎二两。

水煎服。

【病案】刘某，女，63岁，夏县裴介人，退休教师。2019

年5月30日初诊，间断性失眠3年，加重2个月。患者3年前开始出现间断性失眠，起初，自服安定便可入睡，渐渐服安定也无法入睡，虚烦不宁，日渐加重，手足心发热，多梦，口燥咽干，舌瘦小嫩红，苔薄白，脉弦细。病机：肝血不足，血不养心。辨证：酸枣仁汤证。治法：养血安神。处方：酸枣仁20g，知母10g，茯神15g，川芎10g，炙甘草20g，栀子10g，淡豆豉6g，远志10g。7剂，每日1剂，水煎，午后及晚上睡前1小时分2次服。2019年6月7日二诊，患者晚间稍有睡意，但入睡仍较困难，患者补诉，若不服用安定，时有心悸发生，守上方，酸枣仁加至30g，再服14剂。2019年6月21日三诊，患者已停服安定，每因遇事，仍感心绪不宁，但晚上可入睡4个小时，守上方，嘱患者隔日1剂，并调节生活节奏。3个月后随访，患者每天可睡5个小时左右。

按语：酸枣仁汤源于《金匮要略》，病由肝血不足，虚热内扰所致，以虚烦不寐、咽干口燥为主症。失眠一证，病因繁杂，临床治疗比较困难，就失眠而言，可因心血不足，可因痰热上扰，可因心脾两虚，可因心肾不交。此例患者，为人民教师，平素喜思考，劳心神，伤肝血，失眠以心悸、虚烦，舌淡，脉弦为主要脉症，符合酸枣仁汤肝血不足，血不养心的病机，患者初就诊时，苦于不能入睡，对其他症状的描述并不具体，但随着睡眠的好转，她失眠、虚烦、心悸、咽干、脉弦的表现更加酸枣仁汤的主症主脉。就酸枣仁汤的主症来讲，失眠、心悸多与眩晕相伴，此例患者，可能因服用安定，虽睡眠不实，但未见出现明显的眩晕，可见临床使用汤方，抓主症、识病机是用方的关键。

黄连阿胶汤证

【渊源】《伤寒论》。

【病机】肾水不足，心火上炎，心肾不交。

【汤证脉症】

主症：心烦不得寐。

兼症：口燥咽干，或手足心热，小便短黄。

舌脉：舌红少苔，或舌绛无苔，脉细数。

【汤证辨证要点】

1. 必须具备主症。

2. 兼症加典型舌脉。

【禁忌】失眠而非心肾不交，无舌红绛、脉细数者忌用。

【汤证辨疑】

1. 栀子豉汤证：见于《伤寒论》。本汤证与黄连阿胶汤证皆有心烦不得眠。但前者为邪热扰心所致，兼见心中懊侬、反复颠倒、胸中有阻塞不通感、舌苔黄厚腻等热扰胸膈表现；后者则为阴虚火旺，心肾不交，症见口舌干燥，小便短赤，舌质红或绛，少苔或光红无苔，脉细数。

2. 四逆汤证类：见于《伤寒论》。本类方证与黄连阿胶汤证皆可见烦躁，但二者病因不同。前者为少阴寒化，阴盛格阳，虚阳上扰而致烦躁，四肢厥逆，舌淡白，脉沉微；后者则为少阴热化证，阴虚阳亢，心肾不交而烦躁，口燥咽干，舌红少苔，脉细数。二证虽同见烦躁，但一阴一阳迥然不同。

3. 猪苓汤证：见于《伤寒论》。本汤证与黄连阿胶汤证均有心烦不得眠症。但黄连阿胶汤证阴虚火旺而不兼水气，肾水

各

论

149◀

不足与心火旺盛均较严重；而猪苓汤证则以水气不利为主，阴虚及热势均较轻，故除心烦不得寐外，更兼小便不利、咳而呕恶等症。

4. 酸枣仁汤证：见于《金匮要略》。本汤证以虚烦不得眠为主症，与黄连阿胶汤证相似，但本汤证是由肝血不足，血不养心所致，可见头目眩晕、心悸盗汗、脉细弦等，而无心肾不交的舌红、脉细数、手足心热等黄连阿胶汤证必见症征。

5. 朱砂安神丸证：见于《医学发明》。本方证与黄连阿胶汤证在发病机理与症状表现上均相似，均见阴虚火旺所致之心烦不寐、舌红、脉细数。但前者偏于心肝血虚，后者偏于肾阴不足；前者可见惊悸、怔忡、多梦等血不养心症状，后者则见腰脊酸困、胫酸懒怠等症。

6. 天王补心丹证：见于《校注妇人良方》。本方证亦以心烦少寐、舌红少苔、脉细数为主要表现，且由心肾阴虚，虚火上炎而致，与黄连阿胶汤证在主症病机上相同。但前者不但肾阴不足，且心血亦亏虚，以阴亏血少为主，火热之象相对不似黄连阿胶汤证明显，主症中还应有健忘、心悸、神疲等；黄连阿胶汤证则单以肾阴亏虚、心火上炎所致之心烦失眠为主症。后者不如前者适用范围广。

【临床应用】

1. 本汤证为辨析失眠的主要方证之一，以心烦失眠、口舌干燥、舌质红少苔或光红无苔、脉细数为辨证要点。本方如加生龙骨、生牡蛎、珍珠母之类镇心安神类药物，效果更佳。

2. 本方证以阴虚火旺为基本病机，方药亦多寒凉滋腻，故脾胃不和、痰湿阻滞者不宜用本方。

3. 有报道以本方加川楝子、香附、木香治疗萎缩性胃炎；加白及、百合、生地黄、麦冬等治疗肺结核咳血。还有用于功能性子宫出血、血痢、产后发热、阵发性心动过速、喉痹、小儿小便失禁者，随病症进退加减，均取得满意效果。

4. 与本汤证相类的天王补心丹、朱砂安神丸等，在临床应用时，可随证合用，以取其长。

【汤方组成】黄连四两，黄芩二两，芍药二两，鸡子黄二枚，阿胶三两。

上五味，以水先煎前三味，去渣，纳阿胶烊尽，待药稍温，纳鸡子黄，搅匀，分三次温服。

【病案】王某，男，46岁。2014年10月12日初诊，患者面部红斑、丘疹1年。1年来患者面部发红、油腻、脱屑，时轻时重，近半个月来红斑持续不退，有灼热、瘙痒感，故来就诊。患者诉1年前因本病在某小诊所口服并外用药物（成分不明）治疗，收效迅速，后病情反复时，就在该诊所治疗，总能迅速好转，但每次发病病情都比之前严重。患者颜面部红斑、丘疹、干燥、脱屑，毛孔粗大，皮损处灼热、瘙痒，前胸及颈部可见毛囊炎及色素沉着，患者情绪烦躁，口唇暗红干燥，纳可，眠差，大便干，小便黄，时常盗汗，舌红少苔，脉弦细数。病机：肾水不足，心火上炎，心肾不交。辨证：黄连阿胶汤证。治法：滋阴降火，除烦安神。处方：黄连12g，黄芩6g，白芍10g，桑叶10g，菊花15g，鸡子黄2个，阿胶9g。7剂，每日1剂，以水先煎前五味，去渣，纳阿胶烊尽，待药稍温，纳鸡子黄，搅匀，分两次温服。2014年10月19日二诊，患者面部红斑颜色较前变淡，灼热、瘙痒感缓解，但仍有红色丘疹，舌脉同前。原方加连翘12g，继服7剂。2014年10

月 26 日三诊，患者面部微红，丘疹消退，皮屑较前多，面部偶有微热、瘙痒感。睡眠改善，舌质不如之前红，苔薄，脉弦细。在 2014 年 10 月 19 日方基础上加当归 10g，去连翘。因患者要去外地出差，带药 14 剂。1 个月后回访，患者现面部正常，仅在受热或情绪激动时面部发红，余无不适。

按语：黄连阿胶汤见于《伤寒论》，原方本用于治疗阴虚阳亢之心烦、失眠。本案中患者疾病初期当为脂溢性皮炎；经不当治疗后转变为激素依赖性皮炎，来诊时以面部红斑丘疹为主症，但详细询问病史，伴有明显的心烦，眠差，舌红少苔，脉弦细数，黄连阿胶汤虽不为治疗激素依赖性皮炎、脂溢性皮炎的方药，此处的面部红斑是患者就诊的主诉，但不是本方证的主症，只有看到心烦不眠、腰膝酸软、舌红少苔、脉细数这些心肾不交、阴虚火旺之象时，才是选用黄连阿胶汤的主症。而面部红斑应当是在疾病过程中一个兼症上升为主要矛盾的表现。正向总论中所述，"喘家作，桂枝加厚朴杏子汤佳"，发热、汗出、恶风为主症，喘家的呼吸急促是本阶段主要矛盾的兼症。

九味羌活汤证

【渊源】《此事难知》引张元素方。

【病机】外感风寒湿，内有蕴热。

【汤证脉症】

主症：恶寒发热，无汗，肢体酸楚疼痛，口苦微渴。

兼症：头痛项强。

舌脉：舌苔白，脉浮。

【汤证辨证要点】

1. 具备主症。

2. 主症合兼症，加典型舌脉。

【禁忌】

1. 风热表证者不宜用。

2. 阴虚内热者不宜用。

【汤证辨疑】

1. 败毒散证：出自《小儿药证直诀》。本方证与九味羌活汤证皆有恶寒发热、无汗、肢体酸痛、头痛项强、苔白、脉浮等表现。但前者系气虚外感风寒湿邪，除上述见症外，尚有咳嗽吐痰、胸膈痞满、脉浮重取无力等表现；后者系外感风寒湿，里有蕴热所致，无咳嗽、胸满、脉重取无力等表现，却有口苦微渴之症。

2. 大青龙汤证：出自《伤寒论》。本汤证与九味羌活汤证皆有恶寒发热、无汗、脉浮。但前者系风寒外束，郁热不宣所致，除上述见症外，尚有身疼痛，烦躁，脉浮紧，且烦躁与不汗出密切相关，和口苦口渴不相随；后者因外感风寒湿，里有蕴热引起，身痛有酸困感，口苦、口渴则为必见之症。

3. 香薷散证：与九味羌活汤证异同点详见香薷散证条下。

4. 羌活胜湿汤证：出自《内外伤辨惑论》。本汤证与九味羌活汤证皆有头痛、肢体酸重、苔白、脉浮，但前者系风湿郁于肌表所为，而后者因外感风寒湿，内有蕴热所致，除上述见症外，尚有恶寒发热、无汗、口苦微渴等表现，二汤证显然有别。

【临床应用】本方为主治四时感冒风寒湿邪，表实无汗而兼有里热的常用方剂，现主要用治感冒、急性肌炎、风湿性关

各

论

节炎、偏头痛等病症。若肢体酸楚不甚者，去苍术、细辛；如痛剧者，倍用羌活，再加威灵仙、鸡血藤；若湿重胸满者，去生地黄，加枳壳、桔梗；无口苦微渴者，去生地黄、黄芩；偏头痛者，加柴胡、全蝎；急性肌炎者，加葛根、秦艽。

【汤方组成】羌活一钱半，防风一钱半，苍术一钱半，细辛五分，川芎一钱，白芷一钱，生地黄一钱，黄芩一钱，甘草一钱。

水煎服。若急汗，热服，以羹粥投之；若缓汗，温服，而不用汤投之也。

【病案】李某，男，53岁，运城人，职工。2014年1月28日初诊，咳嗽、咳痰3天。患者平素喜嗜烟酒，常有干咳，3天前因受寒咳嗽加重，咳嗽呈阵发性干咳，夜间明显，咯痰量少质黏，咽痒即咳，气紧，无喉间哮鸣音，咽干咽痛，无汗，全身酸困不适，食欲可，睡眠一般，二便调，舌质红，苔白，脉浮紧。双肺呼吸音粗，未闻及干湿啰音。病机：外感风寒湿，内有蕴热。辨证：九味羌活汤证。治法：发汗祛湿，兼清里热。处方：羌活10g，防风10g，细辛3g，苍术15g，川芎10g，黄芩12g，桔梗10g，生甘草10g，蝉衣10g，苏子10g，僵蚕10g，枳壳10g，天花粉20g，地龙10g。5剂，每日1剂，水煎，早晚温服。1周后随诊，患者现已痊愈，无咳嗽等症。

按语：九味羌活汤出自《此事难知》，为外感风寒湿邪，兼内有蕴热而设。患者有外感风寒史，虽无发热，但周身酸楚、咽干、咳嗽，舌质红，苔白，脉浮紧，符合九味羌活汤方证要点。需要注意的是，本方与大青龙汤均能解表寒、清里热，不同之处，后者由麻黄汤化裁而来，并重用麻黄，病机属风寒表实之重证，故恶寒程度较重；本方证属外感风寒夹湿，故身痛特点是以酸痛、困痛为主。

香薷散证

【渊源】《太平惠民和剂局方》。

【病机】暑月外感于寒，内伤于湿。

【汤证脉症】

主症：恶寒发热，无汗，胸闷。

兼症：头痛头重，腹痛吐泻，身酸痛。

舌脉：舌苔白腻，脉浮。

【汤证辨证要点】

1. 具备主症。

2. 主症合兼症中任何一项，加典型舌脉。

3. 病发于夏，有不当饮冷乘凉史。

【禁忌】

1. 表虚有汗者忌用。

2. 中暑发热汗出，心烦口渴者不宜用。

【汤证辨疑】

1. 九味羌活汤证：见于《此事难知》。本汤证与香薷散证皆有恶寒发热、头痛身酸痛、无汗、脉浮。但前者系外感风寒湿，里有蕴热所致，除上述见症外，尚有口苦微渴等症；而后者为暑月感寒，内伤于湿，无口苦微渴，却有胸闷、腹痛吐泻、苔腻之表现。

2. 麻黄汤证：出自《伤寒论》。本汤证与香薷散证皆有恶寒发热、头痛身痛、无汗等症。但前者系外感风寒，肺气失宣所为，除上述见症外，尚有无汗而喘、苔薄白、脉浮紧等表

各

论

现；而后者则因暑月感寒，内伤于湿而发病，胸闷但不喘，头身之痛分别有重酸之感，且可伴腹痛吐泻，苔虽白但腻，病发于夏季。

3. 败毒散证：出自《小儿药证直诀》。本方证与香薷散证均有恶寒发热、无汗、身体酸痛、胸闷、苔白腻。但前者系气虚而感受风寒湿邪，除上述见症外，尚有鼻塞声重、咳嗽有痰、脉浮而重取无力等表现；后者则因暑月感寒，内伤于湿所致，无咳嗽吐痰及脉浮重取无力表现，却可见腹痛吐泻，且病发于夏。

【临床应用】本方为夏月乘凉饮冷，外感风寒，内伤湿滞的常用方剂，现常用于夏季感冒、急性胃肠炎等。若里湿化热，口渴心烦者，加黄连；如兼泄泻者，加茯苓、白扁豆、薏米；如两腿转筋者，加白芍、炙甘草、木瓜；感受寒湿，寒热不甚，中气虚弱者，加人参、黄芪、白术、橘红、木瓜、茯苓、甘草。

【汤方组成】香薷一斤，白扁豆（微炒）、厚朴（姜制）各半斤。

上为粗末，每三钱，水一盏，入酒一分，煎七分，去滓，水中沉冷。连吃二服，随病不拘时。

【病案】谭某，男，36岁。2015年7月28日初诊，患者头闷、恶寒、发热1天。患者自诉昨日因天气闷热，吹了整夜空调冷风，今晨起床时即感浑身酸痛，头闷沉，恶寒，发热，测体温38℃，无汗，详问病情，患者诉昨天白天喝了大量冰饮料后即感胸脘痞闷，不思饮食，现恶心，腹泻，舌淡胖苔白腻，脉浮。病机：夏月外感风寒，内伤于湿。辨证：香薷散证。治法：祛暑解表，化湿和中。处方：香薷10g，白扁豆

20g，厚朴 10g，茯苓 15g，炒白术 15g。3 剂，水煎温服。煎时加酒一盅。1 个月后回访，患者诉服 3 剂药后诸症解。

按语： 香薷散见于《太平惠民和剂局方》，病机由夏月乘凉饮冷，感受寒湿所致。寒湿外束，腠理闭塞，卫阳被遏，故见恶寒发热无汗；喝大量冷饮，损伤脾胃，运化失职，寒湿内滞，故出现胸脘痞闷，恶心，腹泻；舌淡胖苔白腻，脉浮为外感风寒，内伤湿滞的表现。诸症与香薷散汤证相合，故用之有效。

加味香苏散证

【渊源】《医学心悟》。

【病机】 风寒袭表。

【汤证脉症】

主症：发热恶寒或恶风，无汗，头痛身疼。

兼症：项强，鼻塞流涕。

舌脉：舌苔薄白，脉浮。

【汤证辨证要点】

1. 具备主症。

2. 主症合任何一项兼症，加典型舌脉。

3. 多有体质较弱、起居失慎史。

【禁忌】

1. 外感风热者忌用。

2. 阴虚外感者不宜用。

3. 风寒湿邪之表寒重证者不宜用。

【汤证辨疑】

1. 麻黄汤证：出自《伤寒论》。本汤证与加味香苏散证均

各

论

有发热恶寒，头身疼痛，无汗，苔白脉浮。但前者症重，且有气喘，脉见紧象，系外感风寒，肺气失宣所致，其所感之邪较重；后者虽亦为风寒袭表引起，但受邪轻，见症微，无气喘脉紧之表现。

2. 桂枝汤证：出自《伤寒论》。本汤证与加味香苏散证皆见头痛、发热恶风、鼻塞流涕、苔白脉浮等表现。但前者有汗出、脉浮缓之特点，系表虚外感风寒，营卫失和所致；后者无汗，且头痛较前者甚，其项强、身体疼痛亦为前者所不具，乃四时感受风寒引起。

3. 九味羌活汤证：见于《此事难知》。本汤证与加味香苏散证均有恶寒发热，肌表无汗，头痛项强，身体疼痛，苔白脉浮。但前者除所见症较重外，尚见口苦而渴，且疼痛有酸楚感，系外感风寒湿邪，内有蕴热所致；后者之症较轻，亦无前者之口苦口渴、酸楚疼痛等表现。前者舌苔白腻，后者苔白不腻。

4. 败毒散证：出自《小儿药证直诀》。本汤证与加味香苏散证皆有恶寒发热，头痛项强，鼻塞无汗，苔白脉浮。但前者所见之症远比后者为重，且有咳嗽吐痰，胸膈痞满，肢体酸痛，系气虚外感风寒湿邪所致；而后者的共见症较轻，亦无咳痰胸满及肢体酸痛之表现，为四时感受风寒轻邪所引起。前者舌苔白腻，脉浮重取无力，后者苔白不腻，脉无虚象，也可供辨识。

【临床应用】本方原为四时感受风寒而病邪轻浅者所设，现广泛用于老人、小儿、体虚之人感冒，以及妇女经期感冒，若兼气郁、湿滞者，用之尤佳。如头痛甚者，加羌活、葱白；喘咳者，加桔梗、前胡、杏仁；鼻衄或吐血，本方去生姜，加生地黄、赤芍、丹参、牡丹皮；咽喉肿痛者，加桔梗、牛蒡子；兼食积者，加山楂、麦芽；妇女正值经血来潮者，加当归、丹参；产后受风寒者，加炮姜、当归。

【汤方组成】紫苏叶一钱五分，陈皮、香附各一钱二分，炙甘草七分，荆芥、秦艽、防风、蔓荆子各一钱，川芎五分，生姜三片。

水煎，温服，微覆似汗。

【病案】李某，女，8岁。2017年9月20日初诊，2天前患者偶感风寒，出现发热恶寒，头痛项强，鼻塞流涕，纳呆，二便调。舌质淡红舌苔薄白，脉浮。病机：风寒袭表。辨证：加味香苏散证。治法：祛风散寒。处方：紫苏叶6g，陈皮6g，香附6g，荆芥6g，秦艽6g，防风6g，蔓荆子5g，川芎3g，生姜3片，炙甘草3g。3剂，每日1剂，水煎，分2次温服。患者服药3剂后，上述症状明显减轻，又服3剂，病告痊愈。

按语：加味香苏散证见于《医学心悟》，病由风寒袭表所致，以发热恶寒或恶风，无汗，头痛身疼为主症。患者以"发热恶寒，头痛项强，鼻塞流涕"为主症，舌质淡红舌苔薄白，脉浮。舌脉符合加味香苏散证，故用之。本方对于四时感冒临床效佳。加味香苏散为后世医家所创治疗风寒袭表，现在临床常用的重要方证，其与麻黄汤、桂枝汤、九味羌活汤、败毒散的鉴别已如前述。此患者为以儿童，属于四时感冒，为易虚易实之体，选择使用十分恰当。

桑菊饮证

【渊源】《温病条辨》。

【病机】外感风热，邪在肺卫。

【汤证脉症】

主症：咳嗽，身热不甚。

兼症：口微渴。

舌脉：舌苔薄白，脉浮数。

【汤证辨证要点】

1. 必须具备主症。

2. 主症之咳嗽合口微渴加典型舌脉。

3. 多发于冬春两季温风过暖时节，或有起居不慎史。发病较急，病情较轻，病程较短。

【禁忌】

1. 风寒咳嗽者忌用。

2. 内伤咳嗽者忌用。

【汤证辨疑】

1. 桑杏汤证：出自《温病条辨》。本汤证与桑菊饮证均有咳嗽、身热不甚、舌苔薄白、脉浮数表现。但前者系温燥外袭，肺津受灼所为，病发于秋季，后者系外感风热，邪在肺卫所致，病主发于春季；前者口渴、咽干鼻燥较著，后者口微渴，一般无咽干鼻燥；前者苔薄白而干，后者苔薄白不干。

2. 银翘散证：出自《温病条辨》。本方证与桑菊饮证均有发热口渴、咳嗽、脉浮数表现。但前者发热口渴较重，且微恶风寒，无汗，或有汗不畅，头痛咽痛，舌尖红，苔可见微黄，其咳嗽之症不为主症；后者发热口渴较轻，突出之症为咳嗽，舌苔无黄象，见症较单一且轻。

3. 止嗽散证：出自《医学心悟》。本方证与桑菊饮证都有咳嗽、轻度发热、舌苔薄白、脉浮表现。但前者系风邪犯肺，咳嗽较久，后者则为风热犯肺，咳嗽时短；前者咽痒，微恶风，脉浮缓，且口不渴，后者无咽痒、恶风、脉浮缓，却有口微渴、脉浮数之脉症。

【临床应用】本方主要用于外感风热初起，表证较轻，肺气失宣而咳嗽偏重者。临床观察表明，本方对流行性感冒、上呼吸道感染、扁桃体炎、急性支气管炎、流行性结膜炎有较好疗效。若属疱疹病毒者，重用薄荷；如咳嗽痰稠，咯痰不爽，加瓜蒌、贝母；如口渴明显，加天花粉；如邪热盛，咳嗽气粗似喘，加知母、生石膏；如咽喉疼痛，加山豆根、金银花；如咳痰夹血，加白茅根、藕节、牡丹皮；如咳嗽痰黄者，加黄芩、桑白皮。

【汤方组成】桑叶二钱五分，菊花一钱，杏仁二钱，连翘一钱五分，薄荷八分，桔梗二钱，甘草八分，苇根二钱。

水煎服。

【病案】王某，女，19 岁，大学生。2018 年 10 月 12 日初诊，患者咳嗽、咽痛 2 天。2 天前因食辛辣食物而出现上述症状，查体温 37.6℃，咽部红充血，面部红色丘疹，伴口渴，无恶寒，无汗，肢节疼痛等。饮食可，睡眠可。二便无异常。舌质红，苔微黄，脉浮数。病机：风热犯肺。辨证：桑菊饮证。治法：疏风清热，宣肺止咳。处方：桑叶 10g，菊花 10g，杏仁 10g，桔梗 10g，芦根 15g，天花粉 10g，蒲公英 30g，白芷 10g。3 剂，每日 1 剂，水煎，分早晚 2 次温服。2018 年 10 月 15 日二诊，服上方后体温正常，咳嗽咽痛消失，病愈。

按语：桑菊饮出自《温病条辨》，为风温轻证而设。患者咳嗽、咽痛，微热，口渴，舌脉与桑菊饮证一致。属于风热犯肺，侧重于邪伤脉络，肺气受郁。风热犯表，肺失宣降，症见咳嗽，卫气被郁，开合失司可见发热，风热邪气上攻于上焦，

各论

卫气被郁,经脉不利见咽痛,口渴。舌脉为风热犯肺之征。病机一致,方证相应,用之效佳。

银翘散证

【渊源】《温病条辨》。

【病机】温病初起,邪在肺卫。

【汤证脉症】

主症:发热,微恶风寒,口渴,咽痛。

兼症:无汗或少汗,头痛,咳嗽。

舌脉:舌边尖红,苔薄白,脉浮数。

【汤证辨证要点】

1. 必须具备主症。

2. 具备主症中任何一项合兼症中任何一项,加典型舌脉。

3. 具备兼症中任何一项,加典型舌脉。

4. 多发于冬春两季温风过暖时节,或有起居不慎史。发病较急,病情较轻,病程较短。

【禁忌】

1. 外感风寒者忌用。

2. 湿热病初起者忌用。

【汤证辨疑】

1. 桑菊饮证:与银翘散证之不同点详见桑菊饮证条下。

2. 桂枝汤证:与银翘散证之异同点详见桂枝汤证条下。

3. 新加香薷饮证:出自《温病条辨》。本方证与银翘散证皆有发热恶寒、头痛无汗、口渴等症。但前者系暑热夹湿,复感于寒所致,除上述症状外,尚见胸闷不饥,舌苔白腻,脉濡数，且头痛多为闷痛，恶寒较明显；后者系风热病邪为患，恶寒较轻，头痛不闷沉，可见少汗，苔无腻象。就发病季节而言，前者发生于暑气既盛、湿气亦较重的季节，而后者多发于冬春二季。

4. 三仁汤证：出自《温病条辨》。本汤证与银翘散证皆有发热恶寒、头痛等见症。但前者系湿温初起，湿重于热，卫阳郁遏所致，除上述症状外，又见身重疼痛，胸闷不饥，舌苔白腻，脉濡，且发热为身热不扬，头痛亦多呈闷痛；后者系风热病邪为患，头不闷，身不重，亦无胸闷不饥、苔腻、脉濡之表现。二证发病季节亦显然有别，前者发生于夏季，而后者则多见于冬春二季温风过暖时节。

【临床应用】银翘散为一首治疗温病初起的名方，现广泛用治以下疾病：

1. 急性上呼吸道感染。若口渴较甚，加天花粉；如咽痛较剧，加马勃、元参、金果榄；咳嗽较甚者，加杏仁、桑叶；若见鼻衄者，去荆芥、豆豉，加白茅根、侧柏叶；咽痒者，加蝉衣、牛蒡子；扁桃体肿大明显者，加赤芍、牡丹皮。

2. 肺部感染。若痰吐色黄者，加浙贝母、地龙、桔梗；若肺热盛者，加鱼腥草、黄芩，或生石膏、知母；大便干结者，加全瓜蒌、大黄；痰中夹血者，加白茅根、仙鹤草、大蓟。

3. 急性传染病。麻疹初期者，加蝉蜕、牛蒡子、赤芍；流行性腮腺炎者，加柴胡、黄芩、板蓝根；流行性乙型脑炎、流行性出血热、流脑及猩红热等邪在卫分者，皆可治之，且疗效肯定。

4. 皮肤变态反应性疾病。因本方有较强的抗过敏作用，故临床以本方去淡豆豉加蝉衣、牡丹皮、生地黄、防风等治疗

各论

药物性皮炎、荨麻疹及小儿湿疹，均获良效。

【汤方组成】连翘一两，金银花一两，苦桔梗六钱，薄荷六钱，竹叶四钱，生甘草五钱，芥穗四钱，淡豆豉五钱，牛蒡子六钱。

上药为散，每服六钱，鲜苇根煎汤，香气大出，即取服，勿过煮。

【病案】齐某，女，31岁，市政府干部。2012年4月12日初诊，患者发热、口干、咽痛，微恶风寒，鼻流清涕4天。4天前，患者觉天气炎热，脱衣运动，运动量较大，次日晨起自感发热，体温37.8℃，咽干涩疼痛，鼻孔出气灼热，鼻流清涕，周身酸楚不适，遂来就诊。舌边尖红，苔薄白，脉浮数。病机：外感温热邪气，邪伤肺卫。辨证：银翘散证。治法：辛凉解表。处方：金银花12g，连翘10g，淡竹叶10g，荆芥10g，牛蒡子10g，淡豆豉6g，薄荷10g，生甘草6g，葛根10g。3剂，颗粒剂，每日1剂，开水冲，分2次温服。并嘱多饮开水，注意休息，药后诸证消失，临床痊愈。

按语：银翘散为《温病条辨》中治疗温病初起，邪在肺卫的风温证，是辛凉解表的代表方剂，临床以发热、口苦、咽痛、舌边尖红，脉浮数为主要用药指征。临床或因肺卫失调，见到微恶寒，或少汗，或兼见头痛、咳嗽，其出汗的多少，恶寒的轻重，与桂枝汤鉴别使用。桂枝汤以外感风寒，营卫不和为主，一般无口苦、咽痛；而桑菊饮以头痛、咳嗽的症状要比银翘散证的为重。桑菊饮以肺气上逆为主要病机变化，银翘散以风热袭肺卫为主要表现，就病位来讲，银翘散纯为风热表证，桑菊饮已有肺气上逆的表现，临床应注意鉴别。

败毒散证

【渊源】《小儿药证直诀》。

【病机】素体气虚，风寒湿邪客表。

【汤证脉症】

主症：憎寒壮热，肢体酸痛，无汗。

兼症：头项强痛，鼻塞声重，咳嗽有痰，胸膈痞满，痢下赤白黏冻，白多赤少，或纯为白冻。

舌脉：舌淡苔白腻，脉浮而重取无力。

【汤证辨证要点】

1. 具备主症。

2. 主症加任何一项兼症，合典型舌脉。

【禁忌】

1. 外感风热者忌用。

2. 阴虚外感者忌用。

3. 痢下赤白相间或赤多白少而不兼风寒表证者忌用。

【汤证辨疑】

1. 九味羌活汤证：与败毒散证之鉴别详见九味羌活汤证条下。

2. 参苏饮证：出自《太平惠民和剂局方》。本方证与败毒散证均可见恶寒发热，头痛鼻塞，咳嗽，胸膈满闷，苔白腻，脉浮而按之无力等。但前者系体弱之人外感风寒，内有痰湿所为，咳嗽痰多及胸膈满闷之症较重，无湿郁肌表之肢体酸痛表现；后者则因素体气虚，风寒湿邪外袭引起，恶寒发热较前者重，咳痰胸闷较轻，并只作为兼症，其肢体酸痛又为必见之

各论

症。另外，后者兼症中尚可见到痢下之症，而前者则不然。

3. 小青龙汤证：出自《伤寒论》。本汤证与败毒散证皆有恶寒发热，无汗，咳嗽吐痰，身体疼痛而酸重，脉浮。但前者因风寒客表，水饮内停而引起，其咳嗽较甚，痰稀而多，且可见喘，而身体重痛只为或然症；后者则为素体气虚，风寒湿邪外袭所为，身体酸痛或重痛为主症，咳嗽痰不多为兼症，且不喘，脉亦浮，但按之无力。前者苔白滑，后者苔白腻，亦可供参考辨别。

【临床应用】 本方原为小儿而设，后世推广用于老人、产妇、大病后尚未复原以及素体虚弱之人而感风寒湿邪者。痢疾、疮疡初起而见本方证之主症者，亦可运用本方。

1. 若用于疮疡初起，去人参，加金银花、连翘；用于风毒瘾疹，加蝉衣、苦参；气不虚且风寒之邪较重者，去人参、柴胡、薄荷，加荆芥、防风。

2. 现常用于感冒、支气管炎、过敏性皮炎、荨麻疹、湿疹、皮肤瘙痒症等属风寒夹湿者。

【汤方组成】 柴胡、前胡、川芎、枳壳、羌活、独活、茯苓、桔梗、人参各一两，甘草半两。

上为末，每服二钱，入生姜、薄荷煎。

【病案】 元某，女，20岁。2017年11月10日初诊，患者憎寒，浑身酸痛，寒战1天。患者素体柔弱，昨日白天受凉，入暮后出现憎寒，浑身酸痛，寒战，不愿出被窝，体温38.9℃，无汗，口干不喜饮水，咳嗽痰少，纳差，乏力，舌淡苔白，脉浮重按无力。病机：正气素虚，又感风寒湿邪。辨证：败毒散证。治法：散寒祛湿，益气解表。处方：柴胡10g，前胡10g，川芎10g，枳壳10g，羌活10g，独活10g，茯苓 15g，桔梗 10g，人参 10g，炙甘草 10g，生姜 10g，薄荷 6g。3 剂，每日 1 剂，水煎，分 3 次热服。2017 年 11 月 13 日复诊，患者感冒痊愈，但觉口淡无味，纳呆，乏力，舌淡苔白滑，脉弱。予香砂六君子汤调理善后。

按语： 败毒散见于《太平惠民和剂局方》，证由正气素虚，又感风寒湿邪所致。患者"憎寒发热，无汗，寒战，浑身酸痛"，为风寒湿邪袭于肌表，正邪交争所致；乏力，纳差，舌淡苔白腻，脉浮重按无力，乃气虚夹有外感风寒湿之象。

舟车丸证

【渊源】《景岳全书》。

【病机】水热内壅，气机阻滞。

【汤证脉症】

主症：水肿水胀，腹坚，二便不利。

兼症：口渴，气粗。

舌脉：舌苔黄滑，脉沉数有力。

【汤证辨证要点】

1. 具备主症。

2. 主症合任何一项兼症，加典型舌脉。

【禁忌】

1. 体虚者及孕妇忌用。

2. 方中部分药物毒性剧烈，忌久服。

【汤证辨疑】

1. 十枣汤证：出自《伤寒论》。本汤证与舟车丸证皆有水

各

论

肿腹胀、二便不利等症，均系水饮停聚，气机失畅所为。但前者症轻，亦未化热，舌苔白滑，脉沉弦不数，其主症尚有饮停胸胁之咳唾胸胁引痛及短气；而后者共见症较重，饮已化热，故舌苔黄滑，脉沉数有力，其主症惟大腹肿满。前者口不渴，后者口渴，亦可供辨别。

2. 实脾散证：出自《重订严氏济生方》。本方证与舟车丸证皆有水肿、大腹胀满等症。但前者系脾肾阳虚，阳不化水，水气内停所致，除上述见症外，尚有身半以下肿甚、手足不温、口中不渴、大便溏薄之特点；后者则因水热内壅，气机阻滞引起，无前者之特点，反见口渴，大便秘结。前者舌苔白腻，脉沉弦而迟，后者舌苔黄滑或黄腻，脉沉数有力。

3. 五皮散证：出自《华氏中藏经》。本方证与舟车丸证皆见水肿、脘腹胀满、上气而喘、小便不利等症。前者尚有一身悉肿、肢体沉重之特点，系脾虚湿盛，气机阻滞，水溢肌肤所致；后者之水肿以大腹为主，大便秘结及口渴之症又为前者所不具，乃水热内壅，气机阻滞所为。前者苔白腻，脉沉缓，后者苔黄滑或黄腻，脉沉数有力。

4. 禹功散证：出自《儒门事亲》。本方证与舟车丸证皆见水肿腹胀、大便秘结、小便不利、脉沉有力等脉症。前者系水湿之邪，泛溢肌肤，壅阻脏腑所致，有遍身水肿之特点；后者则因水热内壅，气机阻滞引起，其症以水肿腹胀腹坚为主，口渴、脉数亦为前者所不具。

【临床应用】本方为峻下逐水的代表方剂之一，主要用于水肿鼓胀，形气俱实者。现以水热内壅、气机阻滞为基本病机，以本方用于治疗肝硬化、血吸虫病等所致的腹水，取得一定疗效。具体运用时，如服药后泻下次数少，水饮未尽去者，次日可加量再服，总以快利水尽为度；如患者体虚邪实，又非攻逐不可者，可用本方与补益剂交替使用，或先攻后补，或先补后攻。

【汤方组成】黑丑（研末）四两，甘遂（面裹煨）、芫花、大戟（俱醋炒）各一两，大黄二两，青皮、陈皮、木香、槟榔各五钱，轻粉一钱。

共为末，水糊丸如小豆大，空心温水下，初服五丸，日三服，以快利为度。

逍遥散证

【渊源】《太平惠民和剂局方》。

【病机】肝郁血虚，脾失健运。

【汤证脉症】

主症：两胁作痛，神疲食少，月经不调。

兼症：头痛目眩，口燥咽干，寒热往来，乳房作胀。

舌脉：舌淡红，脉弦而虚。

【汤证辨证要点】

1. 具备主症。

2. 除兼症中口燥咽干外，任何一项主症合任何一项兼症，加典型舌脉。

3. 病情之轻重及反复发作，与情绪波动有密切关系。

【禁忌】邪郁少阳之寒热往来者忌用。

【汤证辨疑】

1. 小柴胡汤证：出自《伤寒论》。本汤证与逍遥散证皆见

各

论

咽干目眩，寒热往来，食少，脉弦等。但前者系伤寒邪犯少阳所致，除上述见症外，尚有胸胁苦满、心烦喜呕、口苦之表现，且寒热往来为其主症；而后者则因肝郁血虚，脾失健运引起，寒热往来只为兼症，而两胁作痛、神疲食少、月经不调为其主症，此外，还见头痛、乳房作胀及脉弦而虚。

2. 柴胡疏肝散证：出自《景岳全书》。本方证与逍遥散证皆有胸胁作痛、寒热往来及脉弦之表现。但前者系木失条达，气郁血滞引起，除上症外，尚见嗳气太息，脘腹胀满；而后者则因肝郁血虚，脾失健运所致，无肝胃失和之嗳气胀满，却有脾虚血弱之神疲食少及月经不调。前者脉弦有力，后者脉弦而虚。

3. 一贯煎证：出自《柳州医话》。本方证与逍遥散证均有胸胁疼痛、咽干口燥及脉弦虚之表现。但前者系肝肾阴虚，肝气横逆所致，除上述见症外，尚有胃脘痛，吞酸吐苦；而后者因肝郁血虚，脾失健运引起，胁痛多不连及胃脘，亦无吞酸吐苦之表现，咽干口燥也较轻，其神疲食少较突出，寒热往来、头痛目眩、月经不调及乳房作胀也为常见之症。前者舌红苔少，后者舌淡红苔薄，亦可供辨识。

4. 金铃子散证：出自《素问病机气宜保命集》。本方证与逍遥散证皆有胸胁疼痛。但前者痛连心腹，且口苦，系肝郁气滞，气郁化火所为；后者胁痛多不连及心腹，虽口燥但不苦，并有寒热往来、头痛目眩、神疲食少、月经不调及乳房作胀等诸多表现。前者舌红苔黄，脉弦数；后者舌淡红苔薄白，脉弦而虚。

【临床应用】本方是调和肝脾之名方，其所主病机广泛见于多种疾患，加之衍化方甚多，故临床应用颇广，现简述如下：

1. 用治神经精神疾病，如精神分裂症、精神抑郁症、神经官能症、癔病等。若心烦易怒者，加牡丹皮、栀子、合欢皮；狂躁者，加龙骨、牡蛎、生铁落；夜难入寐者，加重茯苓用量，再加炒枣仁、合欢皮、夜交藤。

2. 用治月经不调。若经前乳胀者，加橘叶；经前头痛者，加川芎；经前郁闷者，加合欢皮、香附；经前烦躁不安者，加牡丹皮、栀子、合欢皮；痛经属寒凝气滞者，加小茴香、香附、乌药；痛经属气滞血瘀者，加香附、五灵脂、蒲黄、元胡；临经腹痛，脉弦虚者，加熟地黄、阿胶；崩漏不止，心烦易怒者，加牡丹皮、栀子、生地炭。

3. 用治乳腺疾病。本方对乳腺小叶增生症疗效较佳，但对乳腺纤维瘤效果不著。若乳房癖块时大时小者，加郁金、青皮、王不留行、橘叶；若乳部癖块质硬，舌暗或有瘀斑者，加三棱、莪术、土鳖、牡蛎；若癖块固定质硬，舌苔白腻者，加海藻、昆布、浙贝母、白芥子等；乳衄者，加牡丹皮、栀子、白茅根、茜草、怀牛膝。

4. 用治更年期综合征。若烦躁不安者，加牡丹皮、栀子；若烘热者，加女贞子、墨旱莲。

5. 用治肝炎。尤其是对慢性肝炎而见肝区隐痛、神疲食少者，加枸杞子、党参、丹参、麦芽、山楂效佳。

6. 用治眼科疾病。因本方能疏肝解郁，气血两调，故对七情内伤、肝失条达所致之青盲、暴盲等有较好疗效，一般需加菊花、枸杞、白蒺藜、菖蒲。

7. 用治功能性低热而属血虚者。原方加牡丹皮、丹参、栀子。

各
论

8. 用治皮肤疾病。如面部色素沉着者，加麻黄、蝉衣、白蒺藜；经前面部痤疮增多症，加牡丹皮、赤芍、栀子、土茯苓、板蓝根。

9. 用治特发性浮肿。原方加益母草、泽兰多能取效。

【汤方组成】柴胡、当归、白芍、白术、茯苓各一两，炙甘草五钱。

上为粗末，每服二钱，水一大盏，烧生姜一块切破，薄荷少许，同煎至七分，去滓热服，不拘时候。

【病案】白某，女，26岁。2019年8月21日初诊，患者颜面部大量的红色丘疹，部分有脓头，少量的囊肿、结节，自诉月经前皮损加重增多，伴有胸部胀痛，月经周期先后不定期，经期心情烦躁，纳少便溏，舌质淡红，舌尖边红，舌体微胖，有齿痕，苔白，脉弦细。病机：肝郁化火，脾失健运。辨证：逍遥散证。治法：疏肝解郁，健脾祛湿。处方：牡丹皮15g，栀子10g，茯苓15g，赤芍15g，柴胡10g，当归10g，炒白术15g，苍术15g，生姜10g，薄荷6g（后下），败酱草20g，连翘12g。7剂，水煎服。2019年8月28日二诊，患者颜面部未见有新发丘疹，脓头消退，囊肿、结节颜色转淡，月经来潮，故中药方在上方基础上去败酱草、栀子，改用蒲公英20g，加益母草20g，吴茱萸6g以防寒凉，7剂，水煎服。2019年9月5日三诊，患者颜面部丘疹、囊肿、结节较前明显好转，未见有新发皮损，建议其继服加味逍遥丸1个月，半年后回访患着月经周期恢复正常，颜面部偶有一两个丘疹出现，不影响生活，嘱其注意饮食，劳逸结合。

按语：逍遥散见于《太平惠民和剂局方》，病由肝郁血虚，脾失健运所致，以两胁作痛，神疲食少，月经不调为主症。本患者颜面部大量的红色丘疹，部分有脓头，少量的囊肿、结节，自诉月经前皮损加重增多，伴有胸部胀痛，月经周期先后不定期为主要症状，加之舌质淡红，舌尖边红，舌体微胖，有齿痕，苔白，脉弦细，符合逍遥散证，故用之效佳。

痛泻要方证

【渊源】《景岳全书》引刘草窗方。

【病机】土虚木乘，脾受肝制，运化失常。

【汤证脉症】

主症：肠鸣腹痛，大便泄泻，泻后仍腹痛。

兼症：不思饮食，或身乏无力。

舌脉：舌苔薄白，脉两关不调，弦而缓。

【汤证辨证要点】

1. 具备主症。

2. 主症合一项兼症，加典型舌脉。

3. 常发病于"肝旺"之人。疾病之轻重与情绪波动有密切关系。

【禁忌】

1. 寒湿困脾之泄泻者禁用。

2. 肠道湿热之泄泻者忌用。

3. 食滞胃肠之泄泻者忌用。

4. 脾气亏虚及肾阳亏虚之泄泻者忌用。

【汤证辨疑】

1. 四逆散证：出自《伤寒论》。本方证与痛泻要方证皆有

各

论

腹痛泄泻之表现。但前者系阳邪下陷所致，其泻有下重感且泻而腹痛不减，为其方证之兼症，主症当属"四逆"；而后者则因土虚木乘，运化失常引起，有腹痛必泻、泻必腹痛、泻后觉舒之特点，无下重感及"四逆"症，痛泻为方证之主症。

2. 保和丸证：出自《丹溪心法》。本方证与痛泻要方证皆见腹痛泄泻，泻必痛减。但前者以脘腹胀痛为主症，泄泻为兼症，且有明显饮食不节史，其泻下物中有不消化之物，气臭如败卵，且嗳腐吞酸，厌食；后者以腹痛必泻、泻必腹痛、泻后稍舒为主症，有情绪不畅史，为土虚木乘所致。前者舌苔厚腻，脉滑；后者舌苔薄白，脉两关不调，弦而缓。

3. 理中丸证：出自《伤寒论》。本方证与痛泻要方证皆有腹痛泄泻见症。但前者系脾胃虚寒所致，除上述见症外，尚有呕吐，腹满，手足不温，其腹痛喜温喜按；后者则因土虚木乘引起，无吐、满、手足不温及腹冷痛之表现，却有腹痛必泻、泻必腹痛、泻后痛减之特点。前者脉沉迟，后者脉两关不调，弦而缓。

4. 藿香正气散证：出自《太平惠民和剂局方》。本方证与痛泻要方证均见腹痛泄泻。但前者因外感于寒，内伤于湿引起，除上述见症外，尚有胸闷呕恶，寒热头痛；后者则系土虚木乘，脾受肝制，运化失常所为，无呕恶胸闷及外感风寒史，有腹痛必泻、泻必腹痛、泻后觉舒但仍痛之特点。前者舌苔白腻，脉濡；后者舌苔薄白，脉两关不调，弦而缓。

【临床应用】本方为治痛泻的要方，现以土虚木乘、脾受肝制、运化失常为基本病机，以汤证诊断要点为依据，主要治疗以下疾病：

1. 消化不良、慢性肠炎、过敏性结肠炎及胃肠神经官能症，加葛根、山楂、五味子、茯苓。

2. 急性胃肠炎、急性痢疾、急性阿米巴痢疾及肠结核，加葛根、山楂、黄芩、金银花等，且金银花需重剂使用。

3. 慢性肝病伴急性腹泻者，加葛根、山楂、车前子、茯苓、薏苡仁、白扁豆。

4. 甲亢而腹泻频作者，重用白芍，并加龙骨、牡蛎、夏枯草、黄芩。

5. 溃疡性结肠炎，若泻下脓血，白多赤少者，加炮姜及小量金银花或黄连；赤多白少者，加大量金银花炭，并易白芍为赤芍；后重者，加枳壳或木香。皆可以第三煎药汁合锡类散灌肠。

【汤方组成】白术（土炒）三两，白芍（炒）二两，陈皮（炒）一两半，防风二两。

或煎、或丸、或散皆可用。久泻者加炒升麻六钱。

【病案】赵某，女，21岁，学生。2017年6月18日初诊，患者腹痛腹泻3个月加重1周。3个月前患者因与同学间发生口角，遂出现腹痛腹泻，泻后痛稍减，1周前患者再次因情绪波动症状加重，目前患者腹痛，以脐周为甚，痛则腹泻，泻后痛稍减，日行5~6次，大便稀溏，便中无血，无腥臭味，无肛周灼热，小便调，眠可。舌质淡红苔薄白，脉弦。病机：脾虚肝乘，运化失常。辨证：痛泻要方证。治法：调和肝脾。处方：炒白术15g，白芍15g，陈皮10g，防风10g，苍术10g。3剂，每日1剂，水煎，分早晚2次温服。1周后电话随访，患者诉服药1剂后痛减，3剂服完，诸症悉除，嘱患者畅情志。

按语：痛泻要方证见于《景岳全书》，病由土虚木乘，脾受肝制，运化失常所致，以肠鸣腹痛，大便泄泻，泻后痛减为

各
论

175

主症。患者以"腹痛腹泻，泄后痛减，"为主症，舌质淡红苔薄白，脉弦。舌脉符合痛泻要方证，故用之。仲景《金匮要略》中提出"见肝之病，知肝传脾"指出肝病传脾的必然过程。

清营汤证

【渊源】《温病条辨》。

【病机】热伤营阴，欲扰心神。

【汤证脉症】

主症：身热夜甚，心烦谵语。

兼症：夜寐不安，口渴或不渴，目常喜开或喜闭，斑疹隐隐。

舌脉：舌红绛，脉细数。

【汤证辨证要点】

1. 必须具备主症。

2. 兼症中除目喜开或喜闭外，其他任何一项加典型舌脉。

3. 发病前或有邪热在卫分或气分不愈病史，或发病即见营分证候，病势较重。

【禁忌】舌白滑者忌用。

【汤证辨疑】

1. 犀角地黄汤证：出自《备急千金要方》。本汤证与清营汤证皆有身热谵语，夜寐不安，舌绛，脉细数。但前者系热入血分所致，除上述脉症外，尚有善忘如狂、漱水不欲咽、自觉腹满、大便色黑易解、斑色紫黑及各种出血症；后者则因热入营分而发病，无热盛动血之表现，虽亦有斑疹但不显露，可口渴，也可不渴，神志不安及谵语之作亦较前者轻。前者舌绛多干且起刺，后者舌干无刺，亦可供辨别。

2. 清宫汤证：出自《温病条辨》。本汤证与清营汤证皆有身热谵语。但前者系肺卫之邪热传于心包所致，除上述见症外，尚有神昏，或昏聩不语，舌謇，肢厥，无身热夜甚之特点；而后者则因热入营分而引起，有身热夜甚、心烦、夜寐不安及斑疹隐隐之特点，无神昏不语、舌謇肢厥之症。二者同中有异，自当明辨。

3. 青蒿鳖甲汤证：出自《温病条辨》。本汤证与清营汤证均有身热夜甚，脉细数。但前者系温病后期，阴液耗伤，邪伏阴分所致，有夜热早凉、热退无汗、舌红苔少之特点；后者系热入营分所为，其发热昼夜皆作，惟夜甚，且有心烦谵语、夜寐不安、斑疹隐隐及舌红绛而干之表现。

【临床应用】本方原主治温病热邪传入营分证，现主要用于多种急性传染性或感染性疾病极期，症见高热不退，并伴有神经系统症状和出血倾向者，也用于一些出血性疾病的治疗。如流行性乙型脑炎，流行性脑脊髓膜炎，流行性出血热，钩端螺旋体病，血小板减少性紫癜，过敏性紫癜等，皆可以本方治疗。若兼手足瘛疭，或角弓反张者，加钩藤、牡丹皮、羚羊角，必要时再配服紫雪丹；若伴小便短赤，涩滞热痛者，去丹参、金银花、连翘，加木通、赤芍、滑石；若兼微恶风寒，头痛，鼻塞流涕者，加淡豆豉、牛蒡子、薄荷等；体温高甚者，加柴胡、黄芩、知母。

【汤方组成】犀角三钱，生地黄五钱，元参三钱，竹叶心一钱，麦冬三钱，丹参二钱，黄连一钱五分，金银花三钱，连翘心二钱。

各

论

177

水煎服。

【病案】张某，男，62 岁。2019 年 5 月 6 日初诊，患者发热鼻塞 3 天。3 天前患者不明原因出现发热鼻塞，体温 39℃，全身肢体酸痛，在私人门诊给予口服阿莫西林、布洛芬病情未见有明显改变。为寻求诊治，遂来我处就诊。症见：壮热神昏，入暮尤甚，偶有谵语，心烦易怒，唇干齿燥，口渴不饮，下肢皮肤隐隐散在性红色斑丘疹，小便黄赤，灼热感明显，大便 3 日未行，舌质绛红，少苔，脉弦细数。病机：热伤营阴，欲扰心神。辨证：清营汤证。治法：清热透邪，凉血透疹。处方：水牛角 30g（先煎），生地黄 30g，玄参 30g，板蓝根 20g，牡丹皮 15g，杏仁 6g，连翘 15g，金银花 15g，大黄 6g，甘草 10g。3 剂，水煎服。2019 年 5 月 9 日二诊，高热渐退，下肢丘疹颜色转淡，大便亦行，舌质仍红、苔薄，脉弦略数，故在原方基础上去大黄，5 剂，水煎服。2019 年 5 月 14 日三诊，热除，红疹消退，再予前方 7 剂，症状消失。1 个月后随访，患者已正常工作，病情未见复发。

按语：清营汤见于《温病条辨》，为气分热盛、热欲传营、欲扰心神所设。患者高热、便秘、心烦易怒均为热在气分表现，然时有谵语，壮热神昏，入暮尤甚，又为典型热入营阴，患者表现为阳明腑实已成，热入营血扰动，故取清营汤为主，以期"透热转气"，加入大黄、板蓝根泻热通便、清热解毒，气营两清，药后便通，热退，气分热邪已泻，血中余热犹存。二诊去大黄，以清热凉血为主，热清疹退。

犀角地黄汤证

【渊源】《备急千金要方》。

【病机】热入血分。

【汤证脉症】

主症：身热谵语，斑色紫黑，或有出血见症（吐血、衄血、咯血、便血、尿血等）。

兼症：躁热不安，甚或昏狂谵妄，漱水不欲咽，胸中烦痛，自觉腹满。

舌脉：舌绛起刺，脉数。

【汤证辨证要点】

1. 必须具备主症。

2. 具备主症中任何一项合兼症中任何一项，加典型舌脉。

3. 具备兼症中一项，加典型舌脉。

4. 见于温病的后期，病势较重，多有热邪在气分、营分不愈的病史，或发病即见血分证候。

【禁忌】

1. 阴斑、虚斑者不宜使用。叶天士谓："淡红色，四肢清，口不感渴，脉不洪数，非虚斑即阴斑。"

2. 阳虚失血者不宜使用。

【汤证辨疑】

1. 清营汤证：与犀角地黄汤证之别，详见清营汤证条下。

2. 理中丸证：出自《伤寒论》。本方证与犀角地黄汤证皆有出血见症。但前者系阳气虚弱，血失所统引起，无论吐衄或便血等，必伴面色㿠白，气短神疲，脉细或虚大少力；而后者之出血乃热邪迫血妄行及伤络所为，无阳气虚之表现，却见躁扰不安，脉数。前者舌淡苔白润，后者舌质红绛而干且起刺。二方证显然有别。

3. 黄土汤证：出自《金匮要略》。本汤证与犀角地黄汤证

各

论

均见出血之症。但前者系中焦虚寒及阴血不足所为，其血色暗淡、四肢不温、舌淡苔白、脉沉细无力为必见；后者却系热入血分，迫血妄行而致，血色不暗淡，亦无肢凉之感，舌质红绛起刺，脉数有力。

4. 归脾汤证：出自《济生方》。本汤证与犀角地黄汤证均可见便血、衄血等症。但前者系脾气不足，统摄无权所为，除上述见症外，必见食少体倦，舌淡苔薄白，脉细缓；后者系热入血分所致，除无食少体倦外，舌质红绛起刺、脉数为必见之征。

【临床应用】本方主要用于血分证及血热妄行，如流行性脑脊髓膜炎、乙型脑炎、流行性出血热、败血症等急性热病呈血分证者，血小板减少性紫癜、血友病等呈血热妄行表现者。此外，本方也用于各种出血性疾病。

1. 出血。吐血、衄血者，加怀牛膝、代赭石、白茅根、大蓟、侧柏叶；咯血者，加怀牛膝、白及、紫珠、仙鹤草；尿血者，加小蓟、白茅根；便血者，加生地榆、槐角；兼血虚者，加阿胶；兼瘀血者，加三七粉、炒蒲黄。

2. 急性感染性疾病，尤其是有出血倾向者。为增强疗效一般可选加金银花、紫花地丁、板蓝根、连翘等。

3. 烧伤。原方重加元参、黄连效佳。

4. 皮肤疾病。据报道该方治疗剥脱性皮炎、带状疱疹、顽固性牛皮癣等有效。

以上所治之病，无需皆用犀角，因其货源不足，价格昂贵，可以水牛角或猪爪甲代替。

【汤方组成】犀角一两，生地黄八两，芍药三两，牡丹皮二两。

水煎服。

【病案】张某，女，10 岁。2019 年 3 月 7 日初诊，患者双下肢红色瘀点 1 周。按之不褪色，无腹痛、腹泻、恶心、呕吐，无关节痛，血、尿常规正常，舌红苔薄，脉数有力。病机：热入血分，血溢脉外。辨证：犀角地黄汤证。治法：清热解毒，凉血散瘀。处方：水牛角 15g，赤芍 10g，牡丹皮 10g，生地黄 10g，紫草 10g，茜草 10g，白茅根 15g，侧柏叶 10g，仙鹤草 15g，墨旱莲 10g。7 剂，每日 1 剂，水煎，分早晚 2 次温服。并嘱患者卧床休息。2019 年 3 月 15 日二诊，服上方后无新发皮损，原皮损色淡，上方加三七粉 1g，以活血而不留瘀，再服 7 剂。2019 年 3 月 22 日三诊，皮损消失，上方去茜草、侧柏叶再服 5 剂，以观疗效，定期复查尿常规。

按语：犀角地黄汤证见于《备急千金要方》，是由热入血分所致，以身热谵语，斑色紫黑，或有出血见症。犀角地黄汤原为温热之邪、热入血分而设，热入血分，迫血妄行，邪从络脉而发，发为斑疹。近代皮肤病学者运用热入血分、迫血妄行的理论治疗皮肤病中血管炎类、紫癜类、见有皮肤红斑、色泽红活、兼有热入血分的其他兼症，选用此方治疗，每每获得良好疗效。运用犀角地黄汤的精髓在于辨证，配伍特点是凉血散血并用，热清血宁而无耗血动血，凉血止血而不留瘀。本病例于犀角地黄汤中加用凉血五根等方药，加重凉血活血的力量，促进疾病痊愈。

黄连解毒汤证

【渊源】《肘后方》（录自《外台秘要》）。

【病机】热毒壅盛，充斥三焦。

【汤证脉症】

主症：大热烦躁，口燥咽干。

兼症：吐血，衄血；发斑，下痢，黄疸；痈疽疔毒，小便黄赤。

舌脉：舌红苔黄，脉数有力。

【汤证辨证要点】

1. 具备主症。

2. 主症加任何一项兼症。

3. 任何一项兼症加典型舌脉。

【禁忌】

1. 阴虚火旺者忌用。

2. 非火盛者不宜用。

【汤证辨疑】

1. 泻心汤证：出自《金匮要略》。本汤证与黄连解毒汤证均见吐血或衄血，舌红，脉数有力。但前者汤方系仲景为热盛吐衄专设，见症较单一；后者却因热毒壅盛，充斥三焦所致，除上述表现外，尚可见大热烦躁，错语不眠，或热盛发斑，身热下痢，湿热黄疸，或外科痈疽疔毒。

2. 犀角地黄汤证：出自《备急千金要方》。本汤证与黄连解毒汤证皆有吐血、衄血及发斑之症。但前者系热入血分，伤络迫血妄行所为，有斑色紫黑、舌绛起刺、脉细数之特点；后者亦系热毒迫血上行外溢引起，但其热毒不在血分，其斑色较浅，且舌红苔黄，脉数有力，同时尚可见热毒充斥三焦之诸症，如大热烦躁、口燥咽干、下痢、黄疸及小便色黄等。

3. 葛根黄芩黄连汤证：出自《伤寒论》。本汤证与黄连解毒汤证均有身热下利，口干，舌红苔黄，脉数。但前者为表证未解，热邪入里所致，除上述见症外，尚有喘而汗出，且发热、口干程度较轻；而后者发热、口干较甚，虽无喘而汗出之表现，但热毒充斥三焦之诸症又非前者所具。

4. 五味消毒饮证：出自《医宗金鉴》。本方证与黄连解毒汤证均见痈疮疖肿及疔毒，其局部皆红、肿、热、痛，舌红、苔黄、脉数亦为共见之征。但前者以局部症状为主，虽可见发热恶寒，但发热较轻；后者虽不恶寒，但发热较重，且有烦躁、口燥咽干、错语失眠、小便色黄等全身症状。前者系热毒蕴蒸肌肤，以致气血壅滞而成；后者则为热毒充斥三焦，壅于肌肉所致。

5. 仙方活命饮证：出自《校注妇人良方》。本方证与黄连解毒汤证之异同和五味消毒饮证相似，请互参，不再赘述。

【临床应用】本方原为一切邪火热毒盛于三焦而设，但临床应用时，三焦热盛证不必悉具，只要为火毒之疾均可用之。现广泛用治以下疾患：

1. 急性感染性疾病

（1）小儿腺病毒肺炎，加麻黄、金银花、连翘、板蓝根及石膏效佳。

（2）急性扁桃体炎，加金银花、连翘。

（3）急性细菌性痢疾，以本方煎汁保留灌肠效著。

（4）急性阑尾炎，以本方合用四逆散治之亦能迅速痊愈。

（5）另外，尚有报道以该方治疗流行性脑脊髓膜炎及乙脑有显著疗效。

（6）因本方有一定保肝作用，临床上以本方合茵陈蒿汤治疗各型肝炎，尤其是重症肝炎，疗效满意。

各论

2. 慢性感染性炎性疾病

（1）以本方加败酱草、赤芍灌肠治疗慢性盆腔炎有较好疗效。

（2）以本方研末局部外用于宫颈糜烂、滴虫性阴道炎、老年性阴道炎有较好效果。

3. 皮肤化脓性感染

以本方加野菊花、蒲公英、土茯苓等治疗多发性疖肿、疔疮、脓疱疮有良好疗效。

4. 出血性疾病

临床报道本方治疗血友病、过敏性紫癜有效。

【汤方组成】黄连三两，黄芩、黄柏各二两，栀子十四枚。以水六升，煮取二升，分二服。

【病案】刘某，男，19 岁，学生。2020 年 4 月 8 日初诊，患者面部红色丘疹，结节，囊肿，疼痛 1 个月。1 个月前原因不明出现上述症状，平素喜食重口味，烦躁，咽干，大便偏干，舌质红，苔黄厚，脉数。病机：热邪壅盛，弥漫三焦。辨证：属黄连解毒汤证。治法：泻火解毒，消肿散结。处方：黄连解毒汤加减：黄连 10g，黄芩 10g，黄柏 10g，栀子 15g，白芷 12g，连翘 20g，野菊花 30g，薏苡仁 50g，干姜 2g，天花粉 1g。7 剂，每日 1 剂，水煎，分 2 次服。2020 年 4 月 16 日二诊，面部丘疹，结节，囊肿，明显减轻，大便痛。口燥咽干缓解，舌质红苔黄，脉数。上方继服 7 剂。2020 年 4 月 23 日三诊，丘疹消失以红印为主，结节变小，口燥咽干消失，舌质淡红，苔白，体胖，脉数。上方加黄芪 30g，再进 14 剂。半月后随访，家属代诉，现以红印为主，结节囊肿尽消。因上学，给予口服复方木尼孜其胶囊善后。

按语： 黄连解毒汤证见于《肘后备急方》，由火毒充斥三焦所致，以大热烦躁，口燥咽干为主症；此患者以聚合性痤疮就诊，以面部红色丘疹，结节，囊肿为主症，伴有烦躁，咽干，舌质红，苔黄厚，脉数。黄连解毒汤的辨证要点是：大热烦躁，口燥咽干，舌红苔黄，脉数有力为主。此时畅老着眼于患者兼症为辨证要点，符合火毒充斥三焦的病机，用黄连解毒汤加减疗效满意。是运用汤方辨证的思维，辨兼症，识变化而恰到好处，故效如桴鼓。

普济消毒饮证

【渊源】《东垣试效方》。

【病机】风热疫毒，壅于上焦，攻冲头面。

【汤证脉症】

主症：头面红肿焮痛，恶寒发热。

兼症：咽喉不利，口舌干燥。

舌脉：舌红苔黄，脉浮数有力。

【汤证辨证要点】

1. 具备主症。

2. 任何一项主症合任何一项兼症，加典型舌脉。

3. 兼症加典型舌脉。

【禁忌】阴虚者慎用。

【汤证辨疑】

1. 仙方活命饮证：出自《校注妇人良方》。本方证与普济消毒饮证均见红肿焮痛，身热恶寒。但前者系热毒壅聚，气滞血瘀所致，病发部位广泛，可见于全身，惟其局部红肿焮痛，

各

论

归属痈疡；后者系风热疫毒，壅于上焦，攻冲头面引起，红肿焮痛只发于头面，且具有一定传染性，可伴咽喉不利，口舌干燥，病曰"大头瘟"。

2. 五味消毒饮证：出自《医宗金鉴》。本方证与普济消毒饮证皆有红肿热痛，发热恶寒。但前者病发于全身某个局部，有其形如粟、坚硬根深、状如铁钉之特点，系脏腑蕴热，火毒结聚所致；后者无此特点，却有病只发于头面、其形肿大特甚之表现，且伴咽喉不利，口舌干燥，为风热疫毒，壅于上焦，攻冲头面引起。

3. 牛蒡解肌汤证：出自《疡科心得集》。本汤证与普济消毒饮证均可见头面部红肿焮痛，亦皆系风热攻于头面所为。但前者病变部位局限于头面某一处，病属疮疡；后者病变部位广泛，头面红肿范围较大，肿痛亦甚，尚有传染性。

【临床应用】本方原为具有传染性的"大头瘟"而设，现已广泛用于热毒发于头面之多种疾患。

1. 若表证明显，里热不甚者，可酌减黄芩、黄连用量，加荆芥、防风、蝉衣；表证已除，里热较盛者，去柴胡、薄荷，加金银花、青黛；大便干结者，加大黄；肿硬难消者，加浙贝母、赤芍、牡丹皮、牡蛎；合并睾丸炎者，加川楝子、龙胆草、荔枝核。另外，为增强疗效可外敷如意金黄散等。

2. 现常用于流行性腮腺炎、急性扁桃体炎、颌下腺炎、化脓性腮腺炎、头面部蜂窝组织炎及淋巴结炎伴淋巴管回流障碍等属于热毒攻于头面者。

【汤方组成】黄芩（酒炒）、黄连（酒炒）各五钱，陈皮（去白）、甘草（生用）、玄参、柴胡、桔梗各二钱，连翘、板蓝根、马勃、牛蒡子、薄荷各一钱，僵蚕、升麻各七分。

上方为末，汤调，时时服之，或蜜为丸，嚼化。

【病案】贾某，男，6岁。2017年4月2日初诊，发烧、咽痛5天。自服"抗病毒颗粒"治疗后，效果不明显。昨日患儿下颌开始出现红肿、疼痛，病情逐渐加重。双下颌近耳根处漫肿，掀红疼痛，咽痛，口干渴喜冷饮，大便干结，小便黄，舌红有芒刺，苔薄黄，脉浮数。体温37.6℃，咽喉壁充血，扁桃体肿大，患处触之灼热。病机：风热疫毒上攻头面。辨证：普济消毒饮证。治法：清热解毒，疏风散邪。处方：黄芩6g，黄连4g，板蓝根6g，连翘6g，桔梗4g，生甘草6g，玄参6g，柴胡2g，马勃3g，牛蒡子3g，薄荷4g，僵蚕2g，升麻2g，陈皮6g。5剂，水煎服。2017年4月7日二诊，下颌肿势渐消，疼痛已不明显，热退，大便通，但觉咽喉不适，舌红，苔薄黄，脉浮数。守上方继续服用5剂，巩固疗效。1周后回访，患儿已恢复如常。

按语：本方见于《东垣试效方》，证属感受风热疫毒之邪，壅于上焦，发于头面的"大头瘟毒"。此例患者症状以"发热，双下颌红肿疼痛，咽痛"为主，口干喜饮，舌红有芒刺，苔薄黄，脉浮数，属里热炽盛的表现，脉症与普济消毒饮汤证主症相符，本例腮腺炎，同普济消毒饮治疗后获良效。方中选用升麻、柴胡取"火郁发之"之意，启发我们对当今所见到的炎症性疾病，于清热解毒药中加入辛散的药物，退热更佳，也防止苦寒过度，病有所遗。

仙方活命饮证

【渊源】《校注妇人良方》。

各

论

187

【病机】热毒内壅，气滞血瘀痰结。

【汤证脉症】

主症：痈疡肿毒初起，红肿焮痛。

兼症：疖肿红赤，疼痛焮红，发热恶寒，大便秘结。

舌脉：苔薄白或黄，脉数有力。

【汤证辨证要点】

1. 必须具备主症。

2. 兼症加典型舌脉。

【禁忌】

1. 痈肿已溃者禁用。

2. 阴证疮疡禁用。

3. 脾胃本虚，气血不足者禁用。

【汤证辨疑】

1. 五味消毒饮证：源于《医宗金鉴》。本方证与仙方活命饮证均可见到痈肿初起，红肿疼痛，发热恶寒，舌红苔黄，脉数等。但本方着眼点以清热解毒为主，对疔疮之疱形如粟、坚硬根深、状如铁钉者更为适宜；仙方活命饮则融解毒、疏风、活血、软坚为一体，适用范围比本方要广，一切疮疡肿毒初起属阳证者均可运用。

2. 四妙勇安汤证：源于《验方新编》。本汤方也用于治疗热毒内壅、气滞血凝的痈疡证，与仙方活命饮相似，但本汤方以治阳证脱疽为主，患肢黯红肿胀灼热、疼痛剧烈是汤证的特点，容易区别使用。

3. 防风通圣散证：源于《宣明论方》。本方证与仙方活命饮证皆见疮疡肿毒，发热恶寒，舌苔黄腻，脉数，就两方证病机来讲皆有内热壅滞的里实证，所不同的是仙方活命饮仅用于外科痈疡，防风通圣散则运用范围较广，凡外有风邪、内有蕴热的表里俱实病证，如咽喉肿痛、涕唾稠黏、头目昏眩、目赤睛痛等诸多杂症均可运用。

【临床应用】

1. 本方前人称为"疮疡之圣药，外科之首方"，适用于阳证而体实的各类疮疡肿毒，以局部红肿焮痛、脉数有力为证治要点。红肿痛甚，热毒重者，可加蒲公英、连翘、紫花地丁、野菊花；便秘者加大黄。

2. 本方可用于化脓性炎症，如蜂窝织炎、化脓性扁桃体炎、乳腺炎、脓疱疮、疖肿、深部脓肿等属阳证、实证者。

3. 有报道用本方治疗丹毒初起，疗效满意。

【汤方组成】 白芷、贝母、防风、赤芍、当归尾、甘草、皂角刺（炒）、穿山甲、天花粉、乳香、没药各一钱，金银花、陈皮各三钱。

用酒一大碗，煎五七沸服。

【病案】 畅某，男，12岁。2019年9月4日初诊，患儿右腹部见一枣大的疖肿，疼痛3天。质地硬，界欠清，皮温高，大便2日未行。舌质红苔黄厚，脉弦数，病机：热毒壅聚，气滞血瘀痰结。辨证：仙方活命饮证。治法：清热解毒，消肿散结，活血止痛。处方：白芷6g，浙贝母6g，防风4g，赤芍6g，当归8g，甘草6g，皂角刺3g，穿山甲3g，天花粉6g，金银花10g，陈皮3g，连翘10g，野菊花15g。5剂，每日1剂，水煎，分2次服。2019年9月10日二诊，服上方红肿痛减，质地变软，上方再服5剂。2019年9月15三诊：红肿疼痛消失，中央仍有一硬心，上方去野菊花、天花粉，再服5剂善后。

各论

按语： 仙方活命饮证见于《校注妇人良方》，是由热毒内壅，气滞血瘀痰结所致，以痈疡肿毒初起，红肿焮痛为主症，可伴大便秘结，苔薄白或红，脉数有力。《医宗金鉴》："疮疡之圣药，外科之首方"。适用于阳而体实的各种疮疡肿毒，其药物配伍较全面体现了外科阳证疮疡内治消法。《校注妇人良方》："治一切疮疡，未成者即散，已成者即溃，又止痛消毒之良剂也"。临床应用以红肿热痛或身热畏寒，苔白或黄，脉数有力为辨证要点。

导赤散证

【渊源】《小儿药证直诀》。

【病机】 心经热盛，或心火下移于小肠。

【汤证脉症】

主症：口舌生疮，或小便赤涩疼痛。

兼症：心胸烦热，口渴面赤，意欲饮冷。

舌脉：舌红，脉数。

【汤证辨证要点】

1. 具备主症。

2. 任何一项主症合任何一项兼症，加典型舌脉。

3. 兼症加典型舌脉。

【禁忌】 脾胃虚弱者不宜用。

【汤证辨疑】

1. 泻黄散证：出自《小儿药证直诀》。本方证与导赤散证均有口疮、口渴、心烦及舌红脉数。但前者惟舌外弄而舌无疮，且消谷易饥，系脾胃伏火熏蒸于上所致；后者虽口舌皆可生疮，但以舌疮为多见，其胸热面赤及小便赤涩疼痛亦非前者所不具，此因心火亢盛或心热下移于小肠引起。

2. 凉膈散证：出自《太平惠民和剂局方》。本方证与导赤散证皆有口舌生疮、烦躁口渴及面赤等见症。但前者系上中二焦邪郁生热所致，除上述见症外，尚有胸膈烦热，或咽痛吐衄、便秘溲赤等表现，且以胸膈烦热为主症；后者则因心经热盛或心火下移小肠引起，以口舌生疮或小便赤涩疼痛为主症，烦热发于心胸，而未见于膈。前者舌红苔黄，脉滑数；后者舌红以尖部为主，苔多不黄，脉数。

3. 八正散证：出自《太平惠民和剂局方》。本方证与导赤散证皆有小便赤涩疼痛之症。但前者小便多混浊不畅，甚或癃闭不通，小腹急满，系湿热蕴于下焦所致；后者则因心热下移于小肠引起，见症单一。前者舌苔黄腻，脉滑数；后者苔无腻象，脉数不滑。

4. 小蓟饮子证：出自《济生方》。本方证与导赤散证均见小便赤涩疼痛，但前者症重，小便亦有明显灼热感，后者症轻。二者之别主要在于症之轻重。

【临床应用】本方为一首上下兼顾、效力轻薄的清心利尿之剂，现以心火亢盛和心热下移为基本病机，用治口腔炎、鹅口疮、小儿夜啼及急性泌尿系感染。若心火亢盛者，加黄连；血淋涩痛，加白茅根、小蓟、墨旱莲；小便不畅较甚者，加赤茯苓、车前子。

【汤方组成】生地黄、木通、生甘草梢各等分。

上药为末，每服三钱，水一盏，入竹叶同煎至五分，食后温服。

【病案】李某，女，35岁。2018年7月15日初诊，患者舌尖出现一绿豆大小的溃疡面，疼痛难忍 3 天。近日工作紧张，压力大，心烦易怒，舌尖出现一绿豆大小的溃疡面，疼痛难忍，影响饮食，小便黄，大便干，舌质绛红，苔薄黄，脉数。病机：心火炽盛。辨证：导赤散证。治法：清泻心火。处方：生地黄 30g，木通 6g，生甘草 10g，竹叶 12g，栀子 10g，淡豆豉 10g，车前子 12g。3 剂，水煎服。2018 年 7 月 19 日二诊，患者舌尖部溃疡面明显缩小，疼痛较前明显减轻，心烦症状消失，二便好转，故中药在可上方基础上去车前子，继服 5 剂。半月后回访服药后溃疡消失，未见有任何不适感。

按语： 导赤散见于《小儿药证直诀》，病由心经热盛或心火下移小肠所致，以口舌生疮或小便赤涩疼痛为主症。本案例患者以舌尖绿豆大小的溃疡面，疼痛难忍，心烦易怒，小便黄为主要症状，加之舌质绛红，苔薄黄，脉数，符合导赤散证，合用栀子豉汤加强清热除烦作用，取得良好疗效。

龙胆泻肝汤证

【渊源】《医方集解》。

【病机】肝胆实火或湿热循经上炎或下注。

【汤证脉症】

主症：头痛目赤，胁痛口苦，淋浊。

兼症：耳聋，耳肿，阴肿，阴痒，筋痿阴汗，妇女湿热带下。

舌脉：舌红苔黄或黄腻，脉弦数有力或弦滑有力。

【汤证辨证要点】

1. 具备主症。

2. 任何一项主症合任何一项兼症，加典型舌脉。

3. 任何一项兼症加典型舌脉。

【禁忌】

1. 脾胃虚寒者不宜用。

2. 阴虚阳亢者不宜用。

【汤证辨疑】

1 小柴胡汤证：出自《伤寒论》。本汤证与龙胆泻肝汤证皆有口苦脉弦。但前者尚见寒热往来、胸胁苦满、默默不欲饮食、心烦喜呕、咽干目眩等症，系邪居少阳半表半里所为；而后者无寒热往来之典型症状，既有肝火上炎之头痛目赤、胸胁疼痛、耳聋耳肿，又有肝经湿热下注之阴肿阴痒、筋痿阴汗、小便淋浊及妇女湿热带下等表现。前者舌苔薄白，后者舌苔黄或黄腻，亦可供辨别。

2. 金铃子散证：出自《素问病机气宜保命集》。本方证与龙胆泻肝汤证均见胁痛口苦、舌红苔黄、脉弦数等表现。但前者系肝郁气滞化火引起，除上述见症外，尚可见心腹之痛；后者则为肝胆实火上扰或肝经湿热下注所致，无心腹疼痛，却有头痛目赤、耳聋耳肿、阴肿阴痒、筋痿阴汗、小便淋浊及湿热带下等表现。前者症较轻，后者症较重。

3. 蒿芩清胆汤证：出自《重订通俗伤寒论》。本汤证与龙胆泻肝汤证皆见口苦胁痛，舌红苔黄腻，脉弦数。但前者尚有寒热如疟、寒轻热重、胸膈满闷、呕吐酸苦水或黄涎而黏等症，系少阳胆经热盛，兼有湿热痰浊中阻所为；而后者无寒热如疟、膈闷呕酸苦水等表现，其头痛目赤、耳聋耳肿、阴肿阴痒、筋痿阴汗及淋浊带下之症又为前者所不具。

4. 逍遥散证：出自《太平惠民和剂局方》。本方证与龙胆

各论

193

泻肝汤证均有两胁作痛、头痛、脉弦。但前者系肝郁血虚,脾失健运引起,除上述见症外,尚见神疲食少,月经不调等。而后者则因肝胆火盛或肝经湿热下注所致,无神疲食少等虚象表现,却有目赤口苦、淋浊带下、耳聋耳肿等症。前者舌淡红,脉弦而虚;后者舌质红,苔黄或黄腻,脉弦而有力。

5. 易黄汤证:出自《傅青主女科》。本汤证与龙胆泻肝汤证皆有带下色黄、稠黏腥臭之症。但前者系脾虚湿热下注引起,除上述见症外,尚有头重如裹、乏力、舌淡之表现;而后者则为肝经湿热下注所致,无乏力头重之感,却有口苦心烦、舌红、脉弦滑数等表现。

6. 二妙散证:出自《丹溪心法》。本方证与龙胆泻肝汤证均可见带下色黄、稠黏腥臭及阴肿阴痒阴疮等症,皆系湿热下注。但前者除上述共见症外,尚可见两足痿软无力,或足膝红肿热痛,或湿热脚气;而后者湿热惟局限于肝胆经,下部疾患亦只多见于阴部,其肝火上炎之头痛目赤、胁痛口苦、耳聋耳肿之症又为前者所不具。前者脉濡数,后者脉弦滑数,亦可供辨识。

【临床应用】本方临床应用甚为广泛,凡符合该方证之诊断要点者,皆可运用且疗效常佳。现简述如下:

1. 内科疾病

(1)黄疸型或无黄疸型传染性肝炎。黄疸型者,加茵陈;乙型肝炎者,加板蓝根、连翘;肝大者,加丹参、赤芍、鳖甲。

(2)急性泌尿系感染。尿痛者,加滑石或琥珀;尿检有红细胞者,加白茅根、小蓟;尿检白细胞多者,加金银花或蒲公英。

（3）甲状腺功能亢进症。甲状腺肿大而质不硬者，加黄药子、射干、赤芍、牡丹皮；甲状腺肿大质硬者，加黄药子、牡蛎、浙贝母，或去甘草，加海藻、昆布、赤芍、丹参。

（4）高血压病。头晕甚者，加菊花、牛膝；血压显著增高者，加夏枯草、槐米、钩藤。

2. 外科疾病

（1）急性胆囊炎。若疼痛较剧者，去生地黄，加炒白芍、郁金；大便干结者，加大黄。

（2）急性阑尾炎。原方加败酱草、元胡效著。大便不畅或干结者，加大黄。

（3）急性睾丸炎或附睾炎。原方加牛膝水煎内服，并以药渣外敷，效宏。

3. 皮肤疾病

（1）带状疱疹。疼痛剧烈者，加全蝎、赤芍、元胡。

（2）湿疹。若痒甚者，加蝉衣、地肤子；丘疹结节明显者，加赤芍、牡丹皮。

（3）药疹。有报道以本方水煎内服并配合外洗治磺胺药过敏效著。

4. 眼科疾病

以本方加菊花治疗急性视神经乳头炎、眼底出血、青光眼、急性虹膜炎、急性结膜炎及角膜溃疡等均有一定疗效。

5. 妇科疾病

（1）急性盆腔炎。若疼痛较著者，加生蒲黄、元胡、五灵脂；肿块难消者，加桃仁、三棱、莪术；大便干结者，加酒军。

（2）外阴白斑、外阴溃疡、宫颈糜烂等属肝经湿热下注者，均可用本方治疗，但对瘙痒者，需加藁本、蛇床子、地肤子。

6. 耳部疾患

（1）中耳炎。若属干性者，重用生地黄，加金银花；若渗出液较多者，加菖蒲、土茯苓。

（2）耳疖。原方加金银花、连翘、紫花地丁。

【汤方组成】龙胆草（酒炒）三钱，黄芩（炒）二钱，栀子（酒炒）二钱，泽泻二钱，木通二钱，车前子一钱，当归（酒洗）五分，柴胡二钱，甘草五分，生地黄（酒炒）二钱。

水煎服。如制成丸剂，名龙胆泻肝丸，每服二三钱，一日二次，温开水送服。

【病案】张某，男，42 岁。2017 年 8 月 9 日初诊，阴囊瘙痒，反复发作 2 年。瘙痒甚，搔抓后出现红色丘疹、糜烂、渗出，平素口苦口干，大便 3 日一行，脾气暴躁。体壮结实，舌质红，苔黄腻，脉弦滑。病机：肝胆湿热下注。辨证：龙胆泻肝汤证。治法：清利下焦湿热。处方：①龙胆草 10g，黄芩 10g，栀子 15g，泽泻 12g，通草 6g，车前子 12g，当归 15g，生地黄 15g，柴胡 15g，甘草 10g，土茯苓 30g，地肤子 30g，大黄 6g（后下）。7 剂，每日 1 剂，分早晚服。②生地榆 30g，黄柏 30g。每日 1 剂，水煎，冷湿敷，每日 1 次，1 次 20 分钟。2017 年 8 月 18 日二诊，服上方后，大便畅，每日 1 次，皮损干痂无渗出，瘙痒减轻，舌质红，苔黄腻，上方去大黄，继服 7 剂，症状消失，患者满意。

按语：龙胆泻肝汤证见于《医方集解》，是由肝胆实火或湿热循经上炎或下注所致，以头痛目赤、胁痛口苦、淋浊、阴肿、阴痒为主症。《灵枢·经脉篇》:"肝足厥阴之脉……循股阴,入毛中,环阴器,抵少腹……"肝经湿热,随经脉下注于前阴,再外加风邪,故见阴部瘙痒,糜烂,渗出。舌质红苔黄腻,均为湿热之象,龙胆泻肝汤为用于肝经火热实证、湿热下注证的主方,用之颇宜。

左金丸证

【渊源】《丹溪心法》。

【病机】肝火犯胃。

【汤证脉症】

主症:呕吐吞酸,胁痛口苦。

兼症:脘痞嗳气,嘈杂不适。

舌脉:舌红苔黄,脉弦数。

【汤证辨证要点】

1. 具备主症。

2. 任何一项主症合任何一项兼症,加典型舌脉。

3. 兼症加典型舌脉。

4. 多有情志久郁史。

【禁忌】吐酸属虚寒者不宜使用。

【汤证辨疑】

1. 金铃子散证:出自《素问病机气宜保命集》。本方证与左金丸证皆见胁肋疼痛、口苦、舌红苔黄及脉弦数。但前者系肝郁气滞,气血不畅,郁而化火所致,除上述见症外,尚可病发痛经,或疝气痛;而后者系肝火犯胃引起,虽无痛经及疝气痛表现,其呕吐吞酸、脘痞嗳气又为前者所不具。二证同中有

各

论

197

异，各有所重。

2. 蒿芩清胆汤证：出自《重订通俗伤寒论》。本汤证与左金丸证均见胁痛口苦，呕吐吞酸。但前者为少阳胆经热盛，兼有湿热痰浊中阻所致，故其主症尚有寒热如疟、胸膈满闷及呕黄涎而黏；后者系肝火犯胃引起，除共见症外，无前者之主症表现，却多伴脘痞嗳气及嘈杂不适。前者舌红苔黄腻，脉数而右滑左弦；后者舌红苔黄不腻，脉弦数。

3. 龙胆泻肝汤证：出自《医方集解》。本汤证与左金丸证皆见胁痛口苦、舌红苔黄及脉弦数。前者系肝胆实火循经上扰所致，除上述见症外，尚有头痛目赤、耳聋耳肿等表现；后者无此症，因系肝火犯胃所引起，故见呕吐吞酸、脘痞嗳气及嘈杂不适。

【临床应用】本方以肝火犯胃为基本病机，现用治于急性胃炎、慢性胃炎、泄泻及痢疾。若胃酸多，加乌贼骨、煅瓦楞子；胁痛脘痞甚者，合四逆散加减；兼泄泻者，加白芍；痢疾者，加木香、白芍。

【汤方组成】黄连六两，吴茱萸一两或半两。

上药为末，水丸或蒸饼为丸，白汤下五十丸。亦作汤剂，用量按原方比例酌定。

【病案】雷某，女，49 岁。2020 年 8 月 27 日初诊，患者呃逆、反酸、脘腹痞满 1 个多月。体瘦，面色萎黄，乏力，胁肋部不舒，心烦易怒，口干，纳差，食后腹胀，大便干，小便正常，舌红，苔薄黄，脉弦数。病机：肝火犯胃。辨证：左金丸证。治法：清泻肝火，降逆止呃。处方：黄连 12g，吴茱萸 3g，乌贼骨 30g（先煎），柴胡 9g，枳实 15g，白芍 15g，甘草 6g。7 剂，水煎温服。2020 年 9 月 3 日二诊，患者诉呃逆、反酸症状缓解，但仍觉胃脘部嘈杂不适，口苦，心烦。上方黄连增至 18g，继服 7 剂。2020 年 9 月 10 日三诊，反酸、呃逆、胃脘不适感明显减轻，现觉胁肋不舒，纳呆，大便稀，舌淡红，苔薄，脉弦。处方：黄连 9g，吴茱萸 3g，柴胡 9g，枳壳 10g，白芍 15g，炒白术 15g，木香 10g，砂仁 6g，炙甘草 6g。7 剂，水煎温服。1 个月后回访，患者诉近日无呃逆、反酸、口干苦等症。

按语： 本方证由肝郁化火，横逆犯胃，肝胃不和所致，患者症状为"呃逆，反酸，口干口苦，心烦，胁肋不舒，舌红，苔薄黄，脉弦数"，与左金丸汤证相合，故用之得效。关于"左金"之名，《医方考》云："左金者，黄连泻去心火，则肺金无畏，得以行令于左以平肝，故曰左金。"本方黄连、吴茱萸用量为 6：1，重用黄连，体现了"实则泻子"的原则，但临床应根据患者病情的发展，适当调整黄连用量。左金丸与四逆散合方是畅老的常有配伍方法，临床治疗肝郁化火、气机不畅者每有良效，既泻肝胆实热，又不损伤气机，临床不妨大胆使用。

清胃散证

【**渊源**】《脾胃论》。

【**病机**】胃有积热，火气上攻。

【**汤证脉症**】

主症：牙痛牵引头痛，口气热臭，口舌干燥。

兼症：面颊发热，牙齿恶热喜冷，或牙龈溃烂，或牙宣出血，或唇舌颊腮肿痛。

各论

舌脉：舌红苔黄，脉滑大而数。

【汤证辨证要点】

1. 具备主症。

2. 主症加任何一项兼症。

3. 兼症中任何一项加典型舌脉。

【禁忌】

1. 风寒牙痛者忌用。

2. 肾虚火炎之牙痛者忌用。

3. 风热牙痛者，不宜单独运用本方。

【汤证辨疑】

1. 玉女煎证：出自《景岳全书》。本方证与清胃散证皆有牙痛，头痛，牙宣出血，舌红苔黄。但前者系少阴不足，阳明有余所致，除共见症外，尚有烦热口渴、苔干；后者无此阴虚表现，即使有亦远比前者为轻，乃胃有积热，循经上攻引起。

2. 六味地黄丸证：出自《小儿药证直诀》。本方证与清胃散证均有牙痛、口燥咽干之症。但前者系肾水不足，虚火上炎所致，其牙痛程度较轻，并多伴牙齿松动，且腰膝酸软、头目眩晕、耳鸣耳聋及手足心发热常兼有之；后者无此症，但牙痛较剧，并时牵引头痛，其面颊发热、牙龈红肿溃烂、唇舌颊腮肿痛、口气热臭等又为前者所不具，乃胃有积热，循经上攻引起。前者舌红苔少，脉细数，后者舌红苔黄，脉滑数有力，亦可供辨别。

3. 牛蒡解肌汤证：出自《疡科心得集》。本汤证与清胃散证皆有牙痛之症。但前者为外感风热夹阳明痰火循经上攻所致，除牙痛外，常伴发热，微恶风寒，无汗或有汗不畅；后者无此风热表证，却有面颊发热、牙龈红肿溃烂、唇舌颊腮肿痛、口气热臭、牙宣出血等表现，系胃中积热循经上攻引起。前者苔白或微黄，脉浮数；后者苔黄，脉滑数。

【临床应用】

1. 本方为治牙痛之常用方剂，凡以胃有积热、循经上攻为基本病机，符合汤证诊断要点之病证，皆可运用。

2. 若兼肠燥便秘，加大黄；口渴饮冷者，加生石膏、知母；牙衄者，加白茅根、牛膝；若牙痛甚，加细辛；若为三叉神经痛者，加全蝎、川芎、细辛。

3. 口腔炎、牙周炎、三叉神经痛等属胃火上攻者，可以本方为主治疗。

【汤方组成】生地黄、当归身各三分，牡丹皮半钱，黄连六分（夏月倍之），升麻一钱。

上药为末，都作一服，水盏半，煎至七分，去滓放冷服之。

【病案】郑某，女，32 岁。2019 年 11 月 5 日初诊，患者左侧牙龈红肿 3 天。3 天前因食用火锅出现左侧牙龈红肿，面颊部疼痛明显，刷牙时有少量出血，平素有口臭，大便干燥，3~4 天一行，小便正常，舌质红，苔黄，脉滑数。病机：胃有积热，火气上攻。辨证：清胃散证。治法：清泻胃热。处方：生地黄 12g，当归 9g，牡丹皮 10g，黄连 6g，升麻 6g，生石膏 30g（先煎），大黄 6g，怀牛膝 10g。5 剂，水煎服。服用 4 剂后，患者牙痛明显减轻，大便好转。恰月经至，暂停口服中药，以免寒凉。停药后 1 周随访未出现牙龈肿痛。

按语：清胃散见于《脾胃论》。病由胃有积热，火气上攻所致，以牙痛牵引头痛，口气热臭，口舌干燥为主症。本案例患者以左侧牙龈红肿，面颊部疼痛明显，刷牙时有少量出血，自诉平素有口臭，大便干燥为主要症状，加之舌质红，苔黄，脉滑数，符合清胃散证，故方选清胃散疗效显著。

玉女煎证

【渊源】《景岳全书》。

【病机】肾阴不足，胃火上攻。

【汤证脉症】

主症：牙痛齿松，烦热干渴。

兼症：头痛，齿龈出血，衄血，消渴，消谷善饥。

舌脉：舌红苔黄而干，脉细数。

【汤证辨证要点】

1. 具备主症。

2. 主症合任何一项兼症。

3. 兼症中除头痛外，任何一项加典型舌脉。

【禁忌】

1. 风寒牙痛者不宜用。

2. 单纯之肾虚火炎牙痛不宜用。

3. 风热牙痛者不宜用。

【汤证辨疑】

1. 清胃散证：详见该方证条下。

2. 六味地黄丸证：出自《小儿药证直诀》。本方证与玉女煎证均有牙痛齿松，口咽干燥。但前者为肾水不足，虚火上炎所致，除上述见症外，尚有腰膝酸软、头目眩晕、耳鸣耳聋、手足心发热等表现；后者多无此症，即使有亦较前者轻，其牙痛、口咽干燥程度较前者重，并常伴头痛、牙衄、烦热，系肾阴不足，胃火上攻引起。前者舌红苔少，后者舌红苔黄而干。另外，二者虽皆可治消渴，但前者以口干口渴为主，后者则以口干渴及消谷善饥并见为主，可供辨识。

3. 牛蒡解肌汤证：出自《疡科心得集》。本汤证与玉女煎证皆有牙痛之症。但前者为外感风热夹阳明痰火循经上攻所引起，常伴发热，微恶风寒，无汗或有汗不畅；后者无此风热表证，却有牙齿松动、烦热干渴、舌红苔黄而干之表现，另外，其消渴、消谷善饥之症亦非前者所具有，系肾阴不足，胃火上攻所致。

4. 泻黄散证：出自《小儿药证直诀》。本方证与玉女煎证均有烦渴、消谷易饥表现。但前者系脾胃伏火熏蒸于上所致，临床以口疮、口臭为主症；后者无此症，除消渴外，却以齿松牙痛为主症，乃由肾阴不足，胃火上攻引起。

【临床应用】

1. 本方主要用治胃火炽盛、肾水不足之牙痛、牙衄、消渴等。若偏于火旺而阴亏不甚者，可用生地黄易熟地黄，玄参易牛膝；若偏于阴亏而火不甚者，加女贞子、墨旱莲；若胃热盛而吐衄者，则重用石膏、牛膝，并选加牡丹皮、白茅根、栀子、代赭石。

2. 现用治牙龈炎、糖尿病、急性口腔炎、舌炎等属阴亏而胃火盛者。

【汤方组成】生石膏三至五钱，熟地黄三至五钱或一两，麦冬二钱，知母、牛膝各钱半。

水一盅半，煎七分，温服或冷服。

【病案】李某，男，56岁。2019年6月5日初诊，患者牙龈间断出血2年。2年前不明原因出现牙龈出血，自行口服下

各

论

火药、消炎药后可好转，此后病情反复发作，时轻时重。患者部分牙龈萎缩明显，齿根暴露，齿面干燥如枯骨，轻微松动，平素口渴喜饮，偶有腰痛不适，二便调，舌质嫩红，舌苔剥脱，有裂纹，脉细数。病机：肾阴不足，胃火上攻。辨证：玉女煎证。治法：滋阴降火。处方：生石膏 30g（先煎），熟地黄 15g，麦冬 10g，知母 10g，怀牛膝 6g，黄连 6g，沙参 12g，石斛 10g，玉竹 10g，杜仲 10g，续断 10g。7 剂，水煎服。2019 年 6 月 13 日二诊，患者自诉牙龈出血量明显减少，晨起刷牙吐出物颜色基本接近正常，偶有少量鲜红色血丝，腰痛不适感减轻，故在上方基础上去黄连，将生石膏量减至 20g，加大枣 10g 以补中益气，7 剂水煎服。1 个月后回访诉二诊后牙龈出血消失，未见有复发。

按语：玉女煎见于《景岳全书》。病由肾阴不足，胃火上攻所致，以牙痛齿松，烦热干渴为主症。本案例患者以牙龈萎缩明显，齿根暴露，齿面干燥如枯骨，轻微松动，晨起刷牙时可见出血，口渴喜饮为主要症状，加之舌质嫩红，舌苔剥脱，有裂纹，脉细数，符合玉女煎证，故方选玉女煎疗效显著。

温胆汤证

【渊源】《三因极一病证方论》。

【病机】胆胃失和，痰热内扰。

【汤证脉症】

主症：虚烦不眠，或呕吐呃逆，或惊悸不宁，或癫痫。

兼症：口苦，或脘腹胀满，饮食不振。

舌脉：舌红苔白腻，或舌淡红苔黄腻，脉弦滑或数。

【汤证辨证要点】

1. 具备主症。

2. 任何一项主症加任何一项兼症。

3. 任何一项兼症加典型舌脉。

【禁忌】

1. 心肝血虚之失眠者忌用。

2. 心阴不足、虚火内扰之失眠者不宜用。

3. 血瘀阻滞心络而心神不安者不宜用。

4. 胃寒而呕吐呃逆者不宜用。

5. 肝肾阴亏、风阳内扰之癫痫者不宜用。

【汤证辨疑】

1. 酸枣仁汤证：出自《金匮要略》。本汤证与温胆汤证均有虚烦不眠、心悸等症。但前者系肝血不足，虚热内扰所致，除上述见症外，尚见头目眩晕、咽干口燥及盗汗；后者无此症，其呕吐呃逆，或脘腹胀满、不思饮食，或发癫痫，又为前者所不具，系胆胃失和，痰热内扰引起。前者舌红苔不腻，脉细弦，后者舌苔腻，脉弦滑或数，亦可供辨别。

2. 天王补心丹证：出自《校注妇人良方》。本方证与温胆汤证均有心烦失眠。但前者系心肾两虚，阴亏血少所致，除共见症外，尚见梦遗健忘，大便干结，口舌生疮；后者无此表现，却有呕吐呃逆，或癫痫，或脘腹胀满、不思饮食及口苦，乃胆胃失和，痰热内扰所为。前者舌红少苔，脉细而数，后者舌红苔白腻，或舌淡苔黄腻，脉弦滑或数，亦可供辨识。

3. 归脾汤证：出自《济生方》。本汤证与温胆汤证皆可见心悸失眠。但前者系思虑过度，劳伤心脾，气血不足所致，除上症外，尚有健忘，盗汗虚热，食少体倦，舌淡苔薄白，脉细

各
论

缓；而后者无此表现，即使有不思饮食，亦多与脘腹胀满及苔腻脉滑并见，其呕吐呃逆、口苦、癫痫亦为前者所不具，系胆热犯胃，痰热内扰引起。

4. 朱砂安神丸证：出自《医学发明》。本方证与温胆汤证均见心烦失眠，惊悸不安，但前者系心火偏亢，阴血不足引起，其心烦程度较重，甚者则神乱；而后者心烦不甚，且可见呕吐呃逆，脘腹胀满，不思饮食，口苦，或发癫痫，乃胆热犯胃，痰热内扰所致。前者舌红苔不腻，脉细数，后者舌苔腻，脉弦滑或数，可助辨别。

5. 橘皮竹茹汤证：出自《金匮要略》。本汤证与温胆汤证皆有呕吐呃逆。但前者为胃虚有热，气逆不降引起，临床以呃逆为主，呕吐不甚，或只为干呕；后者呕吐呃逆可并重，其虚烦不眠、惊悸不宁、脘腹胀满、舌苔白腻或黄腻、脉弦滑或数又为前者所不具，甚或发为癫痫，系胆热犯胃，痰热内扰所致。

6. 蒿芩清胆汤证：出自《重订通俗伤寒论》。本汤证与温胆汤证皆见口苦，呕吐，呃逆。但前者系少阳之邪传腑犯胃所致，临床以寒热如疟、寒轻热重为主，除共见症外，尚伴胸闷，吐酸苦水，胸胁胀痛，其呕吐物为黄涎而黏之物；而后者以虚烦不得眠、惊悸不宁为主症，甚或发为癫痫，乃由胆热犯胃，痰热内扰引起。前者舌红苔白，间现杂色，脉数而右滑左弦；后者舌淡苔黄腻，或舌红苔白腻，脉弦滑或数。

7. 血府逐瘀汤证：出自《医林改错》。本汤证与温胆汤证皆有心悸失眠、干呕呃逆之表现。但前者系胸中血瘀，气郁化热所致，临床以胸痛或头痛日久不愈、痛如针刺而有定处为主症，其共见症为兼症；后者则无前者主症之表现，而以共见症为主症，此外，尚可见癫痫时发，口苦，脘腹胀满，不思饮食等，乃胆热犯胃，痰热扰神引起。前者或舌质黯红，舌边有瘀斑，或舌面有瘀点，唇暗或两目暗黑，脉涩或弦紧；后者舌质红苔白腻，或舌淡红苔黄腻，脉弦滑或数。

8. 磁朱丸证：出自《备急千金要方》。本方证与温胆汤证皆有心悸失眠，癫痫时发。但前者系水不济火，心阳偏亢，神明被扰所为，除上述见症外，尚有耳鸣耳聋，视物昏花；后者则无此症，其呕吐呃逆、口苦、脘腹胀满、不思饮食又为前者所不具，乃胆热犯胃，痰热扰神引起。前者舌红苔少，脉细数；后者舌或红或淡，苔腻，脉弦滑或数。

【临床应用】本方以胆热犯胃、痰热内扰为基本病机，以汤证诊断要点为依据，用治以下疾患，其效甚佳：

1. 植物神经功能紊乱。若失眠甚者，加菖蒲、远志、夜交藤，并重用制半夏；若心烦口苦著者，加黄芩、炒栀子或黄连；兼肝气郁结者，加柴胡、合欢皮；心悸明显者，加琥珀、生龙齿或生铁落。

2. 精神分裂症。属狂躁型者，合用牛黄清心丸效佳；属抑郁型者，加菖蒲、郁金、合欢皮、柴胡、竹沥汁；大便干结者，加大黄。

3. 急性胃炎。呕吐剧者，重用竹茹、半夏、生姜，并久煎取浓汁少量频服；胃脘阵痛者，加炒白芍。

4. 膈肌痉挛。原方加旋覆花、代赭石、炒白芍，并重用甘草。

5. 美尼尔综合征。原方加天麻、钩藤、荷叶、泽泻效著。

6. 阳痿。原方合用四逆散加蜈蚣效宏。

7. 癫痫。一般加用胆南星、钩藤、郁金、白矾；若抽搐频作者，加用止痉散（蜈蚣、全蝎）；兼肝阳上扰者，合用磁朱丸。

【汤方组成】半夏（汤洗七次）、竹茹、枳实（麸炒去瓤）各二两，橘皮三两（去白），甘草（炙）一两，白茯苓一两半。

上锉为散，每服四大钱，水一盏半，姜五片，枣一个，煎七分，去滓，食前服。

【病案】丁某，女，55岁。2018年12月20日初诊，患者失眠5年，加重3个月。患者时常出现整夜失眠，烦躁易怒，食欲不佳，晨起口干口苦，有黏痰，大便黏腻，易粘马桶，舌质淡红，苔黄腻，脉弦滑。病机：胆胃失和，痰热内扰。辨证：温胆汤证。治法：清热化痰。处方：竹茹10g，半夏12g，茯神30g，陈皮10g，枳实10g，合欢皮12g，茵陈15g，黄连6g，焦三仙各10g，连翘15g，香附10g，郁金10g。7剂水煎服。2018年12月28日二诊，上方服用1周后，每晚能入睡3个小时左右，烦躁易怒症状好转，食欲好转，舌质淡红，苔滑腻，脉弦滑，故中药方在上方基础上加藿香12g，佩兰12g以芳香化湿，继服7剂。2019年1月5日三诊，睡眠明显改善，每晚可睡5个小时左右，偶感乏力，大便易冲洗不粘马桶，舌质淡，苔薄白，脉细弦。改用口服归脾丸半月，后随访失眠未在复发。

按语：不寐一证，主因心神不宁而发，此例患者则因痰火扰心而成，温胆汤见于《三因极一病证方论》，为胆胃失和，痰热内扰所设，以虚烦不眠，或呕吐呃逆，或惊悸不宁，或癫痫为主症。本患者以失眠，烦躁易怒，食欲不佳，晨起口干口苦为主要症状，病发日久，心脾受损，脾失健运，痰浊内生，心智不宁，痰热互结，心失血养，虚实并见，舌质淡红，苔黄腻，脉弦滑为痰热之证，符合温胆汤证的病机，选用获效。

芍药汤证

【渊源】《素问病机气宜保命集》。

【病机】湿热之邪侵袭大肠，胶结不解。

【汤证脉症】

主症：下利赤白黏冻或黄色稀水。

兼症：腹痛，里急后重，肛门灼热，口渴，小溲短赤或有寒热。

舌脉：舌红苔黄腻，脉滑数或濡数。

【汤证辨证要点】

1. 必须具备主症。

2. 具备湿热内阻的兼症及典型舌脉。

【禁忌】

1. 痢疾初起有表证者忌用。

2. 虚寒下痢者不宜用。

【汤证辨疑】

1. 黄芩汤证：见于《伤寒论》。黄芩汤与芍药汤同为治疗湿热蕴结肠腑而致腹痛下利的方剂。芍药汤清热燥湿之力较强，且能行气调血，多用治湿热痢疾见泻下赤白、腹痛里急、肛门灼热者；黄芩汤清热燥湿功能较逊，多用治湿热泄泻、大便不畅、身热口苦之症。

2. 白头翁汤证：见于《伤寒论》。白头翁汤与芍药汤同治腹痛、里急后重、肛门灼热、泻下脓血的下痢病症，所不同的

各
论

209◀

是芍药汤以清热燥湿见长，而白头翁汤则功专清热解毒，凉血治痢。白头翁汤证以泻下脓血、赤多白少、渴欲饮水、舌红苔黄、脉弦数等热毒深陷血分之象为特点，与芍药汤证相区别。

3. 驻车丸证：见于《备急千金要方》。驻车丸与芍药汤同为治热痢方药，所不同的是驻车丸证患者素体阴虚，感邪而病痢，或因久痢伤阴，其病机要点是阴虚痢下，临证除痢下赤白脓血、里急后重等湿热表现外，常兼见心烦口干、舌质红绛少苔或舌光红乏津、脉细数等阴亏征象。

4. 葛根黄芩黄连汤证：见于《伤寒论》。葛根黄芩黄连汤亦为仲景为治痢而设，本汤证之下痢以表里俱热、里热为主为特点；芍药汤证之下痢以湿热胶结于肠为特点，却无任何表证见症。

5. 香连丸证：详见香连丸证条下。

【临床应用】本方是刘河间为湿热痢初期而设，是治疗湿热痢疾的首选方药。无论细菌性痢疾，还是阿米巴痢疾，中医辨证属湿热蕴结肠腑者，用本方治疗均有显著疗效。近代将本方运用于过敏性结肠炎、急性肠炎中有泻下不爽、里急后重、舌苔黄腻等湿热内蕴肠腑见症者，亦获显效。

【汤方组成】芍药二两，当归五钱，黄连五钱，黄芩五钱，槟榔三钱，木香三钱，甘草三钱。

注①《素问病机气宜保命集》卷下方中，刘河间还用芍药一斤，黄芩、茯苓各六两为粗末，每服半两，治产后诸积。

②《备急千金要方》卷三以芍药六两，生姜、桂心各三两，甘草二两，大枣十二枚，治产后腹痛。

③《证治准绳·疡医》卷二方，用芍药、石膏、犀角、麦门冬、茅茹、木通各二两，朴硝、升麻、玄参、生甘草各一两，治胃脘热结。

以上三者虽皆冠以芍药汤之名，但与本书中芍药汤证无关。

【病案】张某，女，52岁。2018年3月23日初诊，患者反复腹痛、便下脓血3年。结肠镜检为溃疡性结肠炎。三年来曾多次中医治疗效果不佳。1周前患者因情绪波动再次出现左下腹疼痛，便脓血，里急后重，伴肛门灼热。舌质红舌苔黄腻，脉弦滑。病机：湿热邪毒，久稽肠腑。辨证：芍药汤证。治法：清热解毒，调气和血。处方：炒白芍15g，当归10g，黄连6g，黄芩10g，槟榔10g，广木香10g，肉桂3g，制大黄6g，炙甘草6g。7剂，水煎服。2018年4月2日二诊，患者诉服上药后腹痛减，守方治疗1个月后，诸症明显减轻。

按语：芍药汤证见于《素问病机气宜保命集》，病由湿热之邪侵袭大肠，胶结不解所致，以下利赤白黏冻或黄色稀水为主症。患者以"左下腹疼痛，便脓血，里急后重，伴肛门灼热"为主症，舌质红舌苔黄腻，脉弦滑。舌脉符合芍药汤证，故用之。《成方便读》曰："此方用大黄之荡涤邪滞；木香、槟榔之理气；当归、肉桂之行血；病多因湿热而起，故用芩、连之苦寒，以燥湿清热；用芍药、甘草者，缓其急而和脾。"

青蒿鳖甲汤证

【渊源】《温病条辨》。

【病机】温病后期，邪伏阴分，余热久留，营阴耗伤。

【汤证脉症】

主症：夜热早凉，热退无汗。

兼症：能食形瘦，精神倦怠。

舌脉：舌红少苔，脉沉细略数。

【汤证辨证要点】

1. 必须具备主症。

2. 具备兼症中一项，加典型舌脉。

3. 多见于温病后期。

【禁忌】 温病后期，阴虚欲痉者，不得用青蒿鳖甲汤。

【汤证辨疑】

1. 清骨散证：见于《证治准绳》。清骨散为治阴虚内热、虚劳骨蒸而设，其方证中之低热、倦怠无力、形体消瘦等虚热表现与青蒿鳖甲汤证相似，而虚热内扰所致之嗌干盗汗、肢蒸心烦则是与青蒿鳖甲汤证的区别要点。

2. 秦艽鳖甲散证：见于《卫生宝鉴》。秦艽鳖甲散为治风劳病而设，其方证中之低热、潮热、精神困倦、形体消瘦等表现与青蒿鳖甲汤证相似，但其由于外受风邪、内耗阴血所致之咳嗽困倦、骨蒸盗汗之症与青蒿鳖甲汤证有明显不同。

3. 当归六黄汤证：见于《兰室秘藏》。当归六黄汤为阴虚有火而设，其汤证之低热表现与青蒿鳖甲汤证相似。然而当归六黄汤证为阳盛阴虚，营阴不守，卫外不固，常见盗汗面赤，口干唇燥，便结溲黄，是为与青蒿鳖甲汤证区别所在。

4. 清营汤证：见于《温病条辨》。清营汤为邪热传营而设，其汤证之夜间发热的临床表现与青蒿鳖甲汤证相似。然而清营汤证毕竟是以邪热扰动心营为主，发热为持续发热，交阴而剧，伴见神烦少寐，时有谵语，与青蒿鳖甲汤证并不难区别。

【临床应用】

1. 本汤证以温病后期，邪入阴分，夜热早凉，热退无汗，舌红少苔，脉细数等表现为主。本方对于阴液不足、余热未尽之虚热,最为适宜;对不明原因的久热不退属阴虚者,均可选用。

2.肾盂肾炎、肾结核而见低热不退、尿黄、舌红苔微黄、脉细数者,可用本方酌加白茅根清热利水。

3.本方常用于肺痨阴虚低热者,常加北沙参、墨旱莲以养阴清肺。

4.小儿夏季阴虚低热者,可选本方加白薇、荷梗等以解暑退热。

【汤方组成】青蒿二钱,鳖甲五钱,细生地黄四钱,知母二钱,牡丹皮三钱。

注:《温病条辨》中焦篇也有青蒿鳖甲汤,其汤证脉症为"脉左弦,暮热朝凉,汗解渴,少阳证偏于热重者"。与本书所列汤方相比较,中焦篇青蒿鳖甲汤偏重于清解少阳热邪。

【病案】南某,男,18岁。2018年11月1日初诊,患者全身红色斑片、鳞屑2周。患者既往有银屑病病史2年。现全身可见大量红色斑片,脱屑明显,皮肤紧绷,灼热明显,少汗,口中干渴但不欲饮水,体温37.3℃,自诉入暮后持续升高,夜间可达39.5℃,晨起体温下降,精神倦怠,形体消瘦,纳差,小便黄,量少,大便3日未行,舌质绛红,干燥少苔,脉沉细数。病机:邪伏阴分,余热久留,营阴耗伤。辨证:青蒿鳖甲汤证。治法:滋阴透热。处方:青蒿30g,鳖甲30g,知母12g,石膏30g,地骨皮10g,牡丹皮15g,生地黄30g,麦冬15g,玄参15g,大黄6g,芒硝6g(冲服)。3剂,水煎服。2018年11月5日二诊,患者昨天日间体温基本正常,夜间发热减轻,体温最高38℃,全身皮肤仍红,灼热感减轻,少量出汗,大便已行,精神尚可,舌质仍绛红,舌苔仍少,津液欠,脉沉细,故在上方基础上去大黄、芒硝,继服4剂水煎

各
论

213

服。2018 年 11 月 9 日三诊，患者体温正常，夜间无发热，全身皮肤颜色较前转淡，鳞屑增多，灼热感消失，正常皮纹出现，口干口渴减轻，舌质红，苔少，脉细。改用三甲复脉汤加减，半月后全身皮肤大部分恢复正常，仅双下肢及头部留有少量红斑、鳞屑，巩固治疗一个月，全身皮损消失，仅留色素沉着。半年后随访，未再复发。

按语： 青蒿鳖甲汤见于《温病条辨》，病由温病后期，邪伏阴分，余热久留，营阴耗伤所致，以夜热早凉，热退无汗为主症，本患者以全身皮肤发红，大面积鳞屑脱落，皮肤紧绷，灼热感明显，少汗，体温 37.3℃，自诉入暮后持续升高，夜间可达 39.5℃，晨起体温下降，为主要症状，加之舌质绛红，少苔，脉沉细，符合青蒿鳖甲汤证，故给予口服青蒿鳖甲汤增味后发热消失，皮肤好转。青蒿鳖甲汤是养阴透热的基础方，既可避免纯用甘寒养阴而致恋邪，也可免于苦寒直折以化燥伤阴。鳖甲可滋阴退热，入络搜邪，青蒿因其芳香而能透络清热。一入一出，滋阴透邪，正如《增补评注温病条辨》所言："此方有先入后出之妙，青蒿不能直入阴分，有鳖甲领之入也；鳖甲不能独出阳分，有青蒿之能领出也。"

防风通圣散证

【渊源】《宣明论方》。

【病机】外感风邪，内有蕴热，表里俱实。

【汤证脉症】

主症：憎寒壮热无汗，口苦咽干，大便秘结，小便赤涩。

兼症：头目昏眩，目赤睛痛，口苦舌干，咽喉不利，涕唾稠黏，或疮疡肿毒，肠风痔漏，鼻赤瘾疹。

舌脉：舌苔黄腻，脉数有力。

【汤证辨证要点】

1. 必须具备主症。

2. 兼症中一组加典型舌脉。

【禁忌】

1. 体虚之人禁用。

2. 孕妇禁用。

【汤证辨疑】

1. 大青龙汤证：源于《伤寒论》。本汤证也因外感风寒，内有蕴热，表里俱实而起病，临床所见发热恶寒无汗与防风通圣散证极为相似。但本方为治疗太阳表实兼有里热而设，这里所言里热是热在肌里，就内热的病位和内热的程度来讲与防风通圣散证相差较大，大青龙汤证仅兼烦躁一症，而防风通圣散证则里热兼症繁多。

2. 大柴胡汤证：源于《伤寒论》。本汤证临床所见发热恶寒、口苦咽干、大便秘结等表里俱实的病症与防风通圣散证有相似之处，但本汤证的"表"位居少阳，其发热恶寒以往来寒热的形式出现，不像防风通圣散证憎寒壮热并见。再就内蕴热邪来讲，本汤证比防风通圣散证轻，大柴胡汤证仅是化热成实的轻证，以微烦、心下痞硬、脉弦见于临床，而防风通圣散证之内热炽盛，既有火热上攻的头目昏眩、目赤睛痛，又有热窜肌腠的疮疡肿毒、鼻赤瘾疹，还有热邪内结腑实。临床应详细分辨。

3. 承气汤证：源于《伤寒论》。就临床所见大便秘结来讲，本类方证均由内热结腑而成，与防风通圣散证有相似之处。但承气汤证属阳明腑实证，根据热结程度，有大承气汤、小承气汤、调胃承气汤之不同，但绝无表邪可言，与防风通圣散证区别明显。

【临床应用】

1. 本方主治表里俱实证，以憎寒壮热无汗、口苦咽干、二便秘涩、舌苔黄腻、脉数为施治要点。若表证较轻，可酌减解表之量，或去麻黄；内热不甚者，去石膏；无便秘者，可去芒硝。

2. 感冒、头面部疖肿、急性结膜炎、高血压、习惯性便秘、痔疮等病症，辨证属风热壅盛，表里俱实者，均可选用本方治疗。

3. 有报道用防风通圣散治疗肥胖症，获得满意疗效。

【汤方组成】

防风、川芎、当归、芍药、大黄、薄荷叶、麻黄、连翘、芒硝各半两，石膏、黄芩、桔梗各一两，滑石三两，甘草二两，荆芥、白术、栀子各二钱半。

上为末，每服二钱，水一大盏，生姜三片，煎至六分，温服。

四君子汤证

【渊源】《太平惠民和剂局方》。

【病机】脾胃气虚。

【汤证脉症】

主症：面色㿠白，食少便溏。

兼症：语声低微，四肢乏力。

舌脉：舌淡，脉细弱。

【汤证辨证要点】

1. 必须具备主症。

2. 兼症加典型舌脉。

【禁忌】

1. 一切实证忌用。

2. 证属本汤证而脾胃虚弱者，宜缓缓使用本方，并注意用量不宜过大，以免碍胃。

【汤证辨疑】

1. 玉屏风散证：见于《丹溪心法》。本方证病机亦属气虚，临床所见面色苍白、四肢乏力、脉弱等脉症与四君子汤证相似。所不同的是，玉屏风散证以卫气虚为特点，自汗恶风是辨证要点。

2. 脾为后天之本，主运化水谷，脾胃气虚变证甚多，因而与四君子汤证相似者不少。如脾胃虚弱兼有气滞的异功散证以脘腹痞闷不舒与四君子汤证相区别；脾胃虚弱兼有痰湿的六君子汤证以咳嗽痰多、色白清稀、呕吐吞酸与四君子汤证区别；脾胃气虚而兼湿浊寒邪中阻的七味白术散证以呕吐、腹胀、腹痛、腹泻与四君子汤证区别。

3. 参苓白术散证：见于《太平惠民和剂局方》。本方证亦因脾胃虚弱而见食少便溏，四肢乏力，与四君子汤证相同，但其因脾胃气虚损及于肺，出现肺脾气虚的表现，久咳痰多，则是与四君子汤的区别所在。

4. 理中汤证：见于《伤寒论》。理中汤能治四肢乏力、不思饮食、便溏脉虚等脾胃气虚之证，与四君子汤所主相似，所不同的是理中汤证以脾阳不振、畏寒肢冷、小便清长为辨证

各 论

217

要点。

5. 补中益气汤证：见于《脾胃论》。本汤证以脾胃虚弱、中阳下陷为病机特点，就脾胃气虚来讲与四君子汤证相同。而升举清阳则是补中益气汤的特点，其除气虚低热之功也为四君子汤所不及。

【临床应用】

1. 本汤方为治疗脾胃虚弱证的基础汤方，对各种原因引起的脾胃气虚、运化乏力等，均可加减应用。以面色㿠白、食少便溏、舌淡苔白、脉虚软无力为辨证要点，对慢性胃炎、胃及十二指肠溃疡而属脾胃虚弱者，皆可以本方加减运用。

2. 用本方治疗婴幼儿慢性腹泻、慢性肠炎腹泻获得满意疗效。

3. 慢性肝炎有肝脾不和、脾胃虚弱的表现时，用四君子汤加味治疗可获较好效果。

4. 有报道用四君子汤加三棱、莪术、牛膝等治疗子宫肌瘤获得满意疗效。

5. 有报道用四君子汤治疗男性不育、阳痿、慢性肾炎、乳糜尿、嗜酸性细胞增多症属脾胃气虚者。

【汤方组成】人参（去芦）、白术、茯苓（去皮）、甘草（炙）各等分。

为细末，每服二钱，水一盏，煎至七分。通口服，不拘时，入盐少许，白汤点亦得。

【病案】李某，男，78岁。2020年7月6日初诊，患者四肢乏力，动则气短3个月。3个月前患大疱性类天疱疮，用西医激素冲击疗法治疗后，皮损消失，留有色素沉着。体胖，四肢乏力，动则气短，面色㿠白，无口干口苦、多汗肢冷，饮食可，睡眠可，大小便正常。舌淡，脉细弱。病机：脾胃气虚。辨证：四君子汤证。治法：益气健脾。处方：党参15g，生白术15g，茯苓15g，甘草10g，黄芪30g，升麻6g，柴胡6g，知母10g，桔梗10g。14剂，每日1剂，水煎分服。2020年7月21日二诊，服药半个月，患者自觉乏力好转，走路气短减轻，面色有光泽，守方继服14剂。2020年8月4日三诊，乏力症状基本消失，上方党参减至10g，生白术改炒白术为10g，再隔日服7剂，以停药。

按语：四君子汤证见于《太平惠民和剂局方》，是由脾胃气虚所致，以面色㿠白，食少便溏，语声低微，四肢乏力，舌淡，脉细弱为主症。此患者以四肢乏力，动则气短为主症，舌淡，脉细弱也符合脾胃气虚证；此患者发病的主症、病机均符合四君子汤证，因此选用四君子汤益气健脾。加用黄芪、升麻、柴胡以加强补气作用，桔梗载药上行，知母制约其黄芪、党参的燥性。

参苓白术散证

【**渊源**】《太平惠民和剂局方》。

【**病机**】脾胃气虚，内生湿邪。

【**汤证脉症**】

主症：食少纳呆，食后脘腹胀满，大便溏烂。

兼症：面色萎黄，肢体倦怠，少气懒言，神疲乏力，肌肉消瘦，呕吐，或四肢浮肿。

舌脉：舌淡嫩或有齿痕，苔白，脉缓弱。

各论

【汤证辨证要点】

1. 必须具备主症。

2. 具备主症二项，兼症一项以上，合典型舌脉。

3. 具有起病缓慢、病程较长的特点。

【汤证辨疑】

1. 补中益气汤证：见于《脾胃论》。补中益气汤为脾胃虚弱、中阳下陷而设，其汤证与参苓白术散证均可见到食少纳呆、大便溏烂、肢体倦怠、神疲少力、面色萎黄等症。然而补中益气汤证以中阳下陷为脾胃虚弱的特点，内脏下垂、久泻久痢表现突出；参苓白术散证则以脾虚内湿吐泻、四肢浮肿为特点。临床不难区别。

2. 香砂六君子汤证：见于《医方集解》。香砂六君子汤为脾胃气虚、寒湿内滞而设，其汤证与参苓白术散证均见纳呆、脘腹满闷、呕吐泄泻等症。香砂六君子汤证之内寒气滞诸症重于参苓白术散证，腹满胀痛是二方证的重要区别。

3. 真人养脏汤证：见于《太平惠民和剂局方》。本汤证与参苓白术散证同样可见泄泻、腹痛隐隐、倦怠乏力等症。真人养脏汤证病机为脾肾虚寒，气血耗散，以大便滑脱不禁、腹痛喜温喜按、脉沉迟为特征；参苓白术散证则以大便溏软为主。二者区别显而易见。

4. 痛泻要方证：本方证为《景岳全书》所录。以泄泻为其主症，然其成因为土虚木乘，临床以肠鸣腹痛、痛必腹泻、泻后舒畅为特点。肝郁之脉弦及因情志不遂而泄泻发作加重等，是本方证要点所在。

5. 理中汤证：见于《伤寒论》。理中汤是仲景为治中焦虚寒而设，其汤证临床所见之泄泻呕吐、食少倦怠等与参苓白术散证有相似之处。但本汤证寒象明显，腹痛喜揉喜按喜暖，与参苓白术散证之脾虚腹满有显著差别。

【临床应用】

1. 本方为脾胃虚弱而设，临床对小儿营养不良、小儿腹泻等有良好的治疗作用。

2. 对于妇女脾虚湿重，带下色白清稀，或两足浮肿，或经行泄泻者，亦可以本方加车前子、黄芪、苍术以健脾益气，利湿止带。

3. 本方以治脾胃气虚为主，又能益肺气之不足，故对于脾肺气虚之肺结核、慢性支气管炎，症见疲倦乏力、食欲不振、大便溏泻、咳嗽痰多者，亦有较好效果。

4. 对于放疗、化疗中出现明显的口淡乏味、恶心呕吐、胃脘不适、脘腹痞满、厌油、食纳减少、舌淡苔白、脉沉细无力等毒副反应的病例，用参苓白术散可以明显减轻以上反应，使化疗、放疗疗程顺利完成。

5. 有报道用参苓白术散治疗慢性非特异性溃疡性结肠炎属脾胃气虚者取得满意疗效。

【汤方组成】人参（去芦）、白茯苓、白术、炒甘草、山药各二斤，白扁豆（姜汁浸，去皮微炒）一斤半，莲子肉（去皮）、薏苡仁、缩砂仁、炒桔梗各一斤。

为细末，每服二钱，枣汤调下。

【病案】闫某，男，40岁。2019年9月1日初诊，慢性腹泻3年，加重1个月。患者面色萎黄，体胖，纳呆，脘腹胀满不舒，食后尤甚，神疲乏力，平素痰多，大便稀溏，每日3~5次，舌淡苔白腻，脉缓。病机：脾虚湿盛。辨证：参苓白术散证。治法：益气健脾，渗湿止泻。处方：薏苡仁20g，白扁豆

各

论

221

30g，茯苓 15g，炒白术 15g，砂仁 6g，莲子 10g，山药 15g，党参 10g，炙甘草 10g，桔梗 10g，大枣 10g。7 剂，每日 1 剂，水煎，分 2 次温分服。2019 年 9 月 8 日二诊，泻下次数较前减少。原方加附子 3g、干姜 6g，继服 7 剂，巩固疗效。1 个月后随诊，患者泄泻止，大便每日 1 次，精神明显好转。

按语：参苓白术散证见于《太平惠民和剂局方》，病机是脾虚湿盛，主要症状为食少纳呆，食后脘腹胀满，大便溏烂。患者以"泄泻，乏力，纳呆，脘痞"为主要症状，舌淡，苔白腻，脉缓，为脾虚湿盛的表现，符合参苓白术散用药指征。

泄泻一病，明末清初著名医家李中梓曾在《医宗必读》做过详细论述，提出"淡渗、升提、清凉、疏利、甘缓、酸收、燥脾、温肾、固涩"九种治法，涵盖了泄泻的治则治法，为后世治疗泄泻奠定了详细的治疗法则。参苓白术散虽为宋代名方，但方中已经融升提、燥脾、固涩、淡渗于一体，是脾虚湿盛泄泻不可多得的良药。

补中益气汤证

【渊源】《脾胃论》。

【病机】脾胃气虚，清阳下陷。

【汤证脉症】

主症：内脏下垂，如子宫脱垂、脱肛等，少气懒言，倦怠乏力，发热。

兼症：久泄久痢，其泻如注，面色㿠白，大便稀溏，低热。

舌脉：舌淡苔白，脉弱。

【汤证辨证要点】

1. 必须具备主症。

2. 兼症中任何一个症状加典型舌脉。

【禁忌】

1. 外感发热者忌用。

2. 内伤发热属阴虚、血虚、瘀血、肝郁者忌用。

3. 一切实证忌用。

【汤证辨疑】

1. 参苓白术散证：详见参苓白术散证条下。

2. 四君子汤证：详见四君子汤证条下。

3. 小建中汤证：见于《伤寒论》。小建中汤为治阳虚发热而设，就发热特点来讲其汤证与补中益气汤证均属虚性低热。而小建中汤证以中焦虚寒、里急腹痛、喜揉喜温、按之痛减为特点，补中益气汤证则因中气下陷，以内脏下垂、久病痢下为要点，临床需注意区别。

4. 四逆汤证：四逆汤为《伤寒论》中治疗阳气衰微、阴寒内盛的少阴病汤方，其汤证就临床所见之低热、下利腹痛等症亦与补中益气汤证相似，就其机理来讲均属阳虚发热。然而四逆汤证是因阴寒内盛，迫浮阳于外，已有亡阳之虑，临床所见四肢厥冷、大汗淋漓、神疲欲寐与补中益气汤证有显著差别，不难区分。

5. 举元煎证：见于《景岳全书》。本方证病机亦为气虚下陷，与补中益气汤证病机相似，但病势比补中益气汤证危重。其证气陷欲脱，将有亡阳之虑，临证以血崩、血脱为区别要点。

6. 升陷汤证：见于《医学衷中参西录》。本汤证病机亦为

各

论

气陷不举，但以胸中大气下陷、气促急短、呼吸困难、脉沉迟微弱为特点，与补中益气汤证有显著差异。

【临床应用】

1. 本方以补气升阳为特点，凡见少气懒言、四肢乏力、饮食无味、舌淡苔白、脉虚软无力等表现及胃下垂、脱肛、子宫脱垂或久泻久痢属中气下陷者，都可运用，并具良好效果。

2. 阳虚易感冒、气虚发热不退、身倦多汗者可用本方治疗。

3. 本方可用于慢性出血性疾患所造成的身体虚弱、低血压等病症。

4. 有报道用本方治疗重症肌无力、眼睑下垂等病症获得满意疗效。

5. 有报道用本方加茯苓、车前子、冬葵子治疗产后气虚癃闭，获得满意疗效。

【汤方组成】黄芪、甘草各五分，人参三分，白术三分，当归三分，橘皮三分，升麻二分或三分，柴胡二分或三分。

上药为粗末，水煎服。

【病案】王某，女，38 岁。2017 年 10 月 27 日初诊，患者 3 个月前小产，1 个月前因劳累出现阴道出血，淋漓不尽，伴身热汗出，饮食或活动后加重，乏力，纳可，眠佳，大便干结难解。舌质淡，舌体胖大，边有齿痕，苔薄白，脉细弱。辅助检查：妇科彩超未见异常。病机：脾胃气虚，血失固摄。辨证：补中益气汤证。治法：补气摄血。处方：太子参 30g，黄芪 60g，白术 20g，升麻 6g，柴胡 6g，陈皮 10g，炮姜 30g，炙甘草 6g，7 剂，水煎服。2017 年 11 月 4 日二诊，患者诉服药 1 剂后，出血量明显减少，服药 3 剂后阴道未再出血，7 剂服完，身热汗出、乏力、大便难均较前明显好转，上方减黄芪量为 20g，炮姜量为 10g，续服 7 剂以兹巩固。1 个月后电话随访，患者诉服药后诸症皆除，未再复发。

按语： 补中益气汤证见于《脾胃论》，病机是脾胃气虚，清阳下陷，以内脏下垂，少气懒言，倦怠乏力，发热为主症。患者以"阴道出血，淋漓不尽月余，伴身热汗出，乏力，大便干结难解"为主症，舌质淡，舌体胖大，边有齿痕，苔薄白，脉细弱。舌脉符合补中益气汤证，故用之。本方被誉为李东垣第一方，开启了"甘温除大热"的经典治法，本方大剂量使用黄芪，有益气固表、敛汗固脱之效，予太子参以增强补气摄血之效。

生脉散证

【渊源】《内外伤辨惑论》。

【病机】外感暑热，耗伤气津；或久病咳喘，心肺气虚。

【汤证脉症】

主症：短气多汗，神疲倦怠，咽干舌燥。

兼症：呛咳少痰，心悸胸闷，眠差。

舌脉：舌淡体瘦，苔薄少津，脉虚数或虚细，或结或代。

【汤证辨证要点】

1. 必须具备主症。

2. 兼症加一组主症，加典型舌脉。

【禁忌】

1. 外感暑病热盛，气阴未伤者，当先清暑热，邪尽之后方可选用本方。

2. 本方治肺虚久咳应以纯虚无邪为施治要点，若虚中夹

各 论

实则非本方所宜。

【汤证辨疑】

1. 参附汤证：见于《校注妇人良方》。参附汤为治亡阳之脱而设，其汤证所见之多汗将脱、神疲倦怠、脉微细与生脉散证相似，但二证病机则截然相反，参附汤证有阳亡之虑，而生脉散证多汗则为亡阴之患。虽然同样多汗，参附汤证冷汗淋漓，四肢厥冷，身寒不温；生脉散证则多汗如油，肢体尚温，面色潮红如脂。区别二者差异意义重大。

2. 清暑益气汤证：见于《温热经纬》。清暑益气汤亦为暑热耗气伤津而设，其汤证所见之汗多口渴、体倦少气、脉虚数等与生脉散证相似。所不同的是生脉散证气津两伤为纯虚无邪之证，而本方证则暑热之邪仍存，身热、心烦症正是两方证区别所在。

3. 人参蛤蚧散证：见于《卫生宝鉴》。人参蛤蚧散亦为肺虚久咳而设，其方证以肺病日久、子病及母为特点，虽然久咳少痰、胸闷不舒与生脉散证相似，但本方证之痰郁化热、虚实夹杂，则与生脉散证之纯虚无邪明显不同。热灼血络、咳吐脓血是本方证与生脉散证的区别。

4. 炙甘草汤证：见于《伤寒论》。本汤证以"脉结代，心动悸"为辨证要点，与后世运用生脉散治气津两亏之心悸、失眠、肺虚干咳无痰、舌淡苔薄少津、脉结代之病证相似。本汤证病机为心阳虚不能宣通脉气，阴虚不能荣养心血，久病气阴两伤，肺络失养，其病机范畴比生脉散证广博，临床症状也较生脉散证严重。

【临床应用】

1. 本方可治暑天汗出过多、津伤气耗之证，而且还可用于温热病后期气阴两虚者。

2. 慢性支气管炎、肺结核属气阴两虚者，均可使用本方。

3. 以本方制成的生脉散注射液用于气阴两虚的心力衰竭、心源性休克获得满意疗效。

4. 本方加炒枣仁、柏子仁用于神经衰弱引起的心烦失眠，有显著疗效。

5. 本方可以用于治疗各种原因引起的心律失常、期外收缩，辨证属气阴两虚时，常获满意疗效。

【汤方组成】人参五分，麦冬五分，五味子七粒。

长流水煎，不拘时服。

四物汤证

【渊源】《太平惠民和剂局方》。

【病机】营血虚滞，冲任虚损。

【汤证脉症】

主症：面色萎黄，淡白无华，爪甲苍白。

兼症：妇女月经不调，脐腹疼痛，或血瘕块硬，时发疼痛，或产后恶露不下，结生瘕聚，少腹坚痛，时作寒热，或头晕眼花，心悸失眠，手足发麻。

舌脉：舌淡，脉细无力或细涩。

【汤证辨证要点】

1. 必须具备主症。

2. 具备兼症中任何一组加典型舌脉。

【禁忌】

1. 脾胃虚弱、食少便溏者慎用。

各

论

2. 阴虚血少者慎用。

3. 出血过多、气息衰微、脉沉细微弱有气脱之象者，不宜使用本方。

【汤证辨疑】《成方便读》中论及四物汤时指出，"一切补血诸方，又当以四物而化也"。确实很多补血方剂都是从本方化裁而来，其汤证脉症也常有相似之处。

1. 胶艾汤证：胶艾汤见于《金匮要略》，为冲任虚损而设，其汤证之妇人月经不调、脐腹疼痛、面色淡白等症与四物汤证相似。所不同的是，胶艾汤偏重于治疗因冲任不调而见阴血不能内守的崩漏、月经过多、淋漓不止、血虚胎动不安、半产漏下等症。

2. 圣愈汤证：本汤证见于《医宗金鉴》，与四物汤证同样可以见到月经不调、经水色淡、面色淡白等症。圣愈汤证偏于血虚气弱者，临床以体倦神衰、四肢乏力等气虚见症与四物汤证区别。

3. 艾附暖宫汤证：见于《仁斋直指》。艾附暖宫汤为妇人血虚有寒而设，其汤证与四物汤证同见妇人月经不调、面色萎黄等症。所不同的是本方证虚寒之象较四物汤证重，常常见到妇人带下白淫、宫寒久无子息等症。

4. 桃红四物汤证：见于《医宗金鉴》。桃红四物汤为血虚夹瘀而设，其汤证与四物汤证均可见到月经不调、少腹疼痛。桃红四物汤证血虚夹瘀，其因瘀而见的疼痛如刺、经血夹有血块是与四物汤证的区别要点。

5. 芩连四物汤证：见于《杂病源流犀烛》。芩连四物汤为血虚兼有实热而设，其汤证中月经先期、头晕眼花、心悸少寐等症与四物汤证相似。但本汤证内热显著，口干心烦、时发潮热、月经先期、量多质黏稠是与四物汤证的区别所在。

6. 归脾汤证：详见归脾汤证条下。

7. 炙甘草汤证：详见炙甘草汤证条下。

【临床应用】

1. 本方是血虚、月经不调的常用汤方，临床以唇爪无华、舌淡脉细为汤方的使用要点。

2. 有报道单用本方治疗荨麻疹、妇女月经疹获得满意疗效。

3. 有人用本方治疗神经性头痛获得满意疗效。

4. 本方可用于治疗妊娠后期胎位不正。

5. 本方用于治疗各种贫血。实验研究证明，本方有促进网织红细胞成熟的功能。

【汤方组成】当归、川芎、白芍药、熟地黄各等分。

为粗末，每服三钱，水煎食前服。

【病案】王某，女，48 岁，钟点工。2020 年 5 月 14 日初诊，患者头晕，乏力，反复发作 2 年。患者为钟点工，平素饮食不规律，营养不合理。面色萎黄，无华，爪甲苍白，月经量少，舌质淡胖，脉细无力。睡眠一般，大小便正常，无口干口苦，恶风恶寒，多汗等症。查血常规：血红蛋白 9g/L。病机：营血虚滞。辨证：四物汤证。治法：补益气血。处方：熟地黄 15g，当归 15g，川芎 10g，白芍 15g，黄芪 50g，知母 10g，柴胡 6g，升麻 6g，桔梗 10g，7 剂，每日 1 剂，水煎服400mL，分早晚服。2020 年 5 月 21 日二诊，服上方后，乏力明显好转，头晕减轻，面色有改变，上方继服 7 剂。2020 年 5月 29 日三诊，上述症状连续好转，复查血常规：血红蛋白12g/L，上方再服 1 个月。电话随诊，症状消失，生活正常。

按语：四物汤出自《太平惠民和剂局方》，是补血养血活

各
论

血的经典基础方，补血配活血，动静相伍，补调结合，补血而不滞血，行血而不伤血。此患者血虚为主，不能滋养，气血同源，血不足而气必虚，方中养血活血与补气药同用，起到"气为血帅，血为气母"，气血互根、互生的作用。黄芪、升麻、柴胡的加入，使气复血生，短时间内血红蛋白由 9g/L 上升为 12g/L，实为意料之外。

八珍汤证

【渊源】《正体类要》。

【病机】气血两虚。

【汤证脉症】

主症：面色㿠白或萎黄，心悸气短。

兼症：头目眩晕，少气懒言，食少体倦，或手足麻木，肌肤不仁。

舌脉：舌质淡，苔薄白，脉细弱或虚大无力。

【汤证辨证要点】

1. 必须具备主症。

2. 具备兼症中的两项兼典型舌脉。

3. 具备起病缓、病程长的特点。多有先天禀赋不足、久病失于调养、思虑劳伤心脾或失血等病史。

【禁忌】

1. 本汤证为纯虚无实之证，凡一切实证均不能使用本方；即使是虚证明显但夹有实邪者也不宜选用本方，以免闭门留寇。

2. "大实有羸状"，是使用本方之大忌，临证必须仔细辨别。若犯"虚虚实实"之戒，必使病人处于非常危险的地步。

【汤证辨疑】

1. 十全大补汤证：见于《太平惠民和剂局方》。十全大补汤亦为气血两虚而设，其汤证临床表现与基本病机均与八珍汤证非常相似，只是本汤从温补气血着眼，而八珍汤以平补气血见长。十全大补汤对虚劳日久、咳喘、夜寐遗精、五心烦闷或疮疡溃后不敛、脓液清稀等症的治疗优于八珍汤。

2. 人参养荣汤证：见于《太平惠民和剂局方》。人参养荣汤为积劳虚损证而设，其汤证病机特点与八珍汤证同具气血两虚，临床表现也与八珍汤证相似颇多。所不同的是本汤证为血虚心神失养，心虚惊悸、动则喘息是其与八珍汤证的区别要点，养心安神是人参养荣汤除补益气血之外的又一着眼之处。

3. 泰山磐石散证：见于《景岳全书》。泰山磐石散亦为气血两虚之证而设，其汤证与八珍汤证在病机上有相似之处。但本汤证临床以妇女妊娠胎动不安为重点，区别显而易见。

4. 炙甘草汤证：见于《伤寒论》。本汤证病机亦为气虚血弱，临床所见症状也可有心悸、气短等，与八珍汤证有相似之处。所不同的是，本汤证气虚血少以心肺两脏受损为主，由于心失所养，血脉无以充盈，心气不振，不足以鼓动血行，临床所见脉呈结象或代象，这是与八珍汤证的显著区别之一。另外，因血虚而阴液不足，虚火内扰，伤及肺络而见干咳无痰、痰中带血，则是炙甘草汤证与八珍汤证的又一区别。

【临床应用】

1. 凡病后虚弱，或各种慢性病见有本汤证诊断要点者，均可用本汤化裁治疗。

2. 对于急性失血性贫血，用本汤方可以加快网织红细胞

各论

231

的转变成熟过程。实验研究证明，气血双补治疗贫血比单纯补血效果更为明显。

3. 有报道用本汤方加减治疗气血两虚的慢性病毒性心肌炎、心律失常。

4. 有报道用本汤方治疗舞蹈病属气血两虚者，获得临床满意疗效。

5. 有报道用本方加首乌、女贞子治疗斑秃获得满意疗效。

【汤方组成】当归（酒拌）、白芍、川芎、熟地黄（酒拌）、人参、白术（炒）、茯苓各一钱，炙甘草五分。

【病案】王某，女，43岁。2019年9月24日初诊，全身出淡红色大小不一的风团，时起时消，发无定处，瘙痒剧烈，反复发作两年。经各方治疗效果不佳，查：形瘦，面色㿠白，无光泽，舌质淡苔薄白，脉细弱。平素气短乏力，饮食不变，记忆力差，偶有头晕。病机：气血两虚，卫外不固。辨证：八珍汤证。治法：气血双补，祛风止痒。处方：当归10g，山药15g，川芎10g，熟地黄15g，人参10g，炒白术10g，茯苓10g，甘草6g，大枣10g，生姜10g，防风6g，黄芪15g。7剂，每日1剂，水煎分早晚服。2019年9月30日二诊，服上方后，风团减少，瘙痒减轻，气短乏力好转，食欲可，面色有光泽，仍有头晕现象，再服7剂。2019年10月8日三诊，风团消失，瘙痒止，症状消失，上方去黄芪、防风，再服5剂以善后。

按语：八珍汤证见于《正体类要》，是由气血两虚所致，以面色㿠白、心悸气短、头目眩晕为主症。八珍汤实为四君子汤和四物汤的合方，用时加姜枣为引，调和脾胃，以滋生化气血。是治疗气血两虚证的常用方，辨证要点：气短乏力，头晕，舌淡，脉细无力。此患者虽为皮肤病（荨麻疹），但兼症面色㿠白、无光泽、乏力、饮食不香、记忆力减退、舌质淡苔薄白、脉细弱与八珍汤辨证要点相符，病机一致，用汤方辨证的思维分析，应属辨兼症，识变化，药证相符，疗效满意。

当归补血汤证

【渊源】《内外伤辨惑论》。

【病机】气弱血虚，阳浮于外。

【汤证脉症】

主症：肌热面赤，烦渴欲饮。

兼症：妇女经期或产后血虚发热；疮疡溃后，久不愈合；面色萎黄，神疲乏力。

舌脉：舌嫩红，苔薄白，脉洪大而虚。

【汤证辨证要点】

1. 必须具备主症。

2. 具备一组兼症兼典型舌脉。

【禁忌】

1. 阴虚潮热者禁用。

2. 脉洪大按之有力的气分实热证禁用。

【汤证辨疑】

1. 补中益气汤证：本汤方亦见于《内外伤辨惑论》，与当归补血汤均为李东垣甘温除热方法的具体运用，都可用于气虚低热不退、疮疡溃后久不愈合者。但补中益气汤证的重点在中焦气陷，临床所见诸脏器下垂及脾虚失运诸症与当归补血汤证有显著差异。

2. 白虎汤证：见于《伤寒论》。白虎汤是仲景为治阳明气分热盛而设，其汤证在临床上亦能见到因热迫血行而致的洪大脉象，但与当归补血汤证虚实分明。白虎汤证脉洪而有力，病情属实，当归补血汤证脉洪大而虚，临证当细细审察，勿犯虚虚实实之过。另外，前者口大渴喜冷饮，身大热而大汗出，后者则口渴喜温饮，身虽热而体温不甚高，无大汗出，当认真辨别。

3. 归脾汤证：本汤证见于《济生方》，与当归补血汤证均为气血两虚之证，临床均可见到面色萎黄、神疲倦怠、妇女经期提前、量多色淡甚或崩漏的表现，但归脾汤证病位重在心脾，以心悸、怔忡、健忘、多梦易惊及吐血、衄血、便血等症为特点。

4. 导赤散证：见于《小儿药证直诀》。导赤散为治心火亢盛而设，其方证临床所见之面赤烦热、口渴饮冷与当归补血汤证有相似之处。但本方证因心经实火上攻，面赤必为满面通红，与阳浮两颧红赤显然不同。再者，心热下移小肠之小便赤涩刺痛及心火循经上攻之口舌生疮等导赤散证诊断要点显然有别于当归补血汤证诸症。

【临床应用】

1. 本方为治劳倦内伤、气弱血虚、阳浮于外之虚热证而设，凡具有肌热面赤、口渴、脉洪大而虚特点者均可选用。

2. 对疮疡久溃不愈、气血两虚而又余毒未尽者，可加金银花、甘草以清热解毒，能加速创口愈合，有补益气血、生肌解毒作用。

3. 实验研究证明，当归补血汤有较好的抗贫血作用，可以治疗多种原因所致的白细胞减少症。

4. 有报道用本方加黄芩炭、地榆、甘草等治疗气不摄血的月经过多症获得满意疗效。

5. 有报道用本方加味治疗过敏性紫癜收效良好。

6. 有报道用本方加桂枝、海风藤、秦艽、制川乌为主治疗痹证获得满意临床疗效。

【汤方组成】黄芪一两，当归（酒洗）二钱。

水煎服。

【病案】闫某，男，57岁。2017年6月3日初诊，2周前患者外出旅游，未做防晒措施，次日即感全身瘙痒、有如蚁行，口服维生素C、氯雷他定、强的松等抗过敏药治疗，仍瘙痒不止，遇阳光则瘙痒加重。目前患者全身瘙痒，皮肤遍布抓痕，未见瘀点瘀斑，面色萎黄，精神不佳，纳呆，多梦，二便调，舌质淡，舌苔白，脉细。病机：血虚生风。辨证：当归补血汤证。治法：益气养血、祛风止痒。处方：黄芪30g，当归6g，防风10g，白术15g，蝉蜕3g，炙甘草6g。7剂水煎服。2017年6月11日二诊，患者诉服上药后瘙痒大减，余症亦有好转，守上方续服7剂。1个月后电话随访，未再复发。

按语：当归补血汤证见于《内外伤辨惑论》，病由气弱血虚，阳浮于外所致，以肌热面赤，烦渴欲饮为主症，以妇女经期或产后血虚发热；疮疡溃后，久不愈合；面色萎黄，神疲乏力为兼症。患者以"全身瘙痒，皮肤遍布抓痕，精神不佳，面色萎黄，纳呆，多梦"为主症，舌质淡，舌苔白，脉细。舌脉符合当归补血汤证，故用之。本例患者瘙痒为血虚所致，即"血虚生风"。古人云："治风先治血，血行风自灭。"然"有形之血不能自生，生于无形之气"。诸药合用，益气养血、祛风止痒，故服之效佳。临床中黄芪和当归的药量之比为5∶1。

各论

归脾汤证

【渊源】《济生方》。

【病机】 心脾气血两虚，脾虚不能统血。

【汤证脉症】

主症：心悸怔忡，健忘失眠。

兼症：多梦易惊，食少体倦，面色萎黄；吐血、衄血、便血；妇女月经超前，量多色淡，崩漏，或带下。

舌脉：舌淡苔薄白，脉细弱。

【汤证辨证要点】

1. 必须具备主症。

2. 兼症中一组加典型舌脉。

【禁忌】

1. 痰热上扰心神而致心悸怔忡、健忘失眠者禁用本方。

2. 瘀血内阻心脉而致心悸者禁用本方。

3. 水饮凌心而致心悸者禁用本方。

4. 血分热盛、迫血妄行而见的各种出血症禁用本方。

【汤证辨疑】

1. 四物汤证：见于《太平惠民和剂局方》。四物汤为补血、活血、调经而设，其汤证就血虚而致的面色萎黄、头晕目眩、月经不调等临床表现来讲与归脾汤证有相似之处，两汤方均有补血的功能。所不同的是四物汤寓补于通，既能补血又能活血，其证之月经不调以脐腹疼痛、血瘕块硬及产后恶露不下等虚中有瘀的表现为主，与归脾汤证之气血两虚、血失统摄显然有别。

2. 当归补血汤证：见当归补血汤证条下。

3. 天王补心丹证：见于《摄生秘剖》。天王补心丹为阴虚血少、心神不安而设，其方证临床所见之心悸怔忡、健忘失眠与归脾汤证相似。所不同的是，天王补心丹证病位在心肾，而归脾汤证病位在心脾。天王补心丹证在阴虚血少的同时，尚有虚火内扰，临床可见到病人烦躁口渴、大便干秘，此也与归脾汤证有明显区别。

4. 四生丸证：见于《校注妇人良方》。本方证临床所见吐血、衄血、便血与归脾汤证相似，但细察病机则相去甚远。四生丸所治诸种出血为血热妄行所致，必与舌红脉数、出血鲜红同见；而归脾汤所治诸种出血则与食少体倦、舌淡脉细弱并见。临床并不难区别。

【临床应用】

1. 本方为治疗思虑过度、劳伤心脾的有效方剂，临床用于心悸怔忡、健忘失眠、食少体倦、面色萎黄、舌淡苔薄白、脉细弱，或失血、崩漏等。

2. 本方用治神经衰弱有显著疗效。

3. 本方用于胃及十二指肠溃疡出血、血小板减少性紫癜、再生障碍性贫血辨证属心脾两虚者有良好效果。

4. 有报道用归脾汤治疗脑外伤后遗症获得满意疗效。

5. 有报道用本方治疗冠心病、心律不齐辨证属心脾两虚者获得满意疗效。

6. 有报道用本方加减治疗斑秃、全秃、脂溢性脱发辨证属心脾两虚者取得满意疗效。

【汤方组成】黄芪、白术各一两，人参半两，当归、龙眼肉、茯神、远志、酸枣仁（炒）各一两，木香半两，甘草

各
论

（炙）二钱半。

注：当归、远志是从《校注妇人良方》补入。

【病案】李某，女，48 岁。2019 年 10 月 12 日，患者失眠，夜寐不安半年。就诊于数家医院，给予各种安神药，效不明显。平素：心慌乏力，记忆力减退，面色萎黄，心思重。舌质淡，苔白，脉无力。大便稀溏不成型，饮食可，小便正常，无口干口苦多汗等。病机：心脾气血两虚。辨证：归脾汤证。处方：黄芪 15g，炒白术 15g，人参 10g，当归 10g，龙眼肉 10g，茯神 15g，远志 10g，炒杏仁 10g，木香 6g，甘草 30g，桂枝 10g，牡蛎 15g，龙骨 15g。7 剂，每日 1 剂，水煎分服。2019 年 10 月 19 日二诊，夜能眠 4 个小时，乏力减轻，其他变化不明显，原方再进 7 剂。2019 年 10 月 26 日三诊，睡眠连续好转，可睡 5 个小时，心慌好转，大便成形，乏力基本消失。舌质淡红，苔白，脉细。上方甘草减至 20g，人参改党参，再服 14 剂。2019 年 11 月 9 日四诊，睡眠可长达 7 小时，乏力消失，心慌消失，面色红润。上方再服 10 剂，以巩固疗效。

按语：归脾汤证见于《济生方》，由心脾气血两虚，脾虚不能统血所致，以心悸怔忡，健忘失眠为主症；此患者以失眠就诊，以失眠、夜寐不安为主症；失眠的原因很多，但不外乎虚实二邪，虚证失眠总因阳不入阴，神安则睡眠好，神不安则不能休息好。实者邪气扰之，虚由营阴不足。凡是思虑劳倦、惊恐犹疑而不寐者，总属真阴精血之不足，阴阳不交而神不安，归脾汤可达到心脾两顾、气血双补的效果。黄芪配人参、白术是补气的佳方，茯神归心脾肾经，具有健脾宁心的作用，远志可以开心气而凝心神，又可以通畅达心肾，莲子肉益肾固精，补脾养心安神。患者思虑过度，耗伤心血，肾水不足则用莲子肉补肾宁心，厚肠胃，补诸般虚损，从根本上治疗不寐。加桂枝、龙骨、牡蛎既可以缓解心悸又有镇静安神的作用。

左归丸证

【渊源】《景岳全书》。

【病机】肝肾真阴不足。

【汤证脉症】

主症：头目眩晕，腰膝酸软。

兼症：遗精滑泄，自汗盗汗，口燥咽干，渴欲饮水。

舌脉：舌光少苔，脉细或细数。

【汤证辨证要点】

1. 必须具备主症。

2. 兼症兼有典型舌脉。

【禁忌】

1. 本方为肝肾真阴不足而设，为纯甘壮水之剂，脾胃虚弱者慎用，以免再伤脾胃。

2. 肝肾阴虚兼有虚火者不宜单用本方。

【汤证辨疑】

1. 六味地黄汤证：见于《小儿药证直诀》。六味地黄汤亦为肝肾阴虚而设，其汤证临床所见之头目眩晕、腰膝酸软、盗汗遗精、脉细数等与左归丸证相同。所不同的是，六味地黄汤证在肝肾阴虚的同时，兼有虚火上炎，临床以骨蒸潮热、耳鸣耳聋、手足心热、消渴、牙痛、牙齿松痛等症与左归丸证相区别。

2. 一贯煎证：本方证见于《柳州医话》，其病机亦有肝肾

各

论

阴虚，与左归丸证病机有相似之处。但一贯煎证除肝肾阴虚外，肝气郁滞是其特点，临床胸脘胁等肝脉循行部位皆因气郁气滞失于阴津濡养而见胀痛，是与左归丸证的明显区别。

3. 左归饮证：本方证亦见于《景岳全书》，其肝肾阴虚之腰酸腿软、遗精滑泄、自汗盗汗、口燥咽干、渴欲饮水、舌光少苔、脉细或数等表现与左归丸证基本相同，只是本方证病尚轻浅而已。

4. 大补阴丸证：见于《丹溪心法》。大补阴丸为治肝肾阴虚、虚火上炎而设，其方证中因肝肾阴虚所见的盗汗遗精、腰膝酸软等表现与左归丸证相似。但左归丸证是纯虚之证，而本方证尚有因虚火而致的咳嗽咯血、心烦易怒等表现。

5. 虎潜丸证：本方证亦见于《丹溪心法》，其肝肾阴虚的病机与左归丸证病机相同。但本方证以肝肾阴虚不能濡养筋骨，发为筋痿、骨痿的筋骨痿弱、腿足消瘦、步履乏力为重点。

6. 七宝美髯丹证：本方证见于《医方集解》，其因肝肾不足而见腰膝酸软、梦遗滑精之症与左归丸证相同，只是本方证更以肝肾不足的须发早白、齿牙动摇为方证特点而已。

【临床应用】

1. 本方为壮水之剂，主治肾脏真阴不足，以头目眩晕、腰酸膝软、口燥咽干、舌光红、脉细数为施治要点。临床只要符合以上特点均可选用。

2. 有报道可用本方治疗糖尿病（消渴）以下消为主，表现为肝肾真阴不足的久病患者。若仍兼有虚火者可加入黄柏、知母等清热坚阴之品。

3. 本方用于急慢性肾炎，尤其是慢性肾炎，对消除蛋白尿、血尿及对抗激素副作用有良好作用。

4. 男性慢性前列腺炎、妇女无排卵性子宫出血、更年期综合征、神经衰弱等病症辨证属肝肾不足时，均可选用本方。

【汤方组成】大怀熟地黄八两，山药四两，枸杞四两，山茱萸四两，川牛膝三两，菟丝子四两，鹿角胶四两，龟胶四两。

炼蜜丸如桐子大。

右归丸证

【渊源】《景岳全书》。

【病机】元阳不足，命门火衰。

【汤证脉症】

主症：畏寒肢冷，神疲乏力，腰膝酸软。

兼症：阳痿遗精，阳衰无力；大便不实，甚则完谷不化；小便自遗，下肢浮肿。

舌脉：舌淡苔白，脉沉而迟。

【汤证辨证要点】

1. 必须具备主症。

2. 兼症中任何一组加典型舌脉。

3. 本方证常在大病、久病、虚损严重时见到。

【禁忌】

1. 本方以治命门火衰、元阳虚损为主，虚中夹实之证禁用本方。

2. 肝肾阴虚、虚火上炎者禁用本方。肾虚夹有湿浊者也应慎用。

各论

241

【汤证辨疑】

1. 右归饮证：见于《景岳全书》。右归饮所治肾阳不足之气怯神疲、腹痛腰酸、肢冷脉细、舌淡苔白等与右归丸证相同，只是右归丸证命门火衰之阳损程度比右归饮证要重而已。另外按《景岳全书》原方所述，右归饮还用于阴盛格阳、真寒假热证的治疗。

2. 肾气丸证：《金匮要略》《济生方》中均有肾气丸证，因而肾气丸有《金匮》肾气丸和《济生》肾气丸两种，两方证病机皆为肾阳不足，皆可见腰膝酸软、畏寒肢冷、小便不利或小便反多等与右归丸证相似的症状。就"益火之源，以消阴翳"的着眼点来说，三方是相同的，只是右归丸以纯补为主，而《金匮》肾气丸、《济生》肾气丸皆有补中寓泻之意，《济生》肾气丸则更偏重于治疗因肾阳不足而见的腰重脚肿、小便不利等症。

3. 四神丸证：见于《证治准绳》。就脾肾阳虚之大便稀溏、腰膝酸软、神疲乏力等特点来讲，本方证与右归丸证非常相似。但就疾病范畴来讲，本方仅以脾肾阳虚、肠虚不固的五更泻为主治范畴，右归丸证则为元阳不足，命门火衰，涉及范围广泛，除肠虚不固的泻下完谷外，尚有阳痿遗精、精少不育、小便自遗、下肢浮肿等表现，临床不难区别。

4. 理中丸证：见于《伤寒论》。理中丸主治病症中所见之神疲食少、手足不温、大便溏泻、舌淡苔白、脉沉细迟等与右归丸证有相似之处，均因体中阳气虚衰所致。但理中丸证阳虚重点在脾，右归丸证则以元阳不足、命门火衰为主，就病位来讲右归丸证比理中丸证更深一层，常常伴见腰膝酸软、阳痿遗精等症，临床不难区分。

5. 十补丸证：亦为《济生方》中方证。就肾阳虚损之足冷膝软、小便不利、耳鸣耳聋、腰脊酸疼等症来讲，本方证与右归丸证颇为相似，只是本方证除肾阳虚损外，精血不足是其又一特点。肢体羸瘦、痿软无力是十补丸证与右归丸证命门火衰表现的具体区别。

【临床应用】

1. 本方为治肾阳不足、命门火衰的常用方，以神疲乏力、畏寒肢冷、腰膝酸软、脉沉迟为施治要点。若阳衰气虚，加人参以补之；阳虚精滑或带浊、便溏，加补骨脂以补肾固精止泻；肾泄不止，加五味子、肉豆蔻以涩肠止泻；饮食减少或不易消化，或呕恶吞酸，加干姜以温中散寒；腹痛不止，加吴茱萸以散寒止痛。

2. 有报道用本方加减治疗肾病综合征辨证属元阳不足、命门火衰者获得满意疗效。

3. 用右归丸治疗老年骨质疏松症，6~8 个月后临床症状、体征、骨小梁 X 线片改变均显示获显著疗效。

4. 用右归丸辅助治疗红斑狼疮、硬皮病，可以撤除或减少激素用量。

5. 用右归丸治疗命门火衰、肾阳不足之精子缺乏症获满意疗效。

【汤方组成】熟地黄八两，山药四两（炒），山茱萸三两（炒），枸杞子三两（炒），菟丝子四两，鹿角胶四两（炒珠），杜仲四两（姜炒），肉桂二两，当归三两，制附子二两。

【病案】陈某，男，65 岁。2018 年 7 月 13 日初诊，患者 1 年来双下肢反复水肿，尿中有泡沫。2 个月前在当地某医院诊断为肾病综合征，口服强的松治疗，好转出院。患者颜面浮

各论

243

肿，双下肢微肿，按之有凹陷，腰困乏力，畏寒肢冷，大便稀，小便多泡沫，舌淡苔白，脉沉迟。2018 年 7 月 10 日尿蛋白定量：304mg/dL。病机：肾阳不足，命门火衰。辨证：右归丸证。治法：温补肾阳，填精益髓。处方：熟地黄 15g，山药 15g，山萸肉 10g，附子 8g，杜仲 10g，肉桂 6g，当归 10g，枸杞子 15g，鹿角胶 10g，菟丝子 15g，茯苓 30g，泽泻 10g。7 剂，每日 1 剂，水煎，分 2 次温服。2018 年 7 月 20 日二诊，患者颜面及下肢浮肿减轻，畏寒乏力有所改善。因患者为外地人，来诊不方便，守上方，带药 14 剂。2018 年 8 月 3 日三诊，患者颜面及下肢浮肿消退，诉劳累或活动多时下肢仍会肿，第二天即可消退，大便调，小便泡沫减少，精神好转，舌淡苔白滑，脉沉。昨日查尿蛋白定量：199mg/dL。守方作为膏方内服，巩固疗效。

按语： 肾病综合征以病程长，易复发为特点，病久损伤阳气，肾气虚、肾阳虚是常见表现。右归丸见于《景岳全书》，病机为肾阳不足，命门火衰。本案中患者以"颜面、下肢水肿，畏寒乏力，腰酸困，大便稀"为主症，符合右归丸汤证，舌淡苔白，脉沉迟为元阳不足的表现。诸症皆由肾阳不足，温煦无能，气化失司，水液代谢失常而致，治宜补肾助阳，"益火之源，以消阴翳"，辅以化气利水。右归丸以少量温阳补火药与大队滋阴益精药为伍，旨在阴中求阳，少火生气；以补为主，佐用通散渗利，寓泻于补，使补而不滞。

一贯煎证

【渊源】《柳州医话》。

【病机】肝肾阴虚,肝气郁滞。

【汤证脉症】

主症:胁肋疼痛,吞酸吐苦。

兼症:胸脘疼痛,咽干口燥,或疝气瘕聚。

舌脉:舌红少津,脉细弱或虚弦。

【汤证辨证要点】

1. 必须具备主症。

2. 兼症中一组加典型舌脉。

【禁忌】

1. 本方滋腻之性较重,停痰积饮而舌苔白腻、脉沉弦者
不宜使用。

2. 多服久服本方常易碍胃。

【汤证辨疑】

1. 四逆散证:见于《伤寒论》。四逆散也可用于治疗肝郁
不疏的胁痛,与一贯煎相似。所不同的是,一贯煎证因肝阴不
足、肝脉失养、兼有气滞而胁痛隐隐,四逆散证则以气滞胀痛
较重为主。再者,四逆散证还因阳气内郁、不达四末而见到四
肢厥逆的表现。两方证临床容易区别。

2. 逍遥散证:见于《太平惠民和剂局方》。逍遥散也可用
于治疗肝郁不疏所致的胁痛,与一贯煎有相似之处。所不同的
是,逍遥散证在肝郁的同时兼有脾虚不运的神疲食少,一贯煎
证则兼有阴虚火炎的吞酸吐苦。二方证各有偏重之处,临床应
注意辨别。

3. 左归丸证:见左归丸证条下。

4. 柴胡疏肝散证:见于《景岳全书》。柴胡疏肝散也能治
疗因肝气郁结而导致的胁痛,与一贯煎有相似之处,但其方证

各

论

在肝郁同时兼有血瘀，胁痛以胀痛、刺痛为主，且可见到妇女乳房胀痛、肿块及痛经等瘀血内停的表现。

5. 龙胆泻肝汤证：见于《医方集解》。就汤证主症胁痛来讲，本汤证也与一贯煎证相似，但本汤证之胁痛因肝胆实火或肝胆湿热所致，除胁痛外常有口苦、头痛、耳聋、耳肿、目赤肿痛、舌红苔黄腻、脉弦滑等实火、湿热之象，与一贯煎证容易区别。

【临床应用】

1. 本方是治疗阴虚气滞而致脘胁疼痛的代表方剂，以胁肋疼痛、吞酸吐苦、舌红少津、脉虚弦为证治要点。若大便秘结，可加火麻仁、瓜蒌仁；口苦较重者，可加炒黄连以清热；阴亏明显者加石斛；胁肋疼痛且按之硬者，加鳖甲以软坚散结。

2. 本方用治慢性肝炎肝区疼痛有良好疗效，可加入牡丹皮、白芍以疏肝和血，柔肝止痛。若兼见胃胀，可加砂仁、鸡内金以消食导滞；如见失眠，可加酸枣仁、柏子仁、五味子以养心安神。

3. 有报道用本方为主治疗妊娠高血压综合征辨证属肝肾阴虚、肝气郁结者，对预防子痫发生、改善症状、消除下肢肿胀、消除蛋白尿有显著作用。

4. 对肋间神经痛、神经官能症等属阴虚气滞者均可加减运用本方。

【汤方组成】 北沙参、麦冬、当归身各三钱，生地黄六钱至一两五钱，枸杞子三钱至六钱，川楝子一钱半。

【病案】 王某，女，65岁。2018年4月8日初诊，患者左胸胁部疼痛3个月，3个月前患带状疱疹，经抗病毒治疗皮疹消失，留下皮损部疼痛。平素心思重，饮食睡眠一般，小便正常，无畏寒，无汗。左胸部针扎样疼痛，夜间尤甚，伴有咽干口燥，大便于 2 日一行。舌质红，瘀斑，苔少欠津液，脉细弦。病机：肝肾阴虚，肝气郁滞。辨证：一贯煎证。治法：补益肝肾，疏肝理气，活血止痛。处方：北沙参 12g，麦冬 30g，当归 20g，生地黄 30g，枸杞子 15g，川楝子 6g，瓜蒌 30g，红花 10g，白芍 40g，甘草 10g，柴胡 15g，郁金 10g。7 剂，每日 1 剂，水煎，分早晚温服。2018 年 4 月 16 日二诊，服上方后疼痛减轻，口干咽燥消失，大便正常，舌质红，瘀斑变小，苔薄白，脉细弦。上方当归减至 10g，白芍 30g，继续服 7 剂。2018 年 4 月 22 日三诊，疼痛继减，晚上不影响睡眠。上方连服 7 剂，以巩固疗效。随后电话告知可隔日 1 剂，症状消失停药。

按语： 一贯煎证见于《柳州医话》，是由肝肾阴虚，肝气郁滞所致，以胁肋疼痛，吞酸吐苦为主症；患者为一老年女性，平素心思重，大便干，夜间左胸部针扎样疼痛明显，伴有口干咽燥，舌质红，苔欠津液。所见主症舌脉，分析病机为肝肾阴虚，肝郁气滞，一贯煎是滋阴疏肝的名方，方证对应，疗效满意。用汤方辨证的思维，特别强调抓主症，识病机。

天王补心丹证

【渊源】《摄生秘剖》。

【病机】心肾不足，阴虚血少，心神失养。

【汤证脉症】

主症：心悸失眠，手足心热。

兼症：虚烦神疲，梦遗健忘，不耐思虑，口舌生疮，大便干燥。

舌脉：舌红少苔，脉细数。

【汤证辨证要点】

1. 必须具备主症。

2. 兼症兼见典型舌脉。

【禁忌】

1. 凡因痰、火、气滞、瘀血而引起神志不安、心悸失眠者，禁用本方。

2. 脾胃虚弱、胃纳欠佳者慎用。

3. 阴虚阳亢、虚实痰热夹杂者慎用。

【汤证辨疑】

1. 酸枣仁汤证：见于《金匮要略》。本汤证可见阴虚血少、虚火内扰所致的心悸失眠、舌红少苔、脉细数等，与天王补心丹证非常相似，只是两方证病机重点有所不同。本方证以肝血不足为主，其方之着眼点重在养血安神；天王补心丹证则以心肾不足为主，虚火内扰也较本汤证要重。所以除养血安神外，天王补心丹清虚热的能力较酸枣仁汤要强。

2. 柏子养心丸证：见于《体仁汇编》。柏子养心丸也是治疗心肾不足、阴虚血亏、虚烦不眠的方剂，与天王补心丹非常相似。只是柏子养心丸立方着眼点更注意交通心肾，以安神志，而天王补心丹益心安神之力见长。两方稍有区别。

3. 孔圣枕中丹证：见于《备急千金要方》。孔圣枕中丹也是治疗阴虚血少、虚烦不眠的方剂，以宁心益智见长，对心肾不足、不耐思虑者更佳。

4. 归脾汤证：见归脾汤证条下。

【临床应用】

1. 本方是治疗阴虚血少、心神不安的常用方剂，以心悸失眠、舌红苔少、脉细数为证治要点。如失眠较重者，一可加龙眼肉、夜交藤；心悸较重者，可加龙齿；遗精较重者，可加金樱子、芡实。

2. 用本方治疗神经衰弱辨证属阴虚血少、虚热内扰者，有满意疗效。

3. 有报道可用本方治疗冠心病、慢性肝炎，患者以失眠为主症时，用本方治疗对改善临床症状有显著疗效。

4. 有人报道用本方治疗慢性荨麻疹属心血不足、血虚化风者获满意疗效。

【汤方组成】酸枣仁、柏子仁、当归、天冬（去心）、麦冬（去心）各二两，生地黄四两，人参、丹参、玄参、茯苓、五味子、远志（去心）、桔梗各五钱。

上药为末，炼蜜丸如梧子大，朱砂用三五钱为衣，空心白滚汤下三钱，或圆眼汤俱佳。忌胡荽、大蒜、萝卜、鱼腥、烧酒。

【病案】陈某，女，45岁，平陆县人。2000年6月8日初诊，患者鼻尖、颜面两颧、下颌暗红色斑2年，范围逐渐扩大，病情加重，红斑有灼热感，大便干秘，舌嫩红，苔薄白，脉细数。诊断为：激素依赖性皮炎。中医诊断：面游风（热入血分证），拟清热凉血，以犀角地黄汤合桑菊饮加减，处方：生地黄20g，赤芍10g，牡丹皮15g，桑叶10g，菊花10g，杏仁10g，连翘15g，芦根15g，薄荷10g。7剂，水煎服。7天一诊，先后4诊，以此方加减进退，患者颜面灼热感好转，红斑消退不明显。2000年7月8日五诊，仔细询问病史，患者近来因生意经营不顺，心生恐惧，时有心悸不宁，夜不成寐，常在夜中做梦有人追赶，大便干秘不畅，舌有裂纹，嫩红无苔，脉细而数。病机：心血不足，血不养心，虚热上扰。辨证：天王补心丹证。治法：滋肾养心，清络消斑。处方：生地黄 40g，丹参 15g，玄参 30g，红参 6g，酸枣仁 10g，柏子仁 10g，远志 10g，菊花 15g，栀子 10g，豆豉 6g，槐米 10g，荆芥 10g，防风 6g。水煎 7 剂，每日 1 剂，分早晚服。2000 年 7 月 15 日六诊，患者精神症状明显好转，心悸消失，夜能入睡，尚有梦绕，颜面红斑逐渐消退，再服两周巩固，其神安，眠香，颜面肤色恢复正常。

按语：天王补心丹证源于《摄生秘剖》。病由心肾不足，阴虚血少，心神失养所致，以心悸失眠，手足心热为主症。此例患者，因颜面激素依赖性皮炎就诊，从主诉上来讲，颜面红斑是为主症，以此辨证，虽有小效，红斑变化不大，追问病史，患者心悸、夜不成寐，怔忡不安，大便干秘，舌嫩红无苔，脉细数。"心主血脉，其华在面"，因心血不足，血不养心，虚热上扰络脉，符合天王补心丹的脉证，汤方辨证的思维方式，要求我们抓主症识病机、辨兼症识变化，也就是主要矛盾和次要矛盾的问题，这个病人就诊时是以颜面红斑就诊的，颜面红斑应是主症，然而患者心悸怔忡、失眠不寐是次要症，但结合舌脉认真分析病机，不被颜面红斑所掣肘，从所谓的次要症状着手，汤证的选择发生了变化，辨证准确，心悸、不寐改善，颜面红斑也迎刃而解。

朱砂安神丸证

【渊源】《医学发明》。

【病机】心火亢盛，灼伤阴血，心失所养。

【汤证脉症】

主症：惊悸不安，烦躁失眠。

兼症：胸中烦热，心神烦乱，多梦。

舌脉：舌红，脉数。

【汤证辨证要点】

1. 必须具备主症。

2. 兼症兼有典型舌脉。

【禁忌】

1. 阴虚、脾弱者禁用。

2. 方中朱砂含硫化汞，不宜多服或久服，以防中毒。

【汤证辨疑】

1. 磁朱丸证：见于《备急千金要方》。磁朱丸也用于治疗心火亢盛、神志不安、心悸失眠，与朱砂安神丸均以重镇安神为着眼点，两方有相似之处。所不同的是，朱砂安神丸证以心火偏亢、灼伤阴血为主，磁朱丸证则以心肾不交、心火偏亢为特点。两证同中有异，使用二方时应细细辨别。

2. 酸枣仁汤证：见于《金匮要略》。本汤证中心悸失眠症与朱砂安神丸证相似，但其病机以阴亏血少、血不养心为主，朱砂安神丸证则以心火亢盛为要。就二方立法着眼点来讲，酸枣仁汤以滋养安神为主，朱砂安神丸则侧重于重镇安神，两汤方显然不同。

3. 天王补心丹证：见于《摄生秘剖》。天王补心丹临床所治心悸失眠症亦与朱砂安神丸证有相似之处。本方证虽有心火偏盛，但重点是心肾不交，方以滋养安神为主；朱砂安神丸证则以心火亢盛、心神被扰为主，虚实有别，重镇安神、清心泻火是朱砂安神丸证的治则要点。两证差异明显。

各论

4. 炙甘草汤证：始见于《伤寒论》。本汤证中心悸失眠亦与朱砂安神丸证中心悸失眠有相似之处。但本汤证心悸失眠因气虚血亏而致，朱砂安神丸则因心火扰神而致，虚实差异很大。再者炙甘草汤证所兼见的脉结代、咳嗽、涎唾多等则更与朱砂安神丸证中因心火亢盛而兼见的躁扰不宁症有显著差异。

5. 生铁落饮证：见于《医学心悟》。生铁落饮与朱砂安神丸均属重镇安神方剂，用于治疗痰火上扰心神之证，其汤证也具有烦躁失眠的表现，只是本汤证是痰与火并，扰神较重，患者除失眠等症外常常兼有癫狂等神志异常的表现。

【临床应用】

1. 朱砂安神丸主要用于心火亢盛、上扰神明之证，临床以惊悸不安、烦躁失眠、舌红、脉数为证治要点。

2. 神经衰弱所致的心悸、健忘、失眠，或精神抑郁症所引起的神志恍惚等，辨证属心火上炎、阴血不足者，均可用本方治疗。如胸中有痰热者，加瓜蒌、竹茹；心中烦热较甚者，可加栀子或莲子心以增加清心降火除烦之力；若惊恐、易惊较重者，可加龙骨、牡蛎以加强重镇安神之功。

【汤方组成】朱砂半两，黄连六钱，炙甘草五钱半，生地黄二钱半，当归二钱半。

上四味为细末，另研朱砂，水飞如尘，阴干，为衣，浸汤蒸饼为丸，如黍米大。每服十五丸，津唾咽之，食后服。

【病案】辛某，女，46 岁。2017 年 5 月 23 日初诊，患者3 个月前因情志不遂，出现烦躁失眠，曾间断口服中药疗效不佳。目前患者心烦，急躁易怒，失眠多梦，口干、口苦，纳可，大便干，2~3 日一行。既往高血压病史 3 年，平素口服施慧达 5mg/d，血压控制尚可。舌质红舌苔薄黄，脉弦。辅助检查：甲状腺功能未见异常。病机：心肝火旺，邪热扰神。辨证：朱砂安神丸证。治法：清心泻火，养阴安神。处方：黄连6g，生地黄10g，当归10g，牡丹皮10g，栀子10g，郁金10g，珍珠母30g（先煎），夜交藤30g，生甘草6g。7剂，每日1剂，水煎，午后及晚上睡前1小时分服。2017年6月2日二诊，服上药后心烦、急躁易怒减，效不更方，继续服药调治月余而症状缓解。

按语： 朱砂安神丸证见于《医学发明》，病由心火亢盛，灼伤阴血，心失所养所致，以惊悸不安，烦躁失眠为主症。患者以"烦躁失眠"为主症，舌质红舌苔薄黄，脉弦。舌脉符合朱砂安神丸证，故用之。朱砂安神丸方中朱砂有毒，不宜汤剂使用，临床上应根据病情，谨慎使用，本例患者以珍珠母易之。

安宫牛黄丸证

【渊源】《温病条辨》。

【病机】热邪内陷心包，痰热壅闭心窍。

【汤证脉症】

主症：高热烦躁，神昏谵语。

兼症：痰涎壅盛，口干舌燥，或中风昏迷，喉中痰鸣，或小儿惊厥。

舌脉：舌红或绛，脉数。

【汤证辨证要点】

1. 必须具备主症。

2. 兼症中任何一组症状加典型舌脉。

【禁忌】

1. 寒闭者禁用本方。

2. 虽有神志昏迷，但大汗肢冷、气微遗尿、口开目合的脱证禁用本方。

3. 本方重在开窍醒神，只宜暂用，不宜久服，以免耗气。

4. 孕妇慎用。

【汤证辨疑】

1. 牛黄清心丸证：见于《痘疹世医心法》。本方证也因温热之邪内陷心包而见神昏谵语、烦躁不安以及小儿高热惊厥、中风窍闭等症，就方证病机及临床表现来讲与安宫牛黄丸证非常相似，只是病情较轻而已。

2. 紫雪丹证：见于《外台秘要》。紫雪丹亦治热邪内陷心包之高热神昏、口渴引饮、舌红绛、脉数等热闭病证，与安宫牛黄丸相似。所不同的是，本方证有热盛动风的征象，痉厥抽搐之症常见，这是与安宫牛黄丸证之差异所在。

3. 至宝丹证：见于《太平惠民和剂局方》。就治疗邪热内陷心包而见的高热神昏来讲，至宝丹与安宫牛黄丸非常相似，只是本方证中痰热闭窍的表现更为突出，汤方的开窍能力较安宫牛黄丸力强、效著。

4. 苏合香丸证：见于《太平惠民和剂局方》。苏合香丸也是治疗神志昏迷、牙关紧闭等闭证的方剂，但其所治闭证与安宫牛黄丸所治闭证有寒热之别。本方证虽神昏但绝无高热、舌红绛、脉数等表现，而是兼见苔白、脉迟之象。临床所见闭证都在病情急危之处，寒热之别稍错则贻误甚重，理当细审详辨。

【临床应用】

1. 凡神昏谵语属温热之邪内陷心包或痰热闭阻者，均可应用本方，以神昏谵语、高热烦躁、舌红或绛、脉数为证治要点。

2. 若邪陷心包，兼有腑实，见神昏舌短、大便秘结、饮不解渴者，用安宫牛黄丸两粒化开，调大黄末三钱内服。可先服一半，不知再服。

3. 流行性乙型脑炎、流行性脑脊髓膜炎、中毒性痢疾、尿毒症、脑血管意外、肝昏迷等病过程中，出现痰热内闭心窍之表现时，皆可选用本方。

【汤方组成】牛黄、郁金、黄连、朱砂、山栀、雄黄、黄芩、犀角各一两，冰片、麝香各二钱五分，珍珠五钱，金箔衣。

上为极细末，炼老蜜为丸，每丸一钱，金箔为衣，蜡护。脉虚者人参汤下，脉实者金银花、薄荷汤下，每服一丸。兼治飞尸猝厥、五痫中恶、大人小儿痉厥之因于热者。大人病重体实者，日再服，小儿服半丸，不知，再服半丸。

【病案】闫某，男，74岁，本院职工。2020年8月13日急诊入院，患者突然昏倒，不省人事2小时，MR提示大面积脑梗，患者意识模糊，喉中痰鸣，昏昏欲睡，舌绛，苔白厚腻，脉弦。患者有高血压病史近十年，未曾服用降压药，患者素体肥胖，两颧潮红，左侧肢体肌力丧失。病机：痰热壅闭心窍。辨证：安宫牛黄丸证。治法：豁痰开窍。予鼻饲安宫牛黄丸、温胆汤，服1粒后，呼叫能睁眼，先后共服三粒，神志渐清，继续鼻饲豁痰开窍汤药。

按语：安宫牛黄丸见于《温病条辨》，病由热邪内陷心包，痰热壅闭心窍，以高热、烦躁、神昏、谵语为主症。患者以"突然昏倒，不省人事，意识模糊，喉中痰鸣，昏昏欲睡，舌绛，苔白厚腻，脉弦"，主症与舌脉符合安宫牛黄丸证，故用之有效。患者高血压病史近十年，服用降压药不及时，平素两颧潮红。安宫牛黄丸具有豁痰开窍解毒的作用，适用于热病邪入心包的高热、神昏、谵语等症，俗语说"糊里糊涂安宫丸"正是对痰热壅闭心窍安宫牛黄丸证的高度概括。便于记忆与使用。

玉屏风散证

【渊源】《丹溪心法》。

【病机】表虚自汗。

【汤证脉症】

主症：自汗恶风，面色㿠白，或虚人易感。

舌脉：舌淡，苔白，脉浮数。

【汤证辨证要点】自汗恶风，舌淡苔白，脉浮缓。

【禁忌】

1. 热证多汗者禁用。

2. 阴虚盗汗者可加减使用。

3. 战汗、脱汗者禁用。

【汤证辨疑】

1. 桂枝汤证：桂枝汤源于《伤寒论》，为治疗太阳表虚、营卫不和而设。就卫阳不固、营阴外泄、汗出来讲，桂枝汤证与玉屏风散证相似。桂枝汤调和营卫，长于解表，所治之表虚自汗兼有发热恶风；玉屏风散则以固表止汗见长，其证仅见恶风，无发热表现。

2. 牡蛎散证：牡蛎散见于《太平惠民和剂局方》，为治诸虚不足身常汗出而设。就表虚自汗来讲，本方证与玉屏风散证有相似之处，但本方证兼见盗汗及因多汗而致的心悸惊惕、短气烦倦之症。两方虽都从固表止汗着眼，但本方敛汗能力更强。

3. 当归六黄汤证：见于《兰室秘藏》。当归六黄汤所治病证也可见到汗出过多、表气不固，与玉屏风散证有相似之处。但本汤证之多汗以因肾阴不足、心火偏亢、阴虚火旺的盗汗为主，同时兼见面赤心烦、大便干秘、小便黄赤等症；玉屏风散证则以卫阳不固之表虚自汗为主。两方虽都以固表止汗为目的，但二方证之病机及临床表现相差较大，容易区别。

4. 秦艽鳖甲散证：见于《卫生宝鉴》。本方证也能见到多汗表虚症状，与玉屏风散证相似。但本方证因外感风邪，邪伤阴血而成，多汗以盗汗为主，其组方之着眼点是从外透祛风、内清虚热、滋阴养血入手去止汗；玉屏风散证则因卫阳不固而自汗不止，其组方之着眼点从益气固表入手达到止汗目的。

【临床应用】

1. 玉屏风散功能益气、固表、止汗，是治疗表虚自汗的常用方剂，对气虚易感者少量长期服用也有显著疗效。临床以自汗恶风、舌淡苔白、脉浮缓为证治要点。

2. 可用本方酌加疏风通窍的辛夷、苍耳子、白芷等治疗慢性鼻炎、过敏性鼻炎属卫气不固者。

3. 有报道用玉屏风散加减治疗小儿支气管炎属卫气不固者获满意疗效。

4. 有人用玉屏风散配合维生素 E 治疗隐匿性肾炎患者 36例，基本缓解 30 例，无效 6 例。

【汤方组成】防风、黄芪各一两，白术二两。
研末，每服三钱，水一盏半，姜三片，煎服。

各
论

【病案】朱某，女，49岁。2020年3月17日初诊，患者祖籍江西，来运城打工，由于气候环境问题，鼻炎反复五年，每次返回家乡症状就会消失，平素服用"鼻炎康"，停药则发作。初次就诊时，鼻塞、流清涕，头闷痛，伴咽痛，舌淡嫩，苔薄白，脉虚浮，纳寐可，二便调。病机：卫表不固。辨证：玉屏风散证。治法：益气固表，驱邪通窍。处方：黄芪30g，防风6g，炒白术10g，银柴胡10g，五味子6g，乌梅10g，苍耳子10g，细辛3g，辛夷10g，桔梗10g，生甘草6g。7剂，水煎，早晚温服。2020年3月24日二诊，患者诉服上药一周期间鼻塞、流涕、头痛等症未犯，但仍觉咽喉部不适，上方加芡实10g，以培补脾肾，继服14剂，巩固疗效。1个月后随访，患者鼻炎未再复发。

按语：玉屏风散出自于《丹溪心法》，为治疗卫气不固、表虚自汗而设。慢性鼻炎，中医称之为"鼻鼽"，病机多为正气不足，外邪侵袭。本案例中的处方实则为玉屏风散合过敏煎加味，既益气固表，又祛邪通窍，标本兼顾，从而获得良效。黄芪补脾肺之气，益气固表，临床可以重用，但需注意的是，黄芪具有促性腺发育的作用，若为小儿则用量宜轻。

四神丸证

【渊源】《证治准绳》。

【病机】脾肾虚寒，肠失固摄。

【汤证脉症】

主症：五更泄泻或久泻不愈。

兼症：腰酸肢冷，神疲乏力，不思饮食，洞泄无度，完谷不化，滑泄不禁。

舌脉：舌淡，苔薄白，脉沉迟无力。

【汤证辨证要点】

1. 必须具备主症。

2. 兼症兼典型舌脉。

【禁忌】

1. 食积或热毒停滞胃肠而致的下利、泄泻禁用本方。

2. 服用本方时，应忌生冷、鱼腥、油腻之物。

【汤证辨疑】

1. 真人养脏汤证：见于《太平惠民和剂局方》。真人养脏汤也是为脾肾虚寒、肠失固摄的泄痢而设，其方证与四神丸证同可见到泄痢日久不愈、大便滑脱不禁的表现。但四神丸证以泄泻为主，而本汤证则见痢下赤白黏冻，里急后重，甚或便下脓血。两方证有显著差异，临证当详加区别。

2. 痛泻要方证：见于《景岳全书》。痛泻要方为治肝郁脾虚而设，所治病证中肠鸣腹痛、痛即泄泻、泻后痛止的特点与四神丸所治五更泻的表现相似。所不同的是痛泻要方证每因情志不遂而易发作，一日之中泄泻随时可以发作，而四神丸证则因脾肾阳虚，黎明之前阴气极而下行，阳气当至而不至，阴盛阳衰，故而泄泻，泄泻有特定的时间。

3. 附子理中丸证：见于《阎氏小儿方论》。附子理中丸亦可用于治疗脾肾虚寒的泄泻，与四神丸有相似之处。但本方益气健脾、温阳祛寒之力虽强，但固肠止泻的能力则不及四神丸。

4. 参苓白术散证：见于《太平惠民和剂局方》。本方证所见之肠鸣泄泻、不思饮食、神疲乏力等症与四神丸证有相似之

各

论

259

处。但本方证病机特点是脾虚夹湿，胸脘痞闷、苔白腻等湿滞表现与四神丸证不同，且四神丸证病在脾肾，有腰酸膝软、五更泄泻的特点。

【临床应用】

1. 本方主要用治五更泄泻及久泻不愈属脾肾阳虚、肠失固摄者。若久泻气陷兼见脱肛者，宜加益气升提之药，如党参、黄芪、升麻等；若肾阳虚甚，可加附子、肉桂以温肾阳；若少腹痛甚者，可加小茴香、木香以暖肾行气止痛。

2. 本方可用于慢性结肠炎、肠结核、过敏性肠炎等证属脾肾虚寒的久泻或五更泄泻。

【汤方组成】肉豆蔻二两，补骨脂四两，五味子、吴茱萸各二两。

上为末，生姜四两，红枣五十枚，用水一碗，煮姜、枣，水干，取枣肉，丸桐子大。每服五七十丸，空心食前服。

完带汤证

【渊源】《傅青主女科》。

【病机】肝脾不和，带脉失约，湿浊下注。

【汤证脉症】

主症：带下色白，清稀如涕，肢体倦怠。

舌脉：舌淡，苔白，脉濡弱或缓。

【汤证辨证要点】以带下色白清稀如涕加典型舌脉为诊断要点。

【禁忌】

1. 热毒下注，带下量多，或赤白相兼，或五色杂下，质黏稠，或如脓样者，禁用本方。

2. 肾阴不足，带下赤白，质黏无臭，阴部灼热者，禁用本方。

【汤证辨疑】

1. 内补丸证：见于《女科切要》。内补丸为治阳虚白淫而设，其方证临证所见之白带量多、质地清稀与完带汤证相似。但本汤证因肾阳虚损、带脉失约而起，其带下色白清稀，较完带汤证量更多，且终日淋漓不断，伴见腰酸如折、小便频数清长、小腹冷痛、脉沉迟等阳虚内寒之脉症；完带汤证则因脾虚带脉失约而带下，仅伴见面色㿠白、食少神疲等症。

2. 清带汤证：见于《医学衷中参西录》。清带汤为带下滑脱兼有瘀滞者而设，其汤证临床所见带下量多、色白绵绵不绝与完带汤证相似。但本汤证兼有内瘀之象，在白带中常兼有赤色，时见赤白相兼而下，舌有瘀斑、瘀点。本方立法着眼点除收敛止带外兼有化瘀。

3. 易黄汤证、止带方证：两方证前者见于《傅青主女科》，后者见于《世补斋·不谢方》。易黄汤与止带方均为治带下病的方剂，但两方证的病机均为湿热下注带脉，见症以带下色黄、质黏稠、味腥臭为主，与完带汤证容易区别。

【临床应用】

1. 本方乃治脾虚白带绵绵不止的方剂，以带下清稀无臭、面色㿠白、舌淡、脉濡为证治要点。若带下量多终日不止，可于方中加入煅龙骨、煅牡蛎、乌贼骨等以收涩止带；若兼见小腹痛者，可加小茴香、炮姜、乌药等以温经散寒；病久白带清稀，可加鹿角霜、巴戟天温肾固下。

2. 本方可用于阴道炎、宫颈糜烂属肝脾不和、湿浊下注者。

【汤方组成】白术一两，山药一两（炒），人参二钱，白芍五钱，车前子三钱，苍术三钱，甘草一钱，陈皮五分，黑芥穗五分，柴胡六分。

【病案】薛某，女，34岁，已婚。2017年3月23日初诊，带下6月，缠绵不愈，量多，色白质清，无臭味，面色萎黄，纳呆，便溏，四肢困倦，经期无明显异常。舌质淡苔薄白，脉弦细。病机：肝郁脾虚，寒湿带下。辨证：完带汤证，治法：疏肝健脾，化湿止带。处方：炒白术20g，党参10g，苍术15g，白芍10g，山药30g，车前子15g（包煎），芡实30g，陈皮10g，柴胡6g，荆芥6g，炙甘草6g。7剂，每日1剂，水煎，分2次温服。2017年4月2日二诊，自述白带较前明显减少，纳转佳，大便成形，守上方续服14剂而病愈。

按语：完带汤证见于《傅青主女科》，病由肝脾不和，带脉失约，湿浊下注所致，以带下色白，清稀如涕，肢体倦怠为主症。患者以"带下量多，色白质清，无臭味，面色萎黄，纳呆，便溏，四肢困倦"为主症，舌质淡苔薄白，脉弦细。舌脉符合完带汤证，故用之。完带汤在健脾之余，少加疏肝行气之辈。待肝气得疏之后，再行健脾、理气、祛湿之法，则事半功倍。

越鞠丸证

【渊源】《丹溪心法》。

【病机】肝脾气机郁滞，气、血、痰、火、食、湿相因成郁。

【汤证脉症】

主症：胸膈痞闷，脘腹胀痛，饮食不消。

兼症：胁肋胀痛，嗳气太息，或嗳腐吞酸，恶心呕吐，或疝气痛，月经不调，痛经。

舌脉：舌红瘀暗，苔白或白腻或黄白相间，脉弦滑数。

【汤证辨证要点】

1. 必须具备主症。

2. 兼症中任何一组与主症中一个症状加典型舌脉。

【禁忌】年老体弱或阴虚火旺者慎用本方。

【汤证辨疑】

1. 小陷胸汤证：见于《伤寒论》。小陷胸汤为治痰热互结于心下的小结胸病而设，其汤证临床所见之胸脘痞闷、舌苔黄腻、脉滑数与越鞠丸证相似。就汤证病机特点来讲，本汤证仅以痰热互结导致气郁，而越鞠丸证则因气郁而导致痰热及血、湿、食、火郁。正是由于小陷胸汤证相比之下较为简单的病机，临床上除胸脘满闷外仅兼见心下按之痛、咳痰黄稠等，越鞠丸证则兼症复杂多变。临床应详细分辨。

2. 半夏泻心汤证：见于《伤寒论》。半夏泻心汤为治寒热互结于心下而设，其汤证临床也有脘腹痞闷、呕吐等症，与越鞠丸证相似。本汤证中焦枢机升降失常是病机关键，中气虚弱、肠鸣下利是与越鞠丸证临床表现区别的要点之一；越鞠丸证的气、食、湿、血、痰、火郁兼症则更与本汤证区别明显。

3. 柴胡疏肝散证、金铃子散证：前者见于《景岳全书》，后者见于《素问病机气宜保命集》。两方证皆可见到胁肋胀痛、脘腹痞闷症状，与越鞠丸证有相似之处。但此二方证均以肝气郁结为主，所见病症每因情志不畅加重，伴嗳气太息、口

各 论

苦、寒热往来、舌红脉弦等肝郁表现，不像越鞠丸证因气、血、火、食、湿、痰郁而变症丛生。

4. 良附丸证：见于《良方集腋》。良附丸为治肝气郁滞、胃有寒凝而设，其方证临床所见之胃脘疼痛、胸闷胁痛、妇女痛经等症与越鞠丸证有相似之处。但本方证以寒凝为主，常伴见畏寒喜热、遇寒诸症加重、得温诸症减退的特点，临床容易区别。

5. 四磨汤证：见于《济生方》。本汤证也是一个以气郁为主的方证，临床胸膈胀闷、脘腹痞满、不思饮食的表现与越鞠丸证相似。本汤证病机以肝气郁结、上犯于肺胃为特点，因而见有肺气上逆的上气喘急；越鞠丸证虽也有气、痰内郁之象，但不见喘症。这是两方证区别的要点。

【临床应用】

1. 本方为治疗郁证的代表方，以胸膈痞闷、脘腹胀痛、饮食不消为证治要点。若气郁偏重者，重用香附，酌加木香、枳壳、厚朴等以加强行气解郁之力；若血郁偏重者，重用川芎，酌加桃仁、赤芍、红花等以增强活血祛瘀之功；若湿郁偏重，重用苍术，酌加茯苓、泽泻以利湿；若食郁偏重，重用神曲，酌加山楂、麦芽以消食；若火郁偏重，重用山栀，酌加黄芩、黄连以清热泻火；若痰郁偏重，酌加半夏、瓜蒌以祛痰。

2. 胃神经官能症、胃及十二指肠溃疡、慢性胃炎、胆石症、胆囊炎、肝炎、肋间神经痛、妇女痛经等见有六郁见症者，均可加减使用本方。

3. 有报道用本方加减治疗气滞型癫狂病获满意疗效。

4. 有报道用本方加减治愈胃扭转症，透视下见胃已复正。

【汤方组成】香附、川芎、苍术、神曲、栀子各等分。

为末，水丸如绿豆大，每服三钱。

【病案】王某，女，51岁。2016年8月17日初诊，患者绝经6月余，近6月患者时有心悸，情绪易激动，自行口服谷维素，症状缓解不明显。现患者乏力，胸闷气短，心烦，善太息，胃脘痞满，纳呆，眠浅，大便干，患者形体偏胖，舌质红、舌苔白略腻，脉弦滑。病机：肝郁气滞，心神失养。辨证：越鞠丸证。治法：疏肝解郁，养心安神。处方：香附10g，苍术10g，川芎10g，神曲10g，栀子10g，郁金10g，浮小麦30g，大枣10g，甘草6g。7剂，每日1剂，水煎，分2次温服。2016年8月24日二诊，患者服药后情绪改善，心烦、胸闷气短等症状消失，但仍眠浅，于上方加石菖蒲10g，远志10g。续服14剂，诸症皆除。

按语：越鞠丸证见于《丹溪心法》，病由肝脾气机郁滞，气、血、痰、火、湿、食相因郁滞所致，以胸膈痞满，脘腹胀痛，饮食不消为主症。患者人到中年，天癸将竭，气血运行紊乱，每易出现气血痰食湿内滞，加至相火旺盛，以气血痰火食相兼，出现胸闷气短，心烦，胃脘痞满，纳呆诸症，舌质红、舌苔白略腻，脉弦滑，舌脉符合越鞠丸证，故用之。越鞠丸证临床症状虽多，但肝气郁结为基本病机，故治疗当以行气解郁为先。

金铃子散证

【渊源】《素问病机气宜保命集》。

【病机】肝郁化火。

各

论

265 ◂

【汤证脉症】

主症：胸腹胁肋疼痛，口苦口干，烦躁易怒。

兼症：面红目赤，头痛，耳鸣耳聋，或吐血衄血，便秘尿赤，或妇女痛经。

舌脉：舌红，苔黄，脉弦数。

【汤证辨证要点】

1. 必须具备主症。

2. 兼症兼典型舌脉。

3. 诸症每因情志不畅而加重。

【禁忌】

1. 孕妇禁用。

2. 寒滞肝脉而见的胸胁诸痛禁用本方。

3. 阴虚、血虚所致之胸胁隐痛慎用本方。

【汤证辨疑】

1. 柴胡疏肝散证：见于《景岳全书》。柴胡疏肝散为治肝气郁滞而设，其方证临床所见之胁肋疼痛、脉弦等肝郁表现与金铃子散证非常相似。所不同的是，本方证以肝经所过部位出现的气滞胀痛为主，尚无热象；金铃子散证则因郁久而化热，除肝经所过部位的胀痛外，还能兼见口苦、口干、面红目赤、耳鸣耳聋、大便秘结、舌红脉数等内热之象。

2. 逍遥散证：见于《太平惠民和剂局方》。逍遥散主治病症中之两胁作痛、头痛、妇女月经不调、痛经等表现与金铃子散证相似。本汤证病机为肝郁血虚脾弱，与金铃子散证之所以有相似的临床表现，是因为都有肝郁的病机，而血虚脾弱则是本证的特点，临床所见之目眩、食少、神疲乏力、脉弦而虚是与金铃子散证的区别之处。再者，本证无明显实热表现，是与金铃子散的又一不同所在。

3. 龙胆泻肝汤证：见于《医方集解》。本方证中胁痛、头痛目赤、口苦、耳聋、舌红苔黄与金铃子散证有相似之处，均因肝经火炎而引起。所不同的是，本汤证病机为肝胆实火上炎，肝胆湿热下注，由此而引起的上述肝经火热表现比金铃子散证要重得多，金铃子散证所见的肝火之症则是在肝郁日久的基础上有化火的趋势。本汤证因火炎、湿热正盛而致的阴肿、阴痒、阴汗、小便淋浊、带下黄臭等表现均是与金铃子散证的区别所在。

4. 四逆散证：见于《伤寒论》。本方证中胁肋胀闷、脘腹疼痛、脉弦等脉症与金铃子散证有相似之处，皆因肝气郁滞而致。但本方证病机重点在"阳气内郁，不能达于四末"，以手足不温为主症；金铃子散证则以肝郁日久有化热趋势为特点，以肝郁兼肝经火热上炎的口苦、耳鸣耳聋、胁肋灼痛为主。二证容易区别。

【临床应用】

1. 本方为治疗肝郁化火的代表方剂，以胸腹胁肋疼痛、口苦、舌红、脉弦为证治要点。如用治妇女肝郁气滞所致的痛经，可加香附、丹参、益母草、红花等以理气活血；如用治疝气腹痛，可加橘核、荔枝核、小茴香等。

2. 近代用本方治疗证属肝郁化火的胃及十二指肠溃疡、慢性胃炎、肝炎、胆囊炎等所致的脘腹胁肋诸痛。

【汤方组成】金铃子、玄胡各一两。

研细末，每服三钱，酒调下。

平胃散证

【渊源】《太平惠民和剂局方》。

【病机】湿困脾胃。

【汤证脉症】

主症：脘腹胀痛，不思饮食。

兼症：恶心呕吐，嗳气吞酸，倦怠嗜卧，大便溏薄。

舌脉：舌苔白腻而厚，脉缓。

【汤证辨证要点】

1. 必须具备主症及舌苔厚腻。

2. 具备兼症加典型舌脉。

【禁忌】

1. 素体阴亏津少者禁用本方。

2. 病后体弱者及孕妇应慎用本方。

【汤证辨疑】

1. 藿香正气散证：本方证亦见于《太平惠民和剂局方》，与平胃散证均有湿邪内阻的病机特点，临床上均能见到腹胀腹痛、呕吐泄泻的表现。所不同的是，藿香正气散证在内有湿滞的同时兼有外感寒邪的恶寒发热、头痛等表现。

2. 四君子汤证：本汤证亦源于《太平惠民和剂局方》。就汤证的病机特点来讲，四君子汤证与平胃散证均属脾胃运化功能受损，均可有食少腹满便溏等脾胃不和的表现。然而四君子汤证以脾胃运化水谷精微乏力、气血生化不足的气虚证为主；平胃散证则以脾胃运化水湿功能失调、湿滞中焦为特点。二证显然有别。

3. 保和丸证：本方证见于《丹溪心法》，其腹胀腹满、不思饮食、嗳腐吞酸、呕吐泄泻等表现与平胃散证非常相似。但两方证病机不同，保和丸证是饮食积滞，脾胃失调；平胃散证则是湿滞内停，脾胃失调。保和丸证因食积于内，其泻下粪便中见有不消化食物，且臭如败卵，脉见滑象；平胃散证则因湿性黏腻脉见缓象。临证之时当细细分辨。

【临床应用】

1. 本方是治疗湿困脾胃的常用方剂，以脘腹胀满、不思饮食、舌苔白厚而腻为证治要点。具体运用时，如呕吐较重，可加半夏、藿香，名不换金正气散；如胀满较重，可加木香、砂仁，名香砂平胃散；如兼食滞，可加麦芽、神曲，名"加味平胃散"。

2. 慢性胃炎、消化道功能紊乱、胃及十二指肠溃疡等证属湿滞脾胃者均可选用本方。

3. 有报道用本方加芒硝、枳实可以引产、下死胎。

【汤方组成】苍术五斤，厚朴、陈皮各三斤二两，甘草三十两。

上为细末，每服二钱。

【病案】郑某，女，76岁。2020年6月10日初诊，患者胃胀满，烧心，吐酸，纳食不香半年。曾就诊多家医院，服中西药效果均不明显。患者胃脘胀满，不分饭前饭后，偶有烧心吐酸，饮食欠佳，无口干口苦，不恶寒恶风，无汗，手足不凉，睡眠可，大便每日1次，不成型，小便正常。体瘦，舌质淡，苔白厚，脉濡缓。病机：湿困脾胃。辨证：平胃散证。治法：燥湿运脾，行气和胃。处方：苍术18g，厚朴10g，厚朴10g，陈皮10g，甘草10g，煅瓦楞子10g，蒲公英15g。7剂，每日1剂，水煎分服。2020年7月2日二诊，患者服药2剂后症状明显减轻，7剂后，症状基本消失，便停药。2020年8月5日三诊，又感觉不适，再次就诊，又以上方加减服7剂。其家属代诉，症状消失，无不适，停药。

按语： 平胃散证见于《太平惠民和剂局方》，是由湿困脾胃所致，以脘腹胀满，不思饮食为主症。平胃散是湿滞脾胃证之基础方，以燥湿与行气并用，而以燥湿为主，燥湿以健脾，行气以祛湿，使湿去脾健，气机调畅，脾胃自和。此患者以脘腹胀满、烧心、吐酸，舌苔白厚为主症，分析病机，恰与平胃散症状、病机一致，用之效佳。加用枸杞子、川楝子、蒲公英有现代药理研究制酸的作用。

藿香正气散证

【渊源】《太平惠民和剂局方》。

【病机】 外感风寒，内伤湿滞。

【汤证脉症】

主症：恶寒发热，呕吐腹泻。

兼症：头痛，脘闷食少，恶心欲吐，腹胀腹痛；霍乱吐泻。

舌脉：舌苔白腻，脉浮或濡。

【汤证辨证要点】

1. 必须具备主症。

2. 兼症加典型舌脉。

3. 霍乱吐泻时疫，仅有吐泻表现时，就可选用本方。

【禁忌】

1. 素体阴虚津亏者禁用本方。

2. 病后体弱者慎用本方。

3. 孕妇水肿者慎用本方。

【汤证辨疑】

1. 香薷散证：本方证亦源于《太平惠民和剂局方》，其病机亦为外感风寒、内伤湿滞，临床亦见恶寒发热、腹痛吐泻之症，与藿香正气散证极为相似。只是香薷散证以外感风寒为主，内伤湿滞为次，临床见症中头重身痛、无汗是重点；而藿香正气散证则是以内伤湿滞为主，外感风寒与香薷散证比较稍轻。两方证一者偏重于表寒，一者重在湿滞于中，须用心区别。

2. 保和丸证：见于《丹溪心法》。保和丸为饮食内积而设，其方证临床所见之腹胀腹痛、呕吐泄泻、舌苔厚腻等症状，与藿香正气散证有相似之处，但保和丸证因食积内停，泻下粪便中伴有不消化的食物，气臭如败卵，且嗳腐吞酸，所以并不难区别。

3. 痛泻要方证：见于《景岳全书》。痛泻要方为治土虚木乘、肝脾不和而设，其方证临床所见之肠鸣腹痛、大便泄泻与藿香正气散证表现有相似之处。本方证肝郁是基本特点，其脉必呈弦象，腹痛与泄泻交替发作，泻前必有腹痛，泻后痛减，且很少见有呕吐恶心。

4. 理中丸证：理中丸是《伤寒论》为治脾胃虚寒而设，其方证在临床中常见之腹痛泄泻、呕吐等症与藿香正气散证有相似之处。但本方证中阳不足是病机关键，腹中冷痛、喜揉喜按、自利不渴、手足不温等表现与藿香正气散证显然有别。

【临床应用】

1. 本方以解表和中、芳香化湿为特点，凡外感风寒、内

各

论

伤湿滞而见寒热头痛、呕吐泄泻、脘腹胀痛、舌苔白厚而腻者均可选用。

2. 时疫吐泻、腹痛，即使无寒热头痛等兼症也可选用本方。

3. 我们曾用本方治疗 300 例急性腹泻患者，大部分患者 2 天痊愈。

4. 有报道用本方治疗急性传染性肝炎之湿邪在表者获满意疗效。

5. 有报道用本方治疗急性荨麻疹、胃肠型过敏性紫癜证属湿浊中阻者，获满意疗效。

6. 本方对中暑的治疗及预防均有良好效果。

【汤方组成】藿香三两，紫苏、白芷各一两，半夏曲、陈皮、白术（炒）各二两，茯苓一两，厚朴二两，大腹皮一两，桔梗二两，炙甘草二两半。

【病案】邵某，女，32 岁。1998 年 8 月 18 日初诊，患者 5 天前因不明原因出现腹泻。初发病时伴有低热，呕吐，自服抗生素和止泻药物后发热止，呕吐减少，但每天仍泻下 5~6 次，质清稀，无后重感，脘腹痞满，无食欲，腹微胀，舌苔白厚腐，脉濡数。分析初秋季节，外感风寒，内伤湿滞，发热，呕吐，腹泻，舌苔厚腻，脉满数。病机：外感风寒，内伤湿滞。辨证：藿香正气散证。治法：芳香化湿，和中止呕，行气解表。处方：藿香 10g，大腹皮 15g，紫苏 10g，陈皮 15g，半夏曲 12g，茯苓 15g，厚朴 10g，白芷 10g，炒白术 10g，麦芽 10g，白扁豆 30g。2 剂，水煎服。服药后腹泻止，恶心除，饮食开，腹胀止。

按语：藿香正气散证见于《太平惠民和剂局方》，病由外感风寒，内伤湿滞所致，以胸膈痞满，脘腹胀痛，饮食不消为主症。1998年，初秋季节，暑热未退而阴雨连绵，湿浊并升，贪凉者易外感风寒，内伤湿浊，此年时疫腹泻，畅老门诊嘱药房制藿香正气散600余剂，以散剂煮服，门诊治愈300余人次腹泻。大多数患者用药2剂便愈。

三仁汤证

【渊源】《温病条辨》。

【病机】湿温初起，卫气同病，湿重于热。

【汤证脉症】

主症：恶寒头痛，胸闷不饥。

兼症：身热不扬，身重疼痛，面色淡黄，口渴不欲饮水。

舌脉：舌苔白腻，脉弦细而滑。

【汤证辨证要点】

1. 必须具备主症。

2. 兼症加典型舌脉。

【禁忌】

1. 阴虚津亏者禁用本方。

2. 本方以治疗湿多热少证为主，热重于湿者不宜应用。

【汤证辨疑】

1. 麻黄汤证：出自《伤寒论》。本汤证中头痛恶寒、身重疼痛见症与三仁汤证所见甚为相似。吴鞠通曾指出不可见其"头痛恶寒、身重疼痛以为伤寒而汗，汗伤心阳"。三仁汤证似伤寒之表，但恶寒轻，为时甚短，头痛不著且头重如裹而昏胀，身觉困倦而不甚疼痛，脉弦细而濡，一派湿郁肺卫、阳被湿遏、湿滞肌肉的表现；而麻黄汤证则因风寒闭塞肺卫，阳气

各论

被遏，其恶寒、头身疼痛之症必剧烈而持续不解，脉见浮紧。临证当认真区别，以免"汗伤心阳"。

2. 承气汤证：《伤寒论》中三承气汤证因阳明内热郁结腑实，均可见到中满不饥之症，与三仁汤证口渴、胸闷不饥表现有相似之处。吴鞠通亦谆谆告诫不可误"以为停滞而大下之，误下伤阴"。前人总结承气汤证特点为痞、满、燥、实，而三仁汤证"中满不饥"是由湿阻中焦、气机不利所致，必兼见呕恶、便溏、舌苔白滑，与承气汤证有明显区别。

3. 清骨散证：本方见于《证治准绳》，用于阴虚内热之证，其方证之午后或夜间身热见症，与三仁汤证相似。吴鞠通指出，"不可见其午后身热，以为阴虚，而用柔药润之"。三仁汤证之午后身热，必定是蒸蒸而热，身热不扬，初扪之不觉很热，扪之稍久则觉灼手，与清骨散证之低热、盗汗、心烦嗌干显然有别。

4. 甘露消毒丹证：甘露消毒丹见于《温热经纬》，为治湿温、时疫而设。就病机特点来讲，本方证与三仁汤证均有湿热郁蒸气分、弥漫三焦的见症，其组方着眼点均在清热利湿、化湿。所不同的是，甘露消毒丹证病机重心在气分，湿热并重，而三仁汤证则卫气同病，湿重于热。

5. 藿朴夏苓汤证：藿朴夏苓汤见于《医原》，也为湿温初起而设。本汤证病机与三仁汤证非常相似，只是表证较为明显，汤方在利湿之中兼有疏表作用。

6. 黄芩滑石汤证：黄芩滑石汤同样见于《温病条辨》，也是治疗湿温湿热内蕴的汤方。本汤证与三仁汤证在病机上有相似之处，只是本汤证病位在中焦，且湿热并重，与三仁汤证显然有别。

【临床应用】

1. 本方为治疗湿温初期，卫气同病，湿重于热的代表汤方，临床以头痛恶寒、身重疼痛、苔白不渴、脉弦细而濡、面色淡黄、胸闷不饥、午后身热等为证治特点。

2. 用本方治疗感冒及上呼吸道感染之辨证属湿重于热者，有良好疗效。

3. 用本方加秦艽、丹参、茵陈、虎杖治疗急性黄疸型肝炎及慢性胆囊炎之辨证属湿热内郁、湿重于热者获满意临床疗效。

4. 用本方治疗肾盂肾炎，平均症状消失时间为 6.4 天，平均尿培养转阴时间为 26.6 天。

5. 用本方治疗妇产科及外科术后发热，如产后发热、胎盘稽留所致发热、子宫肌瘤术后感染、脾切除术后发热等病之辨证属湿热内蕴、湿重于热者均获满意疗效。

6. 用本方治疗伤寒、副伤寒，对解除患者恶寒发热、胸闷不饥、腹胀便溏、神疲倦怠等表现时间短且无副作用。

7. 对急性肠炎及沙门菌属感染所见的泄泻，辨证属湿重于热者，用本方治疗获得满意疗效。

【汤方组成】 杏仁五钱，飞滑石六钱，白通草二钱，白蔻仁二钱，竹叶二钱，厚朴二钱，生薏苡仁六钱，半夏五钱。

甘澜水八碗，煮取三碗，每服一碗，日三服。

【病案】 张某，男，38 岁。2019 年 7 月 12 日初诊，全身红斑丘疹斑块鳞屑，瘙痒，反复发作 10 年余，加重 1 个月。平素喜食辛辣重口味，体胖壮实，油腻，舌质红苔黄厚，脉滑数。病机：湿热内蕴，阻滞气机，湿重于热，辨证：三仁汤证。治法：调畅气机，清利湿热。处方：生薏苡仁60g，杏仁

各

论

10g，白蔻仁 10g，半夏 12g，竹叶 10g，滑石 12g（包煎），通草 6g，厚朴 12g，土茯苓 30g，地肤子 30g，荆芥 10g，防风 10g。14 剂，每日 1 剂，水煎分服。2019 年 7 月 28 日二诊，服 14 天后，患者自觉身体轻松，瘙痒减轻，皮损红斑块色淡，上方再服 14 剂。2019 年 8 月 13 日三诊，斑片缩小、变薄，瘙痒消失，体重减轻，舌质淡红，苔黄不厚，脉滑。上方薏苡仁减至 50g，去荆芥、防风，地肤子减至 15g，再服 14 剂。2019 年 8 月 28 日四诊，皮损大部分消失，留有色沉，舌淡红苔薄黄，脉滑，薏苡仁减至 30g，上方再服 14 剂。2019 年 9 月 12 日五诊，皮损很少，去地肤子，土茯苓减至 10g，加神曲 10g，以顾护胃气，2 日 1 剂，再服 14 剂。随访皮损消失。

按语：三仁汤证见于《温病条辨》，是由湿热初起，卫气同病，湿重于热所致，以恶寒头痛，胸闷不饥，身热不扬，身重疼痛为主症。究其病因，一为外感时令湿热之邪；一为湿饮内停，再感外邪，内外合邪，酿成湿温。诚如薛生白所言"太阴内伤，湿饮停聚，客邪再至，内外相引，故病湿热"（《温热经纬》）。用三仁汤治疗白疕病，辨兼症体壮身重，油腻，红色斑片，鳞屑，瘙痒，舌红苔黄厚，脉滑数为辨证依据，病机属湿热充斥三焦及皮肤。方中配伍体现了宣上畅中渗下，三焦分消的配伍特点，气畅湿行热清，三焦运畅，皮损消失。三仁汤治疗银屑病当属三仁汤的活用所在，然万变不离其宗，就皮肤病而言，皮肤症状实为主症，然寻找病机，兼症不可不察，辨兼症，识变化，抓病机仍然是重点。

杏苏散证

【渊源】《温病条辨》。

【病机】凉燥袭表。

【汤证脉症】

主症：恶寒无汗，咳嗽痰稀，咽干。

兼症：头微痛，鼻塞。

舌脉：苔白，脉弦。

【汤证辨证要点】

1. 本方证有明显的季节性，发病主要在秋分之后，小雪之前。

2. 必须具备主症。

3. 兼症加典型舌脉。

【汤证辨疑】

1. 麻黄汤证：见于《伤寒论》。本汤证临床所见恶寒无汗、头痛鼻塞等症与杏苏散证有相似之处。沈目南在《燥病论》中说，"燥病属凉，谓之次寒，病与感寒同类"。可见两方证从寒凉属性上讲主要是轻重差别，因而就临床表现来讲，麻黄汤证所见诸症较重，且常有发热与恶寒无汗并见，杏苏散证所见诸症较轻，且有特殊的发病季节。

2. 小青龙汤证：见于《伤寒论》。小青龙汤主治外寒内饮证，其汤证临床所见恶寒无汗、痰多而稀等症与杏苏散证相似。就上述见症的成因来讲，均为外有寒凉之邪，内有痰饮停聚，但轻重有别。小青龙汤证之外感寒邪、内停痰饮较杏苏散证严重得多，除见相似病证外，尚能见到胸痞喘咳、不得平卧、头面四肢浮肿等症状。

【临床应用】

1. 本方是治疗凉燥证的代表方，对秋季燥气流行所致的伤风咳嗽更为适合。

各论

2. 如临床恶寒重时，可加葱白、淡豆豉以解表；头痛甚，加防风、川芎以祛风止痛；咳嗽痰多，或素有痰饮者，可重用半夏、橘皮、茯苓。

3. 慢性支气管炎、支气管扩张、肺气肿之咳嗽属凉燥伤肺、痰湿内阻者均可用本方加减治疗。

【汤方组成】苏叶、半夏、茯苓、前胡、苦桔梗、枳壳、甘草、生姜、大枣（去核）、橘皮、杏仁。

注：原方无剂量。

【病案】张某，女，7岁。2018年10月9日初诊，患者平素体弱，3日前外出后即出现咳嗽，自行口服秋梨膏，症状缓解不明显，目前患者咳嗽频繁，少痰，不易咳出，咽干，无明显喘息，鼻塞，大便干。咽稍红，双侧扁桃体无肿大，舌淡苔薄白，脉紧。病机：凉燥袭肺。辨证：杏苏散证。治法：宣肺散寒，化痰止咳。处方：苏叶6g，枳壳6g，白前6g，前胡6g，黄芩3g，陈皮6g，半夏6g，生姜3片、甘草3g。3剂，水煎服。2018年10月12日二诊，患者觉前症明显缓解，再服3剂而愈。

按语：杏苏散证见于《温病条辨》，病由凉燥袭表所致，以恶寒无汗，咳嗽痰稀，咽干为主症。患者以"咳嗽频繁，少痰，咽干，鼻塞"为主症，舌淡苔薄白，脉紧，舌脉符合杏苏散证。考虑小儿脏腑娇嫩，不耐辛热，故在使用温药的基础上佐以黄芩、黄连等寒凉之药，寒热并用，使之邪去而不伤正。

桑杏汤证

【渊源】《温病条辨》。

【病机】外感温燥，肺津受灼。

【汤证脉症】

主症：身热不甚，干咳无痰，或痰少而黏。

兼症：头痛，口渴，咽干鼻燥。

舌脉：舌红，苔薄白而干，脉浮数而右脉大。

【汤证辨证要点】

1. 本汤证有明显季节性，初秋感温燥而发病。

2. 必须具备主症。

3. 兼症加典型舌脉，在秋季发病。

【禁忌】凉燥证禁用本方。

【汤证辨疑】

1. 清燥救肺汤证：见于《医门法律》。本汤证亦为温燥证，与桑杏汤证相似，均有身热不甚、干咳无痰、口渴鼻燥等津为燥伤的表现。但本汤证为燥热伤肺重证，桑杏汤证为温燥外袭、肺津受灼之轻证。本汤证除上述表现外，尚可见到肺为热灼、气阴两伤所致的气逆而喘、胸膈满闷、舌干少苔、脉虚大而数等表现。

2. 桑菊饮证：见于《温病条辨》。本方证临床亦可见到身热不甚、干咳无痰或痰少而黏等症，与桑杏汤证相似。但本方证主要为风温初起，风热外袭肺络，以咳嗽为主症且重于桑杏汤证，发病季节多在春夏之交；而桑杏汤证病发于初秋时，因燥伤肺络而发病，咽干鼻燥等表现明显重于本方证。

3. 银翘散证：见于《温病条辨》。银翘散为治温病初起、邪在卫分而设，其方证临床所见之发热咳嗽、咽干口渴、头痛、舌尖红、脉浮数等表现与桑杏汤证有相似之处。虽然两方证均有温热之邪伤表的一般特性，但本证邪在卫分，卫气被郁所致

各

论

的无汗或有汗不畅、微恶风寒等症则与桑杏汤证有明显区别。

【临床应用】

1. 本方主要用来治疗温燥外袭、肺燥咳嗽之轻证，以身热不甚、干咳无痰或痰少而黏、右脉数大为证治要点。若咽喉干痛明显者，可加牛蒡子、薄荷；鼻衄者加茅根、墨旱莲凉血止血。

2. 上呼吸道感染、急性支气管炎、支气管扩张咯血、百日咳之证属外感温燥、灼伤肺津者，均可用本方加减治疗。

【汤方组成】桑叶一钱，杏仁一钱五分，沙参二钱，象贝一钱，香豉一钱，栀皮一钱，梨皮一钱。

水二杯，煮取一杯，顿服之，重者再作服。

【病案】宁某，女，41岁，机关干部。2019年9月14日初诊，患者诉干咳、低热、痰少色黄41天。患者40天前出现干咳，起初因咳嗽不重并未在意，2周后，自觉咳嗽加重，咳嗽剧烈时，出现胸腹轻微疼痛，测体温37℃，X线拍片：肺外带粗糙、毛玻璃样损害。血常规基本正常。患者伴口干、咽燥，吐痰不利，大便不爽，舌瘦小色红，欠津液，苔薄白，脉浮细数。病机：外感温燥，肺津受灼。辨证：桑杏汤证。治法：辛凉解表、润肺止咳。处方：桑叶10g，杏仁12g，栀子10g，沙参12g，川贝母3g，豆豉6g，旋覆花10g（包煎），酥梨1个。4剂，水煎服。4剂后，咳止病愈。

按语：桑杏汤源于《温病条辨》，病由外感温燥、肺津受灼所致，以身热不甚，干咳无痰，或痰少而黏为主症。暑末秋初，温燥司令，温热之邪从口鼻而入，手太阴肺经受损，肺气上逆发而为咳，虽为温燥轻证，然肺津不足，肺之宣发肃降受损，出现干咳痰少，身热不甚，病邪虽浅，然已迁延日久，不用药物肺气不能恢复宣发肃降，桑杏汤为治疗温燥伤肺、肺津不足的轻证，用之得当，也能使患者长时间的不舒唾手而愈。

苏子降气汤证

【渊源】《太平惠民和剂局方》。

【病机】痰涎壅肺，肾阳不足，上实下虚。

【汤证脉症】

主症：咳喘短气。

兼症：胸膈满闷，痰多稀白，腰疼脚软，肢体浮肿。

舌脉：舌苔白滑或白腻，脉弦滑。

【汤证辨证要点】

1. 本汤证多见于咳喘日久，病程较长的患者。

2. 必须具备主症。

3. 兼症加典型舌脉。

【禁忌】

1. 痰涎壅肺、肺热痰喘者禁用。

2. 肺肾阴虚的喘咳禁用。

【汤证辨疑】

1. 三子养亲汤证：见于《韩氏医通》。本汤证亦可见咳嗽喘逆、痰多胸痞之症，与苏子降气汤证有相似之处，皆因痰涎壅肺而作。不过本汤证以痰涎壅肺兼有气滞为主，病位以肺胃为主，常因气滞胃失和降而伴见食少难消的表现；苏子降气汤证痰涎壅肺，肾阳不足，而形成上实下虚之势，除痰涎壅肺的表现外尚有腰疼脚软、肢体浮肿等肾阳不足之症。

各
论

2. 麻黄汤证：见于《伤寒论》。本汤证也可见咳嗽气喘之症，但其重点在于太阳表实，所见咳喘必见恶寒发热、无汗、脉浮紧，与苏子降气汤证容易区别。

3. 小青龙汤证：见于《伤寒论》。本汤证也能见到痰饮壅肺的咳嗽气喘之症，与苏子降气汤证有相似之处。但本汤证致病因素有痰饮，又感风寒引动，恶寒发热、无汗必与胸闷气喘并见，也易与苏子降气汤证区别。

4. 都气丸证：见于《医贯》。都气丸亦为治疗上实下虚喘证的方剂，其方证临床所见之喘促短气、腰膝酸软等表现与苏子降气汤证相似。二方证病机皆为上实下虚，但病机侧重点则大不相同。本方证以下虚为主，夹有上实；苏子降气汤证则以上实为主，兼有下虚。再者，本方证之下虚以阴虚为主，常见烦渴潮热、面赤呃逆；苏子降气汤证则以肾阳虚为主，常见肢体浮肿等阳虚水停的表现。

【临床应用】

1. 本方主治痰涎壅盛、上实下虚之喘咳，以喘咳短气、胸膈满闷、痰多稀白、肢体浮肿、苔白滑或白腻为证治要点。若喘咳气逆难卧者，可酌加沉香以增强降气之力；兼气虚者，可酌加人参以益气；若小便不利，可加车前子、冬瓜皮以利水。

2. 慢性支气管炎、肺气肿、支气管哮喘等属上实下虚、痰涎壅肺、肾阳不足者均可选用本方治疗。

【汤方组成】紫苏子、半夏（汤洗七次）各二两半，川当归（去芦）一两半，甘草（炙）二两，前胡（去芦）、厚朴（去粗皮，姜汁拌炒）各一两，肉桂（去皮）一两半。

上为细末，每服二大钱，水一盏半，入生姜二片，枣子一个，苏叶五片，同煮至八分，去滓热服，不拘时候。

【病案】王某，男，65岁。2019年11月15日初诊，患者间断性咳嗽气喘10余年，每至秋冬季病情加重，时有胸闷气短，痰多稀白，腰膝酸软，遇冷加重，小便清长，夜尿频多，大便稀，舌质淡胖，苔白，脉滑。病机：痰涎壅肺，肾阳不足。辨证：苏子降气汤证。治法：降气平喘，祛痰止咳，温肾纳气。处方：苏子15g，苏叶10g，陈皮12g，清半夏12g，当归10g，肉桂6g，厚朴10g，前胡10g，葶苈子10g，莱菔子10g，芥子10g。7剂，水煎服。2019年11月23日二诊，咳嗽气喘减轻，咳痰减少，腰膝酸软减轻，夜尿减少，大便成形，舌质淡红，苔白，脉滑，故中药方在上方基础上去葶苈子、莱菔子，加蛤蚧1对（研细分14次冲服），沉香6g，党参10g，以健脾益气，继服7剂，每日1剂，水煎，分2次温服。2019年11月30日三诊，患者咳嗽气喘基本消失，改用温肾补肺之法以善后。1个月后随访未见病情复发。

按语：苏子降气汤见于《太平惠民和剂局方》，病由痰涎壅肺，肾阳不足，上实下虚所致，以咳喘短气、呼多吸少为主症。本患者以咳嗽气喘，时有气短胸闷，痰多稀白为主要症状，加之腰膝酸软，遇冷加重，小便清长，夜尿频多，大便稀，舌质淡胖，苔白，脉滑，符合苏子降气汤证，就喘证而言，发时治肺，缓时纳肾，患者初就诊时，以胸闷喘息为主，苏子降气汤原方服用，再诊胸闷气短得以缓解，加入蛤蚧以补肾纳气，配以沉香以引气逆回归下元，使肾气有根。

定喘汤证

【渊源】《摄生众妙方》。

【病机】风寒外束，痰热内蕴。

【汤证脉症】

主症：哮喘咳嗽。

兼症：痰稠而黄，痰多气急，微恶风寒。

舌脉：舌苔黄腻，脉滑数。

【汤证辨证要点】

1. 必须具备主症。

2. 兼症加典型舌脉。

3. 患者常素有痰热、哮喘宿根，每因外感风寒诱发。

【禁忌】哮喘日久、肺肾阴虚者禁用。

【汤证辨疑】

1. 小青龙汤证：见于《伤寒论》。小青龙汤与定喘汤均能治疗外感风寒、内有痰浊的哮喘。小青龙汤证是内有寒饮，外感引动发为哮喘，临床以哮喘及发热恶寒、无汗、痰多而稀、舌苔白滑见症为特点；定喘汤证则是素有痰热，外感风寒引发哮喘，以哮喘及痰稠色黄、舌苔黄腻为特点。两汤证寒热区别明显，理应注意。

2. 麻杏石甘汤证：见于《伤寒论》。本汤证也可见外邪未解、内热壅肺的哮喘病证，与定喘汤证有相似之处，咳嗽气急、喘促鼻煽、喉间哮鸣是两汤证的共有特点。但本汤证之内热，以无形之热为主，痰涎不盛，舌苔虽黄但不腻；定喘汤证则以痰热壅肺为主，痰多色黄黏稠，舌苔黄腻。

3. 苏子降气汤证：见于《太平惠民和剂局方》。本汤证虽也可见痰盛喘促，但与定喘汤证区别明显。本汤证因阳虚于下，痰涎壅肺而喘；定喘汤证则因外感风寒，痰热壅肺而喘。二者易于分辨。

【临床应用】

1. 本方主治外感风寒、痰热内蕴的哮喘,以痰多色黄、微恶风寒、苔黄腻、脉滑数为证治要点。若无表证者,麻黄可减量应用;痰稠难出者,可酌加瓜蒌、胆南星以加强清热化痰之力;肺热重者,可酌加石膏、鱼腥草以泄肺热。

2. 支气管哮喘、慢性支气管炎属痰热蕴肺、风寒外袭者,可加减使用本方治疗。有研究证明定喘汤能阻断支气管哮喘患者 IgE 与肥大细胞的嗜酸性粒细胞结合,阻止生物活性物质作用于效应器官,从而抑制哮喘发作。

【汤方组成】白果(去壳,砸碎炒黄)二十一枚,麻黄三钱,苏子二钱,甘草一钱,款冬花三钱,杏仁一钱五分,桑白皮三钱,黄芩一钱五分,半夏三钱。

水三盅,煎二盅,作二服,每服一盅。

【病案】张某,男,43岁。2019年11月30日初诊,患者3天前感受风寒后出现恶寒发热,体温37.8℃,自服"感冒药"后烧退,患者体胖,平素痰多,恶风寒,咳嗽气喘,痰多而黄,舌红,苔黄腻,脉滑数。病机:风寒外束,痰热内蕴。辨证:定喘汤证。治法:宣降肺气,清热化痰。处方:麻黄8g,白果8g,清半夏12g,苏子10g,款冬花10g,桑白皮10g,杏仁10g,黄芩10g,生甘草6g。7剂,每日1剂,水煎,分2次温服。1个月后回访,患者诉服药后咳止,痰减少,余无不适。

按语:定喘汤见于《摄生众妙方》,病机由素体多痰,复感风寒,肺气壅闭,不得宣降,郁而化热所致。此例患者素有吸烟史20余年,平素咳嗽痰多,近因外感风寒,以"咳喘,痰多色黄,恶风寒"为主要表现,舌红苔黄腻,脉滑数,符

各

论

合定喘汤的汤证脉症，故用之得效。

清燥救肺汤证

【渊源】《医门法律》。

【病机】燥热伤肺，气阴两伤。

【汤证脉症】

主症：身热，干咳少痰，气逆而喘。

兼症：头痛，咽喉干燥，口渴鼻燥，胸膈满闷。

舌脉：舌干少苔，脉虚大而数。

【汤证辨证要点】

1. 必须具备主症。

2. 兼症加典型舌脉。

【禁忌】脾胃虚弱者禁用或慎用本方。

【汤证辨疑】

1. 沙参麦冬汤证：见于《温病条辨》。本汤证中咽干口燥、身热、干咳等症与清燥救肺汤证相似，二者皆有燥热伤肺的特点。所不同的是，本汤证以燥伤肺胃阴分为主，而清燥救肺汤证则以肺之气阴两伤为特点。就病证轻重而言，清燥救肺汤证比本汤证要重，除上述相似症状外，还常见到胸膈满闷、气逆而喘、脉虚大等表现，临床应注意区别。

2. 麦门冬汤证：见于《金匮要略》。本汤证中气逆而喘、咽喉干燥、舌干少苔、脉虚等表现与清燥救肺汤证有相似之处，均有肺津被灼的表现。但本汤证是以肺胃阴虚、痰涎不化的肺痿为主，咳唾涎沫、无发热是与清燥救肺汤证的主要区别所在。

3. 百合固金汤证：见于《慎斋遗书》。本汤证与清燥救肺汤证均有燥咳方面的表现，咳嗽气喘、干咳无痰或少痰是二汤证的相似之处。然而本汤证之燥咳毕竟因肺肾阴亏而起，虚火上炎所见的午后潮热、痰中带血、咽干燥痛等症与清燥救肺汤证因肺之气阴两伤而导致的胸膈满闷等兼症不同。

4. 桑杏汤证：见桑杏汤证条下。

【临床应用】

1. 本方为治燥热伤肺重证的主方，以身热、干咳少痰、气逆而喘、舌红少苔、脉虚大而数为证治要点。若痰多，加川贝、瓜蒌以润肺化痰；热甚者，加羚羊角、水牛角以清热凉血。

2. 本方用于肺炎、支气管炎、支气管哮喘、肺气肿、肺痿等属燥热伤肺、气阴两伤者均有满意疗效。

3. 有报道用本方加火麻仁、肉苁蓉、桃仁治疗肺燥肠闭之证，获满意疗效。

4. 本方加入补肾壮骨的杜仲、狗脊、菟丝子等，可用于治疗痿废病证。

5. 有报道用清燥救肺汤加减治疗失音获得满意疗效。

【汤方组成】桑叶（经霜者）、石膏（煅）各二钱五分，甘草一钱，人参七分，胡麻仁（炒，研）一钱，真阿胶八分，麦门冬（去心）一钱二分，杏仁（泡，去皮尖，炒黄）七分，枇杷叶一片（刷去毛，蜜涂，炙黄）。

水五杯，煮取二杯，日再服。

【病案】解某，男，68岁。2016年9月21日初诊，患者素有咳喘，近一周咳嗽加重，干咳少痰，偶而痰见血丝，发热37.8℃，头微痛，咽干，喜饮，大便不爽，舌干红少苔，脉浮

各

论

数。病机：燥热伤肺，气阴两伤。辨证：清燥救肺汤证。治法：清燥润肺、养阴益气。处方：石膏 20g（包煎），阿胶 3g（烊化），杏仁 10g，麦冬 20g，火麻仁 15g，霜桑叶 10g，沙参 10g。5 剂，水煎温服。2016 年 9 月 26 日二诊，服上药后，咳嗽明显缓解，发热、咽干等症消失，痰中已无血丝。效不更方，守方去阿胶，继服 5 剂。1 周后回访，咳嗽止，大便调，嘱其慎饮食，节起居。

按语：清燥救肺汤证见于《医门法律》，病机乃燥热伤肺，气阴两伤，该患者虽有咳喘已多年，气阴两伤损于前，近因初秋，温热尚未消退，感受温燥，发而为温燥伤肺之重证。清燥救肺汤原方中用人参，因恐人参过燥，选用北沙参代之，阿胶养血补血之力较强，且有良好止血作用，助麦冬养阴润肺，肺得滋润，治节有权，咳血自止，血止之后，恐其碍胃，去而不用。因此时气阴俱虚，又为久病，不可贪功冒进，尚需调理固本。

养阴清肺汤证

【渊源】《重楼玉钥》。

【病机】素体阴虚蕴热，复感燥气疫毒时邪。

【汤证脉症】

主症：喉间起白如腐，不易拭去，咽喉肿痛，鼻干唇燥。

兼症：或咳或不咳，呼吸有声，似喘非喘，发热或不发热。

舌脉：舌红绛，苔粉白，脉数无力或细数。

【汤证辨证要点】

1. 必须具备主症。

288

2. 兼症加典型舌脉。

3. 白喉多由时疫所致，往往有流行倾向。

【禁忌】热毒壅盛兼神昏者禁用本方。

【汤证辨疑】

1. 清咽利膈汤证：见于《外科正宗》。清咽利膈汤为治疗乳娥而设，其汤证临床所见之咽喉肿痛、发热、口燥咽干、喉间白腐等症与养阴清肺汤证有相似之处。本汤证因肺有积热而起病，喉间白腐多是正邪相争所产生的脓性物，其白腐为伪膜，易拭去且不出血；养阴清肺汤证则因肺肾阴虚、时疫燥热袭喉而成，所见喉间白腐不易拭去，且拭易出血。两汤证区别的要点，即在腐膜之真假。

2. 清咽汤证：见于《疫喉浅论》。清咽汤也是治疗白喉的方剂，其汤证与养阴清肺汤证都有喉间起白如腐、不易拭去、咽喉肿痛等症。但本汤证以疫喉初起为主，尚无肺肾阴津亏损，临床以恶寒发热并见、咳嗽痰多等症与养阴清肺汤证或热或不发热、似喘非喘等阴亏之症相区别。

3. 清咽润燥汤证：亦见于《疫喉浅论》。本汤证为疫喉邪在气分，咽喉肿痛、喉间白腐等表现与养阴清肺汤证相似。两汤证皆因时疫燥热而起发为疫喉，但病位不同，本汤证邪在气分，养阴清肺汤证则已有阴亏表现。本汤证除有疫喉相似症外尚有发热汗出、口渴心烦等气分热盛的表现，与养阴清肺汤证肺肾阴亏的表现明显有别。

【临床应用】

1. 本方为治疗白喉的常用汤方，以喉间起白如腐、不易拭去、咽喉肿痛、鼻干唇燥、脉数为证治要点。阴虚甚者，加大熟地黄；热毒甚者，加土牛膝、金银花、连翘清热解毒；燥

各

论

甚者加天冬、鲜石斛以养阴润燥。

2. 实验研究证明养阴清肺汤对白喉有较高的抑菌和杀菌能力，对白喉在体外也有较高的"中和"毒素作用，且强调不宜变动原方药味及药物剂量配比。

3. 可用于急性扁桃体炎、急性咽喉炎、鼻咽癌等证属阴虚燥热者。

【汤方组成】 大生地黄二钱，麦冬一钱二分，生甘草五分，玄参钱半，贝母八分（去心），牡丹皮八分，薄荷五分，炒白芍八分。

水煎服，重证可一日服二剂。

【病案】 李某，男，84岁，新绛县人。2020年8月24日初诊，患者发热，咳嗽1周。患者半年前体检时初诊断为肺癌，家人因其年事已高未做手术、放化疗治疗，在我门诊以中药控制症状。患者有40余年吸烟史，形体消瘦，近因不慎外感，发热37.8℃，咽喉疼痛，咳嗽痰少难出，咳嗽呈阵发性，喘息不宁，呼多吸少，大便干秘，舌体胖大绛红，苔粉白，脉浮数。病机：肺肾阴虚，复感时邪。辨证：养阴清肺汤证。治法：滋阴清热，化痰止咳。处方：生地黄40g，麦冬20g，玄参20g，川贝母6g，牡丹皮20g，薄荷10g，炒白芍10g，桑叶10g，杏仁10g，旋覆花10g。5剂，每日1剂，水煎，分2次温服。服药3剂时发热止，大便通，5剂服完咳嗽减轻，痰已易咯，继续方药调理至今。

按语： 养阴清肺汤见于《重楼玉钥》，本为阴虚蕴热，复感燥气疫毒时邪的白喉而设，其临床表现主要以发热，刺激性性顿咳，咽喉疼痛为主要表现。本例患者是因素有阴虚内热，又感燥邪而发，虽不是白喉，然其症脉相符，选择运用疗效满意，其方中杏仁、桑叶，意在清化燥热，宣肺止咳，旋覆花平肝止咳，对刺激性顿咳有良好作用。

百合固金汤证

【渊源】《慎斋遗书》。

【病机】肺肾阴亏，虚火上炎。

【汤证脉症】

主症：咳嗽气喘，痰中带血。

兼症：咽喉燥痛，头晕目眩，午后潮热骨蒸。

舌脉：舌红少苔，脉细数。

【汤证辨证要点】

1. 必须具备主症。

2. 兼症加典型舌脉。

【禁忌】脾虚便溏、饮食减少者禁用。

【汤证辨疑】

1. 清燥救肺汤证：见于《医门法律》。本汤证与百合固金汤证均能见到津伤肺燥引起的咳嗽气喘、咽燥喉痛、痰少而黏等症。但是本汤证以外感温燥、肺之气阴两伤为病机特点，胸膈满闷、脉虚大是与百合固金汤证的区别所在；而百合固金汤证之病机除肺燥津枯外，尚有肾阴不足、虚火上炎所致的痰中带血、午后潮热骨蒸等症。

2. 麦门冬汤证：见于《金匮要略》。本汤证与百合固金汤证均有肺津不足所表现的咳嗽气喘、咽喉干燥、舌干红少苔等相似见症。但本汤证病机重点在肺胃阴虚，痰涎不化、咳唾涎沫是汤证主症；百合固金汤证则以肺肾阴亏、虚火上炎为特

各
论

291 ◀

点，痰少难咯、痰中带血、午后潮热骨蒸是其与麦门冬汤证的区别所在。

3. 月华丸证：见于《医学心悟》。月华丸为治肺阴亏损、痨虫伤肺而设，其方证之干咳少痰、痰中带血、潮热盗汗等见症与百合固金汤证有相似之处，二者均有肺阴不足的表现。所不同的是，百合固金汤尚有肾阴亏损、虚火上炎的表现，骨蒸盗汗、妇人月经不调、男子遗精等精亏火旺的兼症可以出现，病情较月华丸证稍重。

【临床应用】

1. 本方为治疗肺肾阴亏、虚火上炎而致咳嗽痰血症的常用方剂，以咳嗽、咽喉燥痛、舌红少苔、脉细数为证治要点。若痰多而黄，加胆南星、黄芩、瓜蒌皮以清肺化痰；咳喘甚者，加杏仁、五味子、款冬花以止咳平喘；若咳血重者，可去桔梗，加白及、白茅根、仙鹤草止血。

2. 肺结核、慢性支气管炎、支气管扩张咯血、慢性咽喉炎、自发性气胸等证属肺肾阴虚者，均可加减运用本方。

【汤方组成】百合一钱半，熟地黄、生地黄、当归身各三钱，白芍、甘草各一钱，桔梗、玄参各八分，贝母、麦冬各一钱半。

水煎服。

【病案】吴某，男，73岁。2016年5月12日初诊，患者咳嗽少痰，痰中带血1月。2016年3月患者体检时CT检查发现：左肺下叶可见直径6mm的结节，边缘可见毛刺。化验肿瘤十二项未见异常，患者拒绝进一步穿刺活检。1月前患者因劳累出现乏力，咳嗽少痰，动则气短，痰中带血，口干，纳可，腰困，眠差，大便干。舌淡红，少苔，脉细。病机：肺肾阴亏，虚火上炎。辨证：百合固金汤证。治法：养阴润肺，化痰止咳。处方：百合 15g，熟地黄 15g，生地黄 15g，当归 15g，麦冬 10g，玄参 10g，贝母 10g，白芍 10g，桔梗 10g，猫爪草 15g，甘草 6g。7 剂，水煎服。2016 年 5 月 20 日二诊，患者诉服药后诸症较前明显好转，痰中无血丝，续服 28 剂诸症皆除。6 个月后随访，患者未再咳嗽。

按语：百合固金汤证见于《慎斋遗书》，病由肺肾阴虚，虚火上炎所致，以咳嗽气短，痰中带血为主症。患者以"咳嗽少痰，痰中带血 1 月"为主症，舌淡红，少苔，脉细，舌脉符合百合固金汤证。张元素在《活法机要》中指出"治积者，当先养正则积自除。"在肺癌治疗中，扶正是主要治则。

血府逐瘀汤证

【**渊源**】《医林改错》。

【**病机**】瘀血内阻胸部。

【**汤证脉症**】

主症：胸痛，痛有定处。

兼症：头痛日久，痛如针刺而有定处，或呃逆日久不止，或内热烦闷，或心悸失眠，急躁易怒，或入暮潮热，唇暗或两目暗黑，痛经等。

舌脉：舌黯红或有瘀斑，脉涩或弦紧。

【**汤证辨证要点**】

1. 必须具备主症。

2. 兼症中一组加典型舌脉。

【禁忌】

1. 孕妇禁用。

2. 月经过多或有出血倾向者禁用或慎用。

【汤证辨疑】

1. 瓜蒌薤白半夏汤证：见于《金匮要略》。瓜蒌薤白半夏汤为治痰浊壅塞之胸痹而设，其汤证之胸部满痛、痛引肩背等见症与血府逐瘀汤证相似。但本汤证病机是痰浊壅塞，血府逐瘀汤证则为瘀血停滞。两证虽都见胸痛，但本汤证以闷痛为主，血府逐瘀汤证以固定刺痛为主。本汤证多见气短喘促、形体肥胖、痰多、苔白腻，血府逐瘀汤证则以一派瘀血兼症相伴随。

2. 瓜蒌薤白白酒汤证：见于《金匮要略》。瓜蒌薤白白酒汤同样用治胸痹，胸痛彻背、痛引肩背是其汤证与血府逐瘀汤证的相似见症。但本汤证因阴寒凝滞而起，疼痛每因得寒加重，且伴有面色苍白、四肢厥冷等阳气不运之证候，与血府逐瘀汤证之血瘀表现容易区别。

3. 柴枳半夏汤证：见于《医学入门》。柴枳半夏汤为治悬饮而设，其汤证也可见到胸部刺痛、呼吸或转侧时胸痛加重等与血府逐瘀汤证相似的临床表现。但本汤证因痰饮停于胸胁而成的咳嗽、咯痰、肋间饱满等肺系症状与血府逐瘀汤证之瘀血表现区别明显，不难区分。

4. 丹参饮证：见于《时方歌括》。丹参饮为治瘀血停于胃脘而设。从病机上来讲，本方证与血府逐瘀汤证均由瘀血内停而起，且临床上胸痹不典型的病人常表现出胃脘部刺痛，固定不移，但丹参饮证常兼见食后痛甚、呃逆、泛吐酸水等胃脘气滞不降的表现，血府逐瘀汤证之胸痛常向肩背放散。以上所述区别当认真细辨。

【临床应用】

1. 本方为治疗血瘀胸中的常用方剂，以胸痛、痛有定处、舌黯红或有瘀斑为证治要点。

2. 本方用治瘀血经闭、痛经，可去桔梗，加香附、益母草、泽兰等活血通经药物。

3. 本方可用于治疗性功能低下、阴囊萎缩、不孕症、血栓性静脉炎、白血病、色素沉着等证属瘀血内停者。

4. 有报道用本方治疗血瘀型精神病取得满意疗效。

【汤方组成】桃仁四钱，红花三钱，当归三钱，生地黄三钱，川芎一钱半，赤芍二钱，牛膝三钱，桔梗一钱半，柴胡一钱，枳壳三钱，甘草一钱。

水煎服。

【病案】邵某，女，23 岁。2018 年 9 月 16 日初诊，患者经前小腹疼痛剧烈，痛如针刺，甚时面色苍白，汗出，卧床不起。既往月经周期规律，经量一般，色暗，有血块，舌质暗红，瘀斑，脉弦。平素性格急躁，就诊时正值经前。病机：瘀血内阻胞宫。辨证：血府逐瘀汤证。治法：活血化瘀，行气止痛。处方：桃仁 10g，红花 10g，当归 10g，生地黄 10g，川芎 10g，赤芍 15g，牛膝 10g，柴胡 15g，枳壳 10g，甘草 10g，白芍 30g，益母草 15g，香附 15g。7 剂，每日 1 剂，水煎分服。2018 年 10 月 12 日二诊，此次经前疼痛可忍，又用上方 7 剂后停用。2018 年 11 月 14 日三诊，此月经前疼痛减，血块少，舌质暗红无瘀斑，脉弦，上方白芍减至 15g，加川楝子 6g，以加重行气止痛之力。随后电话随访，经来正常。

【按语】血府逐瘀汤证见于《医林改错》，是由瘀血内阻胸

各论

中血府所致，以胸痛，痛有定处为主症。患者为痛经，痛在少腹，本当选少腹逐瘀汤证，然少腹逐瘀汤证病机属寒凝血瘀为主，此例患者虽痛在少腹，但无明显畏寒表现，少腹疼痛，痛如针刺，月经色暗有血块，舌质暗红，有瘀斑，脉弦，辨证属血府逐瘀汤证，用后疗效满意。配伍特点一是活血与行气相伍，既行血分瘀滞，又解气分郁结；二是祛瘀与养血同施，则活血而无耗血之虑，故是治疗此证的良方。加白芍是取芍药甘草汤之意，加强缓急止痛，加益母草以增强活血之力。

补阳还五汤证

【**渊源**】《医林改错》。

【**病机**】气虚血滞，脉络瘀阻。

【**汤证脉症**】

主症：半身不遂，口眼㖞斜，小便频数或遗尿不禁。

兼症：语言謇涩，口角流涎。

舌脉：苔白，脉缓。

【**汤证辨证要点**】

1. 具备主症。

2. 主症中任意两症合兼症中任意一症，再加典型舌脉。

3. 兼症加典型舌脉。

【**禁忌**】阴虚血热者忌用。

【**汤证辨疑**】

1. 大秦艽汤证：本汤证出自《素问病机气宜保命集》，与补阳还五汤证均有半身不遂、口眼㖞斜、舌强不能言语等症。但前者系真中风，为正气先虚，风邪乘虚入中经络，气血痹阻，络脉不通所致，除上症外，尚见恶寒发热；后者则无恶寒发热，其小便频数或遗尿不禁、脉缓又为前者所不具，系气虚血滞，脉络瘀阻引起，为类中风。前者发病较急，多有明显受风史，后者病程则较长，见于中风后遗症。

2. 牵正散证：本方证出自《杨氏家藏方》，与补阳还五汤证均有口眼㖞斜。但前者为风痰阻于头面经络，影响经隧不利所致，系真中风，见症单一；后者乃类中风，见于中风后遗症，系气虚血滞，脉络瘀阻引起，除共见症外，尚见半身不遂、小便频数或遗尿不禁、语言謇涩、脉缓等表现。

3. 镇肝熄风汤证：本汤证出自《医学衷中参西录》，与补阳还五汤证均可见半身不遂、口眼㖞斜。但前者为肝肾阴亏，肝阳上亢，气血逆乱所致，上症无论是在发病中渐出，还是在病后而遗，皆为该汤证兼症，头目眩晕、目胀耳鸣、脑部热痛、面色如醉、脉弦长有力为其主要表现；后者无此症，其小便频数或遗尿不禁、脉缓又为前者所不具，且以半身不遂、口眼㖞斜为主症，乃由气虚血滞、脉络瘀阻引起。

4. 地黄饮子证：本方证出自《黄帝素问宣明论方》，与补阳还五汤证均可见舌强不能言、足废不能用。但前者系下元虚衰，真阳上浮，痰浊上逆，堵塞窍道所致，除上症外，尚见口干不欲饮、脉沉细弱，且足废多为双侧；后者无此症，其口眼㖞斜、半身不遂又为前者所不具，乃由气虚血滞，脉络瘀阻引起。

【临床应用】本方以气虚血滞、脉络瘀阻为基本病机，以汤证诊断要点为依据，结合现代方药实验研究（该方能增加心肌血流量，且有显著的脑血管扩张作用，并在一定程度上能改善微循环，亦能促进神经系统损伤修复），用治以下疾患，

各 论

收效较著：

1. 脑血管疾病。本方对缺血性中风效果显著，对脑出血恢复期或后遗症期亦有较好疗效。其中缺血性者，可酌加水蛭；患侧肢体不温者，加桂枝、鸡血藤；言语不利者，加菖蒲、远志、郁金；口眼㖞斜者，加白附子、僵蚕、全蝎；下肢瘫痪者，加牛膝、杜仲；痰多者，加胆星、天竺黄。

2. 神经精神性疾病。本方对坐骨神经痛、神经麻痹、血管收缩性头痛等均有一定疗效。若治坐骨神经痛，可加牛膝、独活、肉桂、细辛、全蝎；血管收缩性头痛，加白芍、炙甘草、钩藤效佳。

3. 冠心病。心慌气短者，合用生脉饮；胸憋气短者，加全瓜蒌、枳壳、桔梗；脉律不齐者，加用人参、丹参、苦参（若属心阳不振、瘀阻心脉，尚需配用桂枝）。

【汤方组成】 生黄芪四两，归尾二钱，赤芍一钱半，地龙一钱，川芎一钱，桃仁一钱，红花一钱。

水煎服。

【病案】 刘某，男，50岁，干部。2018年3月20日初诊，患者口眼㖞斜40余天。40天前患者乘车感受贼风，出现左侧口眼㖞斜，口闭不严，口角流涎，左眼闭目不全，左侧鼻唇沟消失。舌淡红，苔白，脉沉缓。病机：气虚血滞，脉络瘀阻。辨证：补阳还五汤证。治法：益气活血，祛风通络。处方：黄芪60g，赤芍10g，川芎10g，当归10g，桃仁10g，地龙10g，红花10g，白附子4g，僵蚕6g。5剂，每日1剂，水煎，分2次服。服药5剂鼻唇沟恢复显著，口流清水好转，守方又进7剂，诸症消失。

按语： 补阳还五汤出自《医林改错》。主治气虚血滞、脉络瘀阻致半身不遂、口眼㖞斜、语言謇涩、口角流涎等症，此例患者口眼㖞斜已40余日，虽经针灸等治疗，但效果不明显，可见因病程已久，气虚血阻，络脉不通，仅靠针刺调节疗效不好，原因在于其气血已虚，正气恢复较慢。用药5剂患者已有显著改善，其后为巩固用药。现在时常因工作碰面，无任何后遗症。

活络效灵丹证

【渊源】《医学衷中参西录》。

【病机】气血凝滞。

【汤证脉症】

主症：心腹疼痛，腿痛臂痛，跌打瘀肿，内外疮疡，癥瘕积聚。

舌脉：舌质暗，边尖或有瘀点或见瘀斑，舌下络脉迂曲增粗，苔薄白，脉弦涩。

【汤证辨证要点】主症中任何一项病证加典型舌脉。

【禁忌】

1. 诸痛而无瘀象者不宜用。

2. 风寒湿所致之腿痛臂痛者不宜用。

【汤证辨疑】

1. 失笑散证：本方证出自《太平惠民和剂局方》，与活络效灵丹证均有心腹疼痛。但失笑散原为产后血瘀停滞、瘀停胸中、脉道阻滞而设，故其方证见症除上症外，或伴月经不调，或痛经，或产后恶露不行等，其血瘀以肝经为主；后者则不然，只要腿痛臂痛、跌打瘀肿、内外疮疡及癥瘕积聚为气血凝

各论

299

滞引起者，皆为该方证之症。

2. 丹参饮证：本方证出自《时方歌括》，与活络效灵丹证均可见心胃诸痛。但前者系气滞血瘀之胃脘痛，服热药不效，故除上症外，当有口微渴、舌暗红、脉偏数等表现；后者虽与前者病机相同，但见症较多，如腿痛臂痛、跌打瘀肿、内外疮疡及癥瘕积聚等，且无热象。

3. 小活络丹证：本方证出自《太平惠民和剂局方》，与活络效灵丹证均有腿臂疼痛。但前者系中风日久，湿痰死血阻滞经络所致，除上症外，尚可见手足不仁，腰腿沉重；而后者无此表现，其心腹疼痛、跌打瘀肿、内外疮疡、癥瘕积聚又为前者所不具，系由气血凝滞引起。

4. 金铃子散证：本方证出自《素问病机气宜保命集》，与活络效灵丹证均有心腹疼痛。但前者为肝郁气滞，郁而化火所致，除上症外，尚有胁肋疼痛、时发时止、口苦、舌红、苔黄、脉弦数等表现；后者无此症，其心腹疼痛痛位固定，痛如针刺，持续发作，且可见腿痛臂痛、跌打瘀肿、内外疮疡、癥瘕积聚等病症，皆系气血凝滞引起。

【临床应用】

1. 本方为气血凝滞诸症而设，临床运用广泛。腿痛者，加牛膝；臂痛者，加忍冬藤或桂枝；妇女瘀血腹痛者，加桃仁、五灵脂、蒲黄；疮疡红肿热痛者，加金银花、连翘；漫肿色暗者，加肉桂、鹿角胶；疮溃后，加黄芪、知母、甘草；脏腑内痈，加三七、牛蒡子等。

2. 近代用本方加减治疗冠心病心绞痛、宫外孕、脑血栓形成、坐骨神经痛等有血瘀气滞病机者，有显著疗效。

【汤方组成】当归五钱，丹参五钱，生明乳香五钱，生明没药五钱。

上药四味作汤服。若为散，一剂分作四次服，温酒送下。

【病案】杨某，女，43岁。2017年11月12日初诊，患者5日前不慎摔倒，左大腿外侧最先落地，无皮肤破损，腿部疼痛，行X线未见异常。3天前患者左大腿外侧出现以直径约15cm的片状瘀青，腿疼明显，影响行动，纳眠可，二便调。查：舌质暗红，舌苔薄白，脉细涩。病机：气滞血瘀。辨证：活络效灵丹证，治法：行气止痛，活血化瘀。处方：当归25g，丹参15g，三棱10g，莪术10g，郁金10g，元胡15g，甘草6g。3剂，每日1剂，水煎，分2次温服。2017年11月16日二诊，患者诉服药后腿部疼痛消除，行动自如，腿部瘀青较前明显减小，续服3剂而病愈。

按语：活络效灵丹证见于《医学衷中参西录》，病由气滞血瘀所致，以心腹疼痛、腿疼臂痛、跌打瘀肿、内外疮疡、癥瘕积聚为主症。患者以"外伤后腿部片状瘀青，疼痛明显，影响行动"为主症，舌质暗红，舌苔薄白，脉细涩，舌脉符合活络效灵丹证，故用之。方中重用当归以达祛瘀生新之效。

川芎茶调散证

【渊源】《太平惠民和剂局方》。

【病机】外感风邪，上攻头目。

【汤证脉症】

主症：头痛（偏正头痛或颠顶作痛），恶寒发热。

兼症：目眩鼻塞。

舌脉：舌苔薄白，脉浮。

【汤证辨证要点】

1. 具备主症。

2. 主症合兼症加典型舌脉。

【禁忌】

1. 久病气虚、血虚之头痛者不宜用。

2. 肝肾阴虚、肝阳上亢之头痛者不宜用。

【汤证辨疑】

1. 九味羌活汤证：见于《此事难知》。本汤证与川芎茶调散证均有头痛、恶寒发热。但前者系外感风寒湿邪，内兼蕴热所致，除上述见症外，尚见肌表无汗、肢体酸楚疼痛及口苦而渴；后者无此症，且恶寒发热较前者轻，系外感风邪，上攻头目引起。

2. 血府逐瘀汤证：本汤证出自《医林改错》，与川芎茶调散证均有头痛。但前者系瘀血阻胸，清阳失升所致，除共见症外，尚有头痛日久不愈、痛如针刺而有定处之特点；后者无此症，其恶寒发热、目眩鼻塞又为前者所不具，系外感风邪，上攻头目引起。前者唇暗或两目暗黑，舌质紫暗或边有瘀斑，脉涩或弦紧，后者舌苔薄白，舌质无瘀象，脉浮，亦可供辨别。

3. 龙胆泻肝汤证：见于《医方集解》。本汤证与川芎茶调散证均有头痛。但前者系肝胆实火上炎所致，除头痛外，尚见目赤、胁痛、口苦、耳聋、耳肿；后者无此症，其恶寒发热、目眩鼻塞又为前者所不具，系外感风邪，上攻头目引起。前者舌红苔黄，脉弦数有力，后者舌苔薄白，脉浮，亦可资辨识。

4. 吴茱萸汤证：本汤证出自《伤寒论》，与川芎茶调散证均可见颠顶头痛。但前者为肝寒犯胃，阴寒上犯所致，除上述见症外，尚见干呕，吐涎沫；后者无此症，却有恶寒发热、目眩鼻塞等表现，系外感风邪，上攻头目引起。另外，二方证均可见舌淡苔薄白，但前者脉弦，后者脉浮，亦可供辨别。

5. 半夏白术天麻汤证：本汤证出自《医学心悟》，与川芎茶调散证均有目眩头痛。但前者系脾虚生痰，肝风内动，夹痰上扰所致，除上述见症外，尚见胸闷呕恶；后者无此症，却有恶寒发热、鼻塞声重等表现，系外感风邪，上攻头目引起。前者舌苔白腻，脉弦滑，后者舌苔薄白，脉浮。

6. 天麻钩藤饮证：本方证出自《中医内科杂病证治新义》，与川芎茶调散证均有头痛。但前者系肝阳偏亢，肝风上扰所致，除头痛外，尚见眩晕，失眠；后者无失眠，虽亦可见目眩，但程度较轻，且恶寒发热、鼻塞声重又为前者所不具，系外感风邪，上攻头目引起。

【临床应用】本方以外感风邪、上攻头目为基本病机，以汤证诊断要点为依据，用治以下疾患，收效较著：

1. 感冒头痛。属风寒者尤宜。若为风热者，尚需加菊花、僵蚕、蔓荆子。

2. 偏头痛。属风寒者，加柴胡、桂枝，甚者可酌加制川乌、制草乌；属风热者，加柴胡、黄芩。两证偏头痛日久而剧者，均可加全蝎。

3. 慢性鼻炎。原方加苍耳子、辛夷、鹅不食草效佳。若兼气虚者，可合用玉屏风散。

4. 鼻窦炎。若鼻塞流白涕者，加苍耳子、辛夷、藿香、薏米；若为黄涕者，则加黄芩、鱼腥草、苍耳子、辛夷。

5. 脑外伤后遗症之头痛。以遇风着冷及天气猝变时头痛则剧者用之尤宜，一般尚需加丹参、桃仁、红花等。

6. 血管神经性头痛。近年来，临床报道以本方治疗本病效著，验之亦然，值得推广。

【汤方组成】川芎、荆芥（去梗）各四两，白芷、羌活、甘草（炙）各二两，细辛（去芦）一两，防风（去芦）一两半，薄荷（不见火）八两。

为细末，每服二钱，食后清茶调下。

【病案】葛某，男，17 岁，学生。2014 年 4 月 15 日初诊，患者头痛 1 周。1 周前患者体育运动会出现鼻塞，未予理会，近两天出现以右侧太阳穴为中心的头痛，偶尔迁及眉棱骨，鼻流清涕，舌苔薄白，脉浮。病机：风邪外袭。辨证：川芎茶调散证。治法：祛风散寒，通窍止痛。处方：川芎 10g，荆芥 10g，防风 10g，细辛 3g，白芷 12g，薄荷 10g（后下），甘草 10g，生姜 10g，羌活 10g，苍耳子 10g，辛夷 10g。服药 5 剂，头痛消失。

按语：川芎茶调散是《太平惠民和剂局方》是治疗外感风邪，上攻头目证的良方。以头痛、鼻塞为主要用药指征；川芎茶调散主要治疗的是外感风邪引起的实证头痛，就临床的实际情况来讲，病人的主要症状往往是鼻炎症状，若为慢性鼻窦炎或副鼻窦炎时，则会有反复发作，病程较长等特点。川芎茶调散可与其他固表剂、清热剂合方使用。

镇肝熄风汤证

【渊源】《医学衷中参西录》。

【病机】肝肾阴亏，肝阳上亢，气血逆乱。

【汤证脉症】

主症：头目眩晕，脑中热痛，目胀耳鸣，面色如醉。

兼症：心中烦热，时常噫气；或肢体渐觉不利，口角渐呈
㖞斜；或眩晕颠仆，昏不知人，移时始醒；或醒后不能复原，
精神短少。

舌脉：舌质红，苔薄白或少苔，脉弦长有力。

【汤证辨证要点】

1. 具备主症。

2. 主症合任何一组兼症，加典型舌脉。

【禁忌】

1. 风邪上犯头目所致之头痛、眩晕者不宜用。

2. 风邪夹痰阻于头面经络，引起口眼㖞斜者不宜用。

3. 风与痰湿、瘀血阻络，引起手足麻木、屈伸不利者不
宜用。

【汤证辨疑】

1. 天麻钩藤饮证：本方证出自《中医内科杂病证治新
义》，与镇肝熄风汤证均有头痛、眩晕。但前者为肝阳偏亢，
肝风上扰所致，除上症外，尚见失眠；后者无失眠，其目胀耳
鸣、面色如醉，或肢体渐觉不利、口角渐呈㖞斜，或眩晕颠
仆、昏不知人、移时始醒，或醒后不能复原、精神短少，又为
前者所不具，且头痛、眩晕之症较前者为甚，系肝肾阴亏，肝
阳上亢，气血逆乱引起。

2. 六味地黄汤证：本汤证出自《小儿药证直诀》，与镇肝
熄风汤证均有眩晕耳鸣。但前者为肾阴亏损，虚火上炎所致，
除上症外，尚见腰膝酸软、盗汗遗精、小儿囟门不合之症，或
骨蒸潮热、手足心热，或消渴，或虚火牙痛、口燥咽干；后者无
以上诸症，却有脑中热痛、目胀、面色如醉，或口眼㖞斜、肢体
不遂，或眩晕颠仆、昏不知人、移时始醒等表现，乃由肝肾阴亏、

各
论

肝阳上亢、气血逆乱引起。前者脉细数，后者脉弦长有力，亦可供辨别。另外，尚有左归丸证、大补阴丸证及二至丸证之病机和临床表现与六味地黄汤证大同小异，唯程度轻重不一，各有所重，故与镇肝熄风汤证之辨疑不再列述，可参考本条以识别。

3. 阿胶鸡子黄汤证：本汤证出自《重订通俗伤寒论》，与镇肝熄风汤证均可见头目眩晕。但前者系邪热久羁、热灼阴血、虚风内动所为，其头目眩晕只为兼症，而筋脉拘急、手足瘛疭才为其主症；后者无上述症状，其头目眩晕为该汤证之主症，此外，尚见脑中热痛、目胀耳鸣、面色如醉、心中烦热、时常噫气，或口眼㖞斜、肢体不遂等，乃由肝肾阴亏，肝阳上亢，气血逆乱引起。前者舌绛苔少，脉象细数，后者脉弦长有力，亦可资辨识。

【临床应用】

1. 本方为肝阳上亢、气血逆乱而设，临证运用时以汤证诊断要点为依据。若痰多者，加胆南星、竹沥；如两尺脉虚者，加熟地黄、山萸肉；如便溏者，减代赭石，加山药；若头脑热痛较剧，目胀明显者，加夏枯草、钩藤、菊花；若血压持续不降者，加珍珠母、槐米、益母草、泽兰。

2. 现代常以本方加减治疗高血压病、脑卒中、癫痫小发作、癔病性晕厥、神经官能症等证属阴虚阳亢、气血逆乱者。

【汤方组成】怀牛膝一两，生赭石一两（轧细），生龙骨五钱（捣碎），生牡蛎五钱（捣碎），生龟板五钱（捣碎），生杭芍五钱，玄参五钱，天冬五钱，川楝子（捣碎）二钱，生麦芽二钱，茵陈二钱，甘草钱半。

水煎服。

【病案】杨某，男，45 岁。2016 年 10 月 21 日初诊，患者间断头晕、头痛10年。曾诊断为高血压病，口服硝苯地平缓释片、依那普利等降压治疗，血压控制尚可。7天前，患者因工作原因情绪激动后出现头晕、头痛加重，测血压200/100mmHg，继服降压药效果不佳。为寻求中医诊治，遂来我处就诊。患者头晕、头痛剧烈，面色红如醉酒，心中烦闷，舌质红，少苔，脉弦有力。病机：肝肾阴亏，肝阳上亢，气血逆乱。辨证：镇肝熄风汤证。治法：滋补肝肾、平肝潜阳。处方：怀牛膝30g，代赭石15g（先煎），生龙骨30g（先煎），生牡蛎30g，龟板15g（先煎），白芍15g，玄参15g，生地黄30g，天冬10g，川楝子10g，生麦芽15g，茵陈10g，甘草6g，杜仲10g。7剂，每日1剂，水煎，分2次服。2016年10月30日二诊，患者自诉5剂后头痛、头晕即减轻，面色基本接近正常，心中烦闷好转，故在上方基础上将生龙骨、生牡蛎量减至15g，加熟地黄12g以滋养肝肾之阴，继服7剂。2016年11月7日三诊，诸症基本消失，改用颗粒剂继服7天以巩固疗效。1个月后随访，目前继续口服降压药，血压控制良好。

按语：镇肝熄风汤见于《医学衷中参西录》，病由肝肾阴亏，肝阳上亢，气血逆乱所致，本例患者为高血压病，平素服降压药，血压基本平稳，因情绪不佳，肝郁加重，虽持续服用原有降压药，血压不能控制，患者出现头晕、头痛剧烈，面色红如醉酒，心中烦闷症状，舌质红，少苔，脉弦长有力。表现为肝肾阴虚，肝阳上亢的病理特点。符合镇肝熄风汤方证要点。

天麻钩藤饮证

【渊源】《中医内科杂病证治新义》。

【病机】肝阳偏亢，肝风上扰。

【汤证脉症】

主症：头痛，目眩，失眠。

兼症：口苦，腰困，心烦。

舌脉：舌红，脉弦或弦而稍数。

【汤证辨证要点】

1. 具备主症。

2. 主症中任何两项合兼症中任何一项，加典型舌脉。

【禁忌】

1. 外感头痛者忌用。

2. 阴血不足、心神失养之失眠者忌用。

【汤证辨疑】

1. 九味羌活汤证：见于《此事难知》。本汤证与天麻钩藤饮证均有头痛。但前者系外感风寒湿邪、内兼蕴热所致，除上述见症外，尚见恶寒发热、肌表无汗、肢体酸楚疼痛及口苦而渴；后者无上述症状，眩晕、失眠等又为前者所不具，乃肝阳偏亢、肝风上扰引起。

2. 血府逐瘀汤证：本汤证出自《医林改错》，与天麻钩藤饮证均可见头痛、失眠及心烦。但前者系瘀血阻胸、清阳失升所致，失眠、心烦只为兼症，且有头痛日久不愈、痛如针刺而有定处、唇暗或两目暗黑、舌质紫暗或边有瘀斑、脉涩等特点；后者无上述表现，失眠为主症，眩晕亦为前者所不具，乃由肝阳偏亢、肝风上扰引起。

3. 龙胆泻肝汤证：见于《医方集解》。本汤证与天麻钩藤饮证均有头痛。但前者为肝胆实火上炎所致，除头痛外，尚见目赤、胁痛、耳聋、耳肿等；后者无上症，眩晕、失眠又为前者所不具，系肝阳偏亢、肝风上扰引起。

4. 吴茱萸汤证：本汤证出自《伤寒论》，与天麻钩藤饮证均见头痛。但前者为肝寒犯胃、阴寒上犯所致，其头痛以颠顶为主，且有干呕吐涎沫；后者无此表现，却有眩晕、失眠，系肝阳偏亢、肝风上扰所为。前者舌淡苔薄白，脉弦不数；后者舌质红，脉弦偏数，亦可供辨别。

5. 半夏白术天麻汤证：本汤证出自《医学心悟》，与天麻钩藤饮证均有头痛目眩。但前者为脾虚生痰，肝风内动，夹痰上扰所致，除上述见症外，尚见胸闷呕恶，舌苔白腻，脉弦滑；后者无上症，失眠又为前者所不具，乃由肝阳偏亢、肝风上扰引起。

6. 川芎茶调散证：其辨疑见川芎茶调散证条下。

7. 镇肝熄风汤证：其辨疑见镇肝熄风汤证条下。

8. 六味地黄汤证：本汤证出自《小儿药证直诀》，与天麻钩藤饮证均有眩晕。但前者为肾阴亏损、虚火上炎所致，除上述症状外，尚见耳鸣、腰膝酸软、盗汗遗精、小儿囟门不合之症，或骨蒸潮热、手足心热，或消渴，或虚火牙痛、口燥咽干；后者无上述症状，却有头痛、失眠，乃由肝阳偏亢、肝风上扰引起。前者脉细数，后者脉弦或弦而稍数，亦可供辨识。另外，尚有左归丸证、大补阴丸证及二至丸证之病机和临床表现与六味地黄汤证大同小异，唯程度不一，各有所重，故与天麻钩藤饮证之辨疑不再列述，可参考本条以识别。

【临床应用】本方系 20 世纪 50 年代中西医结合治疗高血压病的方剂，对高血压病证属肝阳偏亢者效著，其降压作用肯定，又有调节高级神经活动的作用。若症重者，可易石决明为羚羊角，则药力益著，或加入珍珠母亦佳；若肾虚明显者，可

各
论

309

配服杞菊地黄丸；若进入后期血管硬化阶段，可酌入槐花、海藻等长服效著。

【汤方组成】 明天麻 9g，钩藤 12g（后下），石决明 18g（先煎），栀子、黄芩各 9g，川牛膝 12g，杜仲、益母草、桑寄生、夜交藤、朱茯神各 9g。

水煎服。

【病案】 张某，女，53 岁。2017 年 3 月 2 日初诊，患者反复头痛 10 余年，时轻时重，需长期口服镇痛片以缓解症状，近半年疼痛加重，有高血压病史 5 年。以前额及太阳穴处胀痛为主，情绪波动后加重，每次持续 6~8 小时，2~3 天发作 1 次，伴急躁易怒，目涩睛红、口干、口苦，纳可，入睡困难，大便干。舌质暗红舌苔薄白，脉细弦滑。病机：肝阳上亢。辨证：天麻钩藤饮证。治法：平肝潜阳，活血止痛。处方：天麻 15g，钩藤 15g（后下），川芎 15g，石决明 30g（先煎），珍珠母 30g（先煎），茯神 30g，夜交藤 30g，栀子 10g，黄芩 10g，川牛膝 10g，杜仲 10g，枸杞 10g，菊花 10g，益母草 30g，炙甘草 6g。7 剂，水煎服。2017 年 3 月 10 日二诊，患者诉服药 3 剂后头痛明显减轻，未再服用镇痛片，7 剂服完，头痛未再发作，续服 14 剂。3 个月后随访头痛未复发。

按语： 天麻钩藤饮证见于《中医内科杂病证治新义》，病由肝阳上亢、风阳上扰所致，以头痛、目眩、失眠为主症。患者以"头痛，急躁易怒，目涩睛红、口干、口苦，入睡困难，大便干"为主症，舌质暗红舌苔薄白，脉细弦滑，舌脉符合天麻钩藤饮证，故用之。内伤所致头痛则多与肝脾肾功能失调相关，本例患者头痛即为阴虚阳亢所致，在治疗上平肝潜阳息风至关重要，可同时佐以清热安神，补益肝肾之品以调和阴阳。此方中之所以配用益母草，是因为现代药理学研究证明益母草的活血利水有明确的降压作用。

独活寄生汤证

【渊源】《备急千金要方》。

【病机】风寒湿痹日久，肝肾两虚，气血不足。

【汤证脉症】

主症：腰膝疼痛，肢节屈伸不利。

兼症：肢体麻木不仁，畏寒喜温。

舌脉：舌淡苔白，脉细弱。

【汤证辨证要点】

1. 必须具备主症。

2. 兼症加典型舌脉。

3. 风寒湿痹日久不愈，正气不足明显。

【禁忌】

1. 痹证属湿热实证者，不宜使用。

2. 风寒湿痹病程尚短，未见虚证时，慎用本方。

【汤证辨疑】

1. 乌头汤证：见于《金匮要略》。乌头汤亦为寒湿痹痛而设，其汤证临床所见之关节疼痛、不可屈伸、畏寒喜热等症均与独活寄生汤证相似。但本汤证之肢节疼痛以剧痛为主，病机以邪实为主，故立方也以攻邪为主，若论补虚则不如独活寄生汤力大。

2. 蠲痹汤证：见于《杨氏家藏方》。蠲痹汤为治风寒湿痹、营卫两虚而设，也是治疗痹证的常选汤方。就病机特点来

各

论

讲，本汤证也属虚实夹杂，只是本汤证之痹证以上肢肩背疼痛较甚为特点，而独活寄生汤证则以下肢腰膝疼痛为主。

3. 三痹汤证：见于《校注妇人良方》。三痹汤为治风寒湿痹而设，与独活寄生汤非常相似，只是其汤证以气血凝滞为病机，临床所见之手足拘挛是本汤证特点。

【临床应用】

1. 本方是治疗痹证日久、肝肾不足、气血两虚的常用汤方，以腰膝疼痛、舌淡苔白、脉细弱为证治要点。

2. 慢性风湿性关节炎、风湿性坐骨神经痛、腰肌劳损等病，辨证属肝肾不足、气血两虚，见有腰膝疼痛、舌淡苔白、脉细弱者，运用本方均有良好效果。

3. 有报道用本方治疗腰椎骨质增生证属风寒湿痹、肝肾不足、气血两虚者，获满意疗效。

【汤方组成】 独活三两，桑寄生、杜仲、牛膝、细辛、秦艽、茯苓、桂心、防风、川芎、人参、甘草、当归、芍药、干地黄各二两。

水煎，三次分服。

【病案】 陈某，男，72 岁。2014 年 3 月 20 日初诊，患者间断性右下肢疼痛、畏寒、抽搐 3 年，近 1 个月加重。患者 3 年前逐渐出现右下肢腓肠肌处疼痛，遇寒、活动后加重，CT 提示：腰 4～腰 5 椎间盘膨出，黄韧带轻度肥厚，无明显神经压迫。发病后曾做理疗、针灸、药物熏蒸，治疗后减轻，但每年冬春容易发病，自觉行走右下肢无力，伴见双侧腰困，喜温畏寒，大便稀溏，每日两次，舌淡胖，苔白水滑，脉沉弱。病机：肝肾两虚，气血不足。辨证：独活寄生汤证。治法：补肝肾，益气血。处方：独活 12g，桑寄生 15g，杜仲 10g，怀牛膝

10g，细辛6g，秦艽10g，茯苓15g，肉桂4g，防风10g，川芎10g，人参6g，炙甘草10g，熟地黄15g，炒白术15g，鸡血藤15g，威灵仙10g，蚕沙10g（包煎）。7剂，每日1剂，水煎服，分早晚服，各200mL，复渣1500mL，趁热熏蒸患处，温度适宜后，洗双下肢半小时。2014年3月27日二诊，疼痛舒缓，夜晚抽搐发作次数减少，大便仍稀溏，守上方，加干姜10g，又服7剂。2014年4月4日三诊，患者疼痛基本消除，仍觉双下肢微寒，易肉桂为桂枝10g，如附子3g，再服7剂，以兹巩固。其后随访一年，未复发。

按语： 独活寄生汤源于《备急千金要方》，以腰膝疼痛，肢节屈伸不利或麻木不仁为主要使用指征。本例患者腿疼日久，腰背不舒，大便稀溏，腰膝无力，且时发时止，劳累、遇寒加重，脉沉弱，符合气血两虚、肝肾不足的病机，临床使用指征明确，然肝肾虚弱、气血亏虚非一日之功可愈，独活寄生汤以八珍气血双补，以杜仲、寄生、肉桂滋补肝肾，以独活、秦艽、细辛祛风通络，该例患者大便稀溏，加炒白术，用鸡血藤易当归，用蚕沙易白芍，均是临证灵活加减，守病机，选方证，方证定，顾兼症，也是汤方辨证的思维特点之一。

羌活胜湿汤证

【渊源】《内外伤辨惑论》。

【病机】风湿相搏肌表。

【汤证脉症】

主症：头痛，身重，腰背疼痛。

各

论

313

兼症：肩背痛不可回顾，腰背痛难以转侧。

舌脉：舌淡红苔白，脉浮。

【汤证辨证要点】

1. 必须具备主症。

2. 兼症加典型舌脉。

3. 一般应具备久居寒湿之地或汗出当风、着冷之病史。

【禁忌】

1. 身疼而兼见关节红肿属于湿热者禁用。

2. 虽属外感风湿，但体虚多汗者慎用，或酌作加减。

【汤证辨疑】

1. 九味羌活汤证：见于《此事难知》。本方证与羌活胜湿汤证均为感受风湿邪气而成，且均有头痛、身痛等症。但九味羌活汤证表证明显，且有化热之象，故可见恶寒发热、口苦而渴表现；羌活胜湿汤证则以周身风湿、头痛身重为主，恶寒发热等表证表现不甚明显。

2. 蠲痹汤证：见于《杨氏家藏方》。本汤证与羌活胜湿汤证均为风湿痹痛病证的常见汤证，肩臂疼痛是二者共有见症。但前者风湿盛于肩臂，病偏于上；后者则为周身风湿，上至于头，下至腰脊。前者兼见营卫两虚，恶风寒，舌淡脉弦，手臂麻痹；后者则无营卫虚象，纯为风湿外袭太阳经脉之经络痹着见证。

3. 独活寄生汤证：见于《备急千金要方》。本汤证亦为风寒湿痹之主要汤证，亦以腰膝疼痛、肢节屈伸不利为主症。但本方证病程日久，肝肾不足，气血两虚，故除痹着重痛外，尚见腰膝酸软、麻木不仁、畏寒喜暖、心悸短气、舌淡苔白、脉象细弱等表现，这些脉症正是独活寄生汤证与羌活胜湿汤证的不同之处。

4. 三痹汤证：见于《校注妇人良方》。本方证亦为风湿痹证著名方证，其特点是风寒湿三气同重，且兼肝肾不足、气血两虚，与独活寄生汤证相似，而与羌活胜湿汤证相异。

【临床应用】

1. 本方证以风湿相搏泛于太阳经脉，而见头项肩背疼痛、重着、难以转侧为辨证要点。本方中疏风药居多，故其主治亦以项背疼痛为重，不过临床稍事加减，亦可扩大其用。如去独活，加苍耳子、辛夷、白芷等，笔者常以之治急慢性鼻炎而效果明显。

2. 有报道以本方加黄芪、荆芥、桂枝、细辛治疗关节型过敏性紫癜，加半夏、白芍治腹型过敏性紫癜，效果显著。

【汤方组成】羌活、独活各一钱，藁本、防风、甘草、川芎各五分，蔓荆子三分。

上七味，水煎，去滓，食后温服。

【病案】王某，女，53 岁。2017 年 5 月 16 日初诊，患者 7 天前外出淋雨，次日出现头痛，头重如裹，遇风寒头痛加重，以右侧为重，口服止痛药效果不佳，目前患者精神一般，头痛，头重如裹，纳呆，眠可，二便调。舌质淡，舌苔白，脉浮滑。病机：风湿痹阻。辨证：羌活胜湿汤证。治法：祛风胜湿，通络止痛。处方：羌活 10g，独活 10g，藁本10g，防风 10g，川芎 15g，蔓荆子 10g，细辛 6g，白芷 10g，当归 10g，白芍 10g，苍术 10g，炙甘草 6g，生姜 3 片。7 剂，每日 1 剂，水煎，分 2 次温服。2017 年 5 月 24 日二诊，患者头痛明显减轻，仍纳呆，于上方中加麦芽 10g，续服 7 服痊愈。

各论

按语: 羌活胜湿汤证见于《内外伤辨惑论》,主治风湿相搏肌表而见到的头痛,身重,腰背疼痛为主,此患者因淋雨感受风湿,风寒湿搏于肌表经络,"头痛,头重如裹"为典型风湿郁表的表现,舌质淡,舌苔白,脉浮滑,舌脉符合羌活胜湿汤证。原方中加当归、白芍以增养血和血之效,取血行风自灭,经气来复,诸多祛风湿药驱邪有力,头痛自除。

·主要参考文献·

1. 南京中医学院．中医方剂学讲义．上海：上海科学技术出版社，1964．

2. 许济群．方剂学．2 版．上海：上海科学技术出版社，1985．

3. 许济群，王绵之．方剂学．高等中医院校教学参考资料．北京：人民卫生出版社，1995．

4. 成都中医学院．伤寒论讲义．上海：上海科学技术出版社，1964．

5. 李培生，刘渡舟．伤寒论．高等中医院校教学参考资料．北京：人民卫生出版社，1987．

6. 王琦．伤寒论研究．广州：广东高等教育出版社，1988．

7. 郭子光．伤寒论汤证新编．上海：上海科学技术出版社，1983．

8. 国家中医药管理局．中医病证诊断疗效标准．南京：南京大学出版社，1994．

9. 湖北中医学院．金匮要略讲义．上海：上海科学技术出版社，1964．

10. 张恩勤．经方研究．济南：黄河出版社，1989．

11. 畅达．千古名方精华．太原：山西科学技术出版社，1991．

12. 江克明．简明方剂辞典．上海：上海科学技术出版社，1989.

13. 程绍恩．中医证候诊断治疗学．北京：北京科学技术出版社，1993.

14. 邓文龙．中医方剂的药理与应用．重庆：重庆出版社，1990.

15. 方药中．实用中医内科学．上海：上海科学技术出版社，1985.

16. 南京中医学院．温病学讲义．上海：上海科学技术出版社，1964.